小郎中学医记

——爷孙俩的中医故事1

曾培杰　陈创涛　编　著

中国中医药出版社
·北京·

图书在版编目（CIP）数据

小郎中学医记.爷孙俩的中医故事.1 / 曾培杰，陈创涛编著.—北京：中国中医药出版社，2023.6

ISBN 978－7－5132－6689－5

Ⅰ.①小… Ⅱ.①曾… ②陈… Ⅲ.①中医学—普及读物 Ⅳ.① R2－49

中国版本图书馆 CIP 数据核字（2021）第 008434号

中国中医药出版社出版

北京经济技术开发区科创十三街 31 号院二区 8 号楼

邮政编码　100176

传真　010-64405721

山东华立印务有限公司印刷

各地新华书店经销

开本 710×1000　1/16　印张 14.75　字数 256千字

2023 年 6 月第 1 版　2023 年 6 月第 1 次印刷

书号　ISBN 978－7－5132－6689－5

定价　58.00 元

网址　www.cptcm.com

服 务 热 线　010-64405510

购 书 热 线　010-89535836

维 权 打 假　010-64405753

微信服务号　zgzyycbs

微商城网址　https://kdt.im/LIdUGr

官 方 微 博　http://e.weibo.com/cptcm

天猫旗舰店网址　https://zgzyycbs.tmall.com

如有印装质量问题请与本社出版部联系（010-64405510）

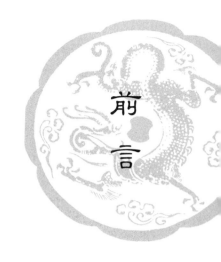

前 言

中医来源于民间，最终还是要回归到大众生活中去。

一直都在思考如何广泛地传播中医，如何轻松地学习中医，让人们不费解，就像听故事那样富有趣味，在不知不觉中就学到很多中医知识。思来想去，以小说的形式，更容易让大众接受中医，亲近中医，了解中医。

确定用小说来传播中医，让人们了解中医，那应该从哪里做起呢？

中医的发展在于传承，中医的传承在于师徒之间。于是便决定以爷孙俩又是师徒的关系作为主线，寓教于乐，去感悟中医之美，普及中医常识。

大凡一个事物能够广泛深刻地为大众所接受，除了富有智慧外，更要通俗易懂。中医本身就是一门富有智慧的学问，但如何能够让很多中医爱好者学习中医，就像看禅案、读故事、品小说那样零距离、无障碍地进行下去？

我们就需要以医案为背景，去创作一个个的故事，这样人们学起中医来，就像品一杯杯香茶一样，回味无穷。又像串一个个漂亮的珍珠一样，非常顺手，而事后回忆，却发现所有的珍珠都被爷孙俩的中医生活这条线给串起来了。于是读中医的教材就不再是苦读煎熬，而是在品味享受。

真正的学习应该是学乐无穷，灵机满纸，法喜充满，不会因为浩如烟海的典籍而望洋兴叹，知难而退，反而像淘宝、采金矿一样，越学越有味，越学越精进不退！

中医普及学堂

2022 年冬

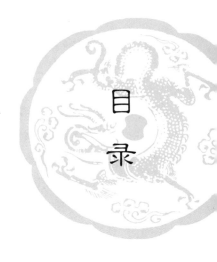

目录

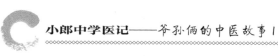

引　子

在一个遥远的小山村里，住着一个老先生和一个小徒弟。

老先生不知道什么时候来到的这个小村子，本来大家都不知道他会医术，只是偶尔一两次街坊邻居得了伤风感冒或各类疑难杂病，老是缠绵不愈时，老先生总会建议他们去吃点什么药，或者自己上山采些草药，往往药到病除。

让村民不可思议的是，这老先生脾气很怪，从来不主动看病，病人找上他的门，他总是摇摇头，叫大家到镇上去找郎中。而一旦这些村民们在镇上百治乏效时，确实没有办法了，老先生又会飘然而至，给点建议，把令人头痛的疾病像扫灰尘一样扫到外面去了。

老先生带了一个小徒弟。据说小徒弟是村里的孤儿，老先生就收养了他。在这偏僻的小山村里，想要读书根本不大可能，但不知什么时候，老先生的茅舍里经常传出阵阵的读书声。

什么犀角解乎心热，羚羊清乎肺肝……

什么医之始，本岐黄，灵枢作，素问详，难经出，更洋洋……

什么人参味甘，大补元气，止渴生津，调营养卫……

大家也听不懂，因为大家只知道日出而作，日落而归，天天面朝黄土背朝天。除了得了疑难病，屡治不效，大家才会敲开老先生的茅舍，不然你要是随便敲门，必然会被老先生棒喝一顿。

村民对这古怪的老头儿既敬又畏，敬是因为他能在村民危急的时候出手相救，却从来不图回报；畏是畏他从来不给村民们面子，村民如果随意上门打搅了老先生的清静，他必定勃然大怒。所以竹篱茅舍里就只有朗朗的清秀童子读书的声音，当然还有风声雨声，以及鸟雀在枝头上啼叫的声音，除此之外，再无其他杂音。

后来村里一位能识文断字的读书人跟大伙儿说，竹篱茅舍里传出来的背书的声音，背的正是中医基础入门书——《药性赋》《医学三字经》，还有《药性歌括四百味》等，大家才恍然大悟，这老先生要把自己医道的衣钵传给小徒弟了。

直到有一天，小徒弟兴高采烈地对老先生说，爷爷，你要我背的第一百本书，我背完了，你说等我一背完，你就会跟我讲这书里头的故事，是不是啊？

老先生捋着胡须，微笑地点点头说，是这么说过，好，从明天开始，我就跟你讲这些书里头的故事，也难得你在短短的这几年就背下这么多东西，爷爷当年也比不上你啊，呵呵……

1. 麻黄

◎像伞一样把风寒挡住的麻黄

一片阵雨过后，空气显得格外清新。茅舍外面传来敲门声，小指月兴奋地放下手头的书本，从椅子上跳下来，小跑着去开门。

原来小指月想听爷爷讲故事，讲的是爷爷治病救人的故事，而且不仅讲陈年旧事，还有当场号脉用药，把病人治好后，爷爷是怎么给小指月评讲的。

小指月最喜欢看到的是，这些痛苦的病人吃了爷爷配的药，病就好了，高高兴兴地送来鸡蛋或青菜。小指月不是图那些鸡蛋、青菜，而是他喜欢看到大家的笑脸，不喜欢看到大家痛苦的样子。

他也想像爷爷那样，从百子柜里抓几味药，就可以把乡亲们的病痛解除了。所以从小到大，小指月对百子柜里的每一味药都充满了无限的遐想，都非常好奇，而且认为这里面的东西一定很神奇。

门开后，一位大叔扶着他的妻子，他妻子头上包着一条头巾，而且还用一只手捂住头部。小指月把她领到诊桌前。爷爷放下手头的一部古籍，原本他都会拒绝这些病人的，但想到小指月已经背完那么多典籍了，是时候给他喂喂招，让他开开窍了，所以爷爷开始不排斥大伙儿来看病了。

大叔比他妻子还着急，急着说，老先生，昨天我俩在庄稼地里干活，下了大雨，都被淋湿了，她回来就喊头痛，越痛越厉害，所以来麻烦您老人家了。

爷爷先凝神静气，号号脉，点点头说，现在还怕冷吗？这妇人痛苦地点了点头说，全身上下没有一处舒服的地方，头也痛，好像痛到骨头深处去了。她还没说完，又呻吟了一声。

爷爷叫她伸出舌头来，一看舌淡苔薄白，便说，小指月，这是啥脉象啊？小指月也跟着爷爷摸了一遍，说，好像是浮脉。

爷爷望了一下指月说，是就是，不是就不是，什么是好像啊！小指月这才知道自己又含糊了，爷爷最不喜欢别人马虎含糊。

指月马上肯定地说，是浮脉。爷爷又说，脉浮带紧，身体如同被绳索捆绑，头痛骨痛，又出不了汗，这该用什么呢？

小指月马上反应过来，因为这已经不是第一次了，他果断地说，麻黄！爷爷点了点头说，还不赶快把麻黄汤写出来。

　　小指月笔走龙蛇，但字又非常工整，这也是爷爷一手调教出来的。

　　看病写方子，字要快，但又不能潦草。如果写得不快，必定会被爷爷责备，疾病是十万火急的事，不然怎么叫作疾病。你怎么能够耽搁时间呢？要分秒必争！而写方应该工工整整，写得潦潦草草，不是一个真正郎中的作风。所以从背书到练毛笔字，爷爷没有不严格要求的，背书要吐字清晰，不能含含糊糊，毛笔字要清秀工整，不能潦潦草草。

　　病人还没有反应过来，一首麻黄汤方（麻黄、桂枝、杏仁、甘草）就在一张泛黄的宣纸上铺展开来。小指月问爷爷说，几剂啊？

　　爷爷点点头说，治外感病如将，兵贵神速，一剂发其汗。爷爷从来都是这样，能用一剂药解决问题的，绝不开第二剂。

　　到了下午，这大叔高高兴兴地提来一篮鸡蛋，千恩万谢地说，才喝第一碗身体就出汗了，头不痛了，也不怕风了，毛巾也取下来了。

　　爷爷点了点头说，这季节天无三日晴，雨湿多，到外面干活，别嫌麻烦，把蓑衣也带上。你妻子身体底子差，招不得风冷露雨，要多休息几天。这大叔点点头，再次感谢后就回去了。

　　爷爷随后便问小指月，为什么用麻黄汤来治疗风寒头痛呢？指月想了想说，其在皮者，汗而发之。

　　爷爷以前跟指月说，村民们干活出汗，又淋了雨，水气就会钻到毛孔里，使得毛孔关闭，发散不出去，所以不出汗，头痛，骨节痛。我们就用麻黄汤帮身体皮表发发汗，风寒就沿着毛孔原路返回，排出体外。

　　爷爷点了点头说，没错！麻黄乃肺经专药。肺主皮毛，皮毛闭郁，用麻黄可以直接打开肺气，开发腠理，把闭郁的风寒水湿宣发出去，身体像被绳索捆得紧紧的状态一下子就松开了。你看，这麻黄像不像一把伞？

　　小指月看来看去，摇摇头说，爷爷，我看像小管子，不像伞啊！

　　爷爷笑笑说，它的形状是中空的，中空善通表里气，但它的性格却是辛温善于发散。所以它像一把往外打开的伞。你看雨淋湿了身体，这时用伞挡住雨，使皮表布上一层"金钟罩"之气。这样毛窍通畅，雨湿进不来，头痛、骨节痛、怕冷就通通好了。

　　小指月点了点头，爷爷总是喜欢用通俗的物象来比喻医理、药性，让指月听完后，永远都不会忘记。所以指月每次跟爷爷看完病后，总会问爷爷，这些草药为什么能治病，是怎么治病的？爷爷总能够信手拈来，讲出一大堆让人心开疑解的道理，这就是指月最喜欢听的中药世界里头的故事。

◎ 烟囱、瓦片与麻黄

有一天，小指月正在烧火做饭，发现这次点火很奇怪，点着了，柴火烧出了烟，不从上面走，反而纷纷跑出来，搞得他直咳嗽，被烟熏得直皱眉头。

于是他便问爷爷，今天炉灶怎么了？还没说完，又猛地咳了几下，气才顺了。

爷爷笑着说，你搬个梯子，上去把烟囱通口处的那片瓦拿走就行了。

小指月一知半解，不知道爷爷葫芦里卖的什么药，怎么无缘无故烟囱上面用瓦片封起来，搞得烟都出不来，在下面点火，被烟呛得直咳嗽，像熏地鼠一样。

爷爷总是意有所指。小指月想到这里，便把咳嗽抛在脑后，兴奋地踩着梯子上去，把遮盖在烟囱上的那片瓦拿走，再下来烧火，烟就很顺畅地排出去了，人也不呛了，饭也做得很香。

小指月边吃饭边在想，爷爷这次搞什么？但看到墙上贴着"食不语"三个字，便安心地吃饭。原来爷爷从小到大，吃饭都不说话，他也是这样教小指月的。吃饭不说话，说话不吃饭。如果叽叽喳喳说个不停，爷爷必定会拿筷子敲小指月的头，让他看看上面写着什么。所以小指月从小就养成食不言的习惯。

好不容易等到吃完饭，没等爷爷开口，小指月就急忙问，爷爷，你为什么把烟囱用瓦片封起来，呛得我直咳嗽呢？爷爷哈哈大笑说，你昨天不是问麻黄、杏仁、甘草这三味药为什么能治咳嗽吗？我今天不都告诉你了！

小指月马上想起，昨天一个病人来复诊，原来咳嗽咳得很厉害，又加上天气一变冷，甚至边咳边喘，爷爷只给他开了麻黄、杏仁、甘草这三味药。而且麻黄是用蜂蜜炙过的。虽然说小指月早就懂得麻黄乃宣肺平喘的要药，是治疗肺气壅遏咳喘的特效药，但始终不明白这里头的道理。

小指月不满足于表面上的药物功效作用，他既要知其然，更要知其所以然，所以才反复地追着爷爷问，虽然他知道麻黄、杏仁、甘草可以治疗风寒咳嗽，但不知道为什么，为什么这个咳嗽，甚至气喘的病人，吃了止咳糖浆，咳得更厉害，而吃了爷爷的麻黄、杏仁、甘草三味药，咳嗽马上就消失了？

爷爷这时看出了小指月的疑惑，便说了两句话，你看风寒像不像瓦片，把烟往下压，通宣理肺的麻黄像不像你爬上梯子，把瓦片揭开。真是一语惊醒梦中人啊！小指月和爷爷一起哈哈大笑。

指月终于明白爷爷的用心了，原来风寒闭阻毛孔，气机内外沟通失调，就像用瓦片盖住烟囱一样，该出的烟气废气出不来，积在里头，当然被呛得直咳嗽。这时你只需要通宣理肺，而不是去喝止咳平喘的药水，把肺盖打开，让风寒散出去，胸中气机马上一转，咳喘乃散。

爷爷不是教小指月用什么药来止咳嗽，而是教小指月要懂得通过沟通人体内外气机，使气机通畅无阻，其咳自止。烟囱就像房子的气管，是沟通天地气机的，如果被瓦片（风寒）封住了，内外就不能很好地沟通，人在里面当然难受了。

难怪爷爷在最后告诉病人说，以后要少吹风扇，少受风冷。原来这病人就是晚上睡觉喜欢当着风口，贪一时凉快，结果受了风寒，外束肌表，导致肺气壅遏，咳嗽不止。所以爷爷写了五个字，坐卧不当风，送给这个病人。

小指月完全明白了这个道理，风寒束表是无形之气闭塞毛窍，而瓦片把烟囱口封住，是拿有形的物体来比喻。爷爷是想通过这个巧妙的生活现象来指向医道这轮明月，如果说烟囱是手指的话，那么医道这轮明月就通过这个手指被指出来。这也是老先生给这小徒弟起名指月的道理。指月指非月，非指不见月。

◎ 麻黄解郁，妙在宣肺

有个村民，辛辛苦苦种的林木，一场台风过来，通通毁掉了。他看着满山横七竖八倒下的树木，整个人像泄了气的皮球一样，无助悲伤，这些消极的情绪袭击，让他觉得快扛不住了。四五年的心血将要有收成了，全家仰仗的都是这些林木，现在被一场台风全毁了。他看到这种一片狼藉的场景，自己体内的气机也转得一塌糊涂。真是百病之速莫速于情志啊，情志一变，诸疾生焉。

从此他长时间抑郁，默默不能食，家里怎么劝他都劝不了，几个月下来没有露过笑脸，时常见到他唉声叹气。到镇上找了好几个医生，不是逍遥散，就是柴胡疏肝散，反复疏肝理气，但疏来疏去，他还是没能露出笑脸，还是沉郁在其中，不能自拔。

真是无情之草木，难以疗有情之疾病啊！他不得已敲开了竹篱茅舍的门。从这里请走了一张普通得不能再普通的方子——麻黄汤。他拿到镇上仁和堂去抓药，药房的老掌柜早就认识他了。这掌柜还是镇上的一位名医，他一直对竹篱茅舍的老先生不太服气，凭什么别人治不好的病，一到他那里就治好了。

这个顽固的抑郁症，包括老掌柜在内的诸多名医都开方调理过，大家挖空心思，绞尽脑汁，甚至把治疗抑郁症最特效的经方都亮出来了，小柴胡汤或者柴胡加龙骨牡蛎救逆汤，最后总是发现如同泥牛入海，不见任何波澜。

大家一致认为，情志病非草木所能医，心病还须心药治，除非上天让他重新拥有一大片林木，但这天上掉馅饼的事，谁都知道不可能。

掌柜看到这娟秀的字迹，知道是老先生的小徒弟所写，因为这些年来老先生很少再动笔了，处方都是小徒弟代写。

方中仅四味药，麻黄、杏仁、桂枝、甘草。这村民抑郁了几个月，既没有外感风寒，头痛身痛，又没有恶寒发热，咳喘，更没有身上水肿，凭什么用麻黄汤呢？真是百思不得其解。这掌柜也就不再纠结了，估计这方子也够呛。

想不到 3 天后，这村民高高兴兴地扛着锄头上山，居然重新开始耕耘林地。昔日的抑郁如同烟消云散，今朝的喜乐溢于言表。

村里的人虽然惊讶，但很快又归于平常，他们都知道这又是老先生的功劳。大家遥遥地望向半山腰的竹篱茅舍，不约而同地升起了一股高山仰止的敬佩感。这一片竹篱茅舍就是村民们的保护伞！

最纠结的不是别人，而是亲手抓药的仁和堂老掌柜。这村民患病前后的反应，完全颠覆了老掌柜心目中无情草木难以治有情疾病的思想。于是他马上登门造访，他先是向老先生鞠了一躬，小指月在旁边沏了一壶热腾腾的绿茶，饮完一杯茶后，掌柜恭敬地向老先生行了个礼，说，敢问老先生何以用麻黄汤治疗抑郁症？

爷爷反问道，此人你摸过脉，脉象如何？这村民反复在他的药店抓药，掌柜对这村民的脉象是了然于胸，所以不假思索地说，双寸脉浮，双关脉弦硬、郁滞。

爷爷又问道，此人出汗否？掌柜当然知道了，"十问歌"里头，一问寒热二问汗，这个村民没有怕冷畏寒，他早就问过。生病期间，由于放弃了劳动，更是没怎么出过汗，甚至汗都出不来。

爷爷笑了笑说，脉浮，汗不出者，首先该干什么？指月马上应口答道，诸症当先解表，其在皮者，汗而发之。

掌柜一听，豁然大悟，一拍脑袋，我以为没有畏寒、头痛身痛，就不能用麻黄汤。想不到老先生不是用麻黄来治风寒，而是用麻黄来解表治抑郁症。这真是打开了一扇治抑郁之门啊！我阅览古籍无数，并无发现古籍中有此记载啊，老先生是如何知道用麻黄汤来治抑郁症的呢？

爷爷哈哈一笑说，《内经》曰，诸气膹郁，皆属于肺。故麻黄解郁，妙在宣肺！

掌柜听后，心中再次开悟，一下子将以前的重重疑云都拨开了，好个麻黄解郁，妙在宣肺。宣肺就像打开窗户一样，不仅把风寒赶出体外，更把郁闷之气排出体外，只要脉浮、无汗者，皆可用之，不必拘泥于畏寒、怕冷、头痛身痛。

老掌柜由衷地赞叹道，此言可以成为经典，可以发医者慧悟，老朽在此受教了！老掌柜再次拜谢而去。

小指月和爷爷相视而笑，这是他们每次把病人的疾病治好，每次把病人心中的疑团拨开后都会流露出来的表情。他们不为回报，只管能不能把病治好，能不能把人们心中的疑团理顺。

小指月才想起爷爷不单是用麻黄汤为这抑郁的村民解郁。他马上回想起当时那个场景，村民像泄了气的皮球，一蹶不振。其实爷爷早知道这村民的过去，于是领着他到竹篱茅舍的一个角落，干什么呢？看一张刚刚织好的蜘蛛网。

爷爷说，昨天刚下了大雨，竹篱的蜘蛛网毁于一旦，蜘蛛没有寻死觅活，第二天马上重新振作，又结出了一张更大的蜘蛛网。人不如蛛啊！爷爷说完，叹了一口气。这村民听了，像是一语点醒梦中人一样，身体震了震，好像清醒了些。

爷爷提起笔，在蜡黄的宣纸上写下两句话：农夫应该但问耕耘，不问收获！随后跟小指月说，脉浮，无汗，用什么方呢？小指月就把麻黄汤写了出来。

这个病前后没用一刻钟，就搞定了。可这一刻钟的时间，却让这村民想了三天三夜，感激涕零，从此重振精神，继续耕荒，不久居然栽种了更广阔的丛林，过上了幸福美满的生活。

人不是因为向大自然索取得多才幸福，而是因为他懂得不断地耕耘付出，不计收获，知足才能常乐，知道不断付出，才能幸福。所以告别了往日的抑郁，重新拿起锄头，站立在田边山脚，挥洒汗水，郁闷之气便通通随汗而解，随风而逝。

◎ 提壶揭盖与麻黄

攻城莫畏艰，攻书莫怕难。这是爷爷命小指月读诵古籍最常用的一句话。今天小指月边读书，边打瞌睡，突然闻到一股芳香的清茶味，马上醒过神来。

又梦游周公了，有没有见到仲圣、药王呢？爷爷边笑边问小指月，一边还在桌台上沏着那壶他最喜欢的功夫茶。

小指月伸了下懒腰，打了个呵欠，揉了揉迷蒙的双眼，振作精神，走到桌边，跟爷爷说，医圣、药王没见到，都是些麻黄、杏仁。我老在想，爷爷用麻黄汤治风寒感冒，又治肺郁咳嗽，还治抑郁症，怎么前几天还用麻黄汤利尿治水肿，这个我想不明白。

爷爷笑了笑说，你还在想那个渔夫啊？小指月点点头说，没错！

那个渔夫有一天冒雨捕鱼，辛劳了很长时间，回到家，满身湿漉漉的，衣服也来不及换，马上就到集市卖鱼。卖完后回来，他就解不出小便，也不出汗，浑身上下畏寒怕冷，第二天偶有小便也不多，小肚子胀得难受，手脚开始肿起来，实在坚持不住才过来看病。

小指月边回忆边拿起茶壶，心不在焉，没注意自己按住了壶盖上面的通气孔，结果往自己的茶杯里倒茶水，一滴茶水也倒不出来。小指月明明看到爷爷往茶壶里加满了水，以前泡茶都很轻松地来招关公巡城、凤凰三点头，很快就把茶沏好了，可今天怎么千呼万唤，这茶壶里的水都不肯出来？

小指月口中正干渴，急着想喝，怎么就倒不出茶水呢？小指月这时才从回忆渔夫的水肿案例里回过神来，看着爷爷，百思不得其解。

爷爷这时问小指月，茶壶里的水怎么倒不出来呢？小指月愣了愣，想不明白。

爷爷笑了笑，接过茶壶，露出通气孔，茶壶一倾，茶水就源源不断地往茶杯里面注。

小指月一直没有仔细思考过这个现象，今天爷爷做了一次提壶揭盖倒茶水的动作，小指月似乎明白了些什么，但又像被一层窗户纸隔住，还没有捅破。

这时爷爷说，壶盖就像人体的肺盖，肺为五脏华盖，壶出水之处，就像人的膀胱尿道。现在我把上面的肺盖按紧，让它闭塞，茶壶里面的水就倒不出来。通气孔通畅，茶水就源源不断地流出来。

中医认为肺为水之上源，你看这渔夫涉水淋雨，肺主皮毛的功能被雨湿闭塞，所以畏寒无汗，脉浮紧。这种风寒湿一闭肺，就像壶盖上窍被按住堵塞了一样，下窍小便自然出不来，排得不畅。

小便一旦排得不够顺畅，水液潴留，身体就开始肿胀起来。这就是古人所说的提壶揭盖之法，通过麻黄汤宣通肺气，启上窍，开下窍，通过宣肺使小便源源不断地流出来，所以利水则肿消。

小指月哈哈大笑，我明白了，难怪爷爷只给他开了 1 剂麻黄汤，没用一味专门利尿通淋的药，把风寒解散开，小便就不受约束，排出顺畅了，水肿也就消了。我刚开始老是在想用什么药利尿消肿好，却没想到经典的"肺为水之上源"这句话，只有把肺气打开，才能通调水道，下输膀胱。

小指月想通后，还没有喝茶，精神就一振，这时他和爷爷同时会心一笑，举起茶杯来，慢慢地品尝着这壶令人清心开悟的智慧之茶。

◎麻黄拾珍

龚子夫经验　大汗、痹证用大剂麻黄取效

麻黄发汗、麻黄根止汗之说，几乎尽人皆知，"有汗不可用麻黄"亦成为戒条。而大汗用重剂麻黄取效者亦有之。龚子夫老中医曾录江西名老中医姚荷生一医案，感触颇多。

姚氏曾遇一40余岁病人，男性，常近酒色，炎暑外出经商，中途步行，双足灼热难忍，于清溪中欣然洗濯，顷刻间脚痿不能任地，遂抬回家中，延姚诊治。见其榻前堆置毛巾甚多，频频拭汗，尤以下肢为甚，但双足不冷，亦不恶风，口微渴，脉尺沉、稍欠流利。姚老根据季节、病史判断其属于《内经》所谓"湿热不攘""着则生痿躄"者无疑，但据大汗、脉尺沉以及病人的生活史，当兼有肾虚，以苓桂术甘汤合二妙散化气行湿兼清热而不碍正虚之法。谁知病人连服6剂，仅汗出稍减，足痿毫无起色。

病人焦急难耐，欲请草药郎中诊治，但此医常以猛药治疗顽疾，又未敢轻易领教，故而拜托姚老主持判定。草医未及问病，即指病人脚曰："你这是冒暑赶路，骤投冷水得的。"姚叹其诊断之神，闻其不但确有把握治愈，并刻期三天下床行走。见其药用满纸，似不出麻杏苡甘法。另草药外敷，未见写处方。病人见处方后，对麻黄用至二两深有顾虑。草医有所察觉而申言："照本意要用四两，你们害怕，今用二两绝不可少。"

姚老根据现场见闻，再三考虑，该草医既然认识本病的发病原因，用药又无原则性错误，况大汗用麻黄《千金方》早有先例，但恐万一大汗亡阳，嘱其预备参末，以防不测。病人闻之，认为有备无患，立即进药，与此同时也敷了草药。服药后大汗顿减，下床行走，一如预言。

姚老叹服之余，只有暂时归功于无法探询之外敷草药。谁知不久，气候更加炎热，居室主人之姨妹，素业冒暑营生，突遇暴雨，两脚痿废，其子背负登门求诊于姚老，亦见其汗出淋漓。仓促之间，乃援前例而用之，麻杏苡甘汤合三妙散（麻黄连根节用量仅24克）1剂，翌晨病人即能步行复诊，取效之速，超出前例。

细思本例与前例比较，起病为短，但并未使用外敷草药，可见原以为归功于外敷草药，其实未必尽然。现在虽时隔40余年，姚老对此仍念念不忘。

汗出有虚实之分、闭脱之异，凡表虚自汗、阳虚自汗、阴虚盗汗以及一切脱证的自汗，麻黄当在禁例。上述两个病例，凡遇暴热暴冷使人体经络、腠理骤然

闭阻，以致邪正相搏过甚，内闭已极，以致汗出淋漓，这种汗势出之较猛，通过大剂麻黄使经络、腠理之闭阻得以疏通，从而汗出自止。或许有人问，闭证多无汗，何以反汗出？龚老认为闭证有轻重缓急之分，如属骤因剧烈刺激者多为重闭证。物极必反，内闭过甚，正邪相搏，故反汗出。因此，辨证必须明病机，才能达到审证求因、审因论治的目的。（《名老中医用药心得》）[①]

指月按：大凡暴冷暴热会导致身体百脉闭塞，疼痛加重，所以这时速用麻黄，既走足太阳膀胱经，又善入肺，肺主治节，膀胱主表。这样打开皮毛肌表，与天地相通应，痹痛自安。故病人服药后，无汗者汗会出，汗多者尿量也会增多。用这种发表通里之法治疗腰痛，堪称一绝。所以民间有草医郎中治疗急性腰扭伤或腰脚痹痛，行走不利，但用西药安乃近加中成药安胎丸，或者用感康加六味地黄丸，更或者用退热散加肾着汤，皆能应手取效。这里虽然没有用麻黄，但用发汗之理来解除身体痹痛的思路却是一致的。因为风寒湿为百病之因，痰饮、瘀血乃病理转归，故《药性论》曰，麻黄善治顽痹，以其能开腠理。

《儒门事亲》记载，诸风寒之邪结搏皮肤之间，藏于经络之内，留而不去，或发疼痛走注、麻痹不仁及四肢肿痒拘挛，可汗而出之。故临床常以麻黄为君，与桂枝、秦艽、威灵仙、薏苡仁等为伍，用于风湿痹证、类风湿关节炎及坐骨神经痛，常获汗出痛减之效。此乃取麻黄疏通透达，使肌表经络之风寒湿随汗而解矣。

雷仕卓经验

曾亲见一处方，方中麻黄生用量达50克，询其曰该方为祖上所传，专治风寒湿痹，麻黄一药用量曾达100克之多，闻者咋舌，然其方确乎神效。

魏某，男，52岁。主诉下肢痿软，无力行走，多拄杖勉而行之，时感疼痛，尤以阴雨天为甚，病程缠绵达2年之久。该医者遂拟一方，麻黄50克，桂枝50克，血竭5克，白芷10克，制川乌、草乌各10克，川牛膝10克，熟地黄10克，制乳香、没药各10克，黄芩10克，当归10克，威灵仙10克。每日1剂，研末吞服，早、晚各1次，服药10余剂后，病人即愈。现随访近1年，行走如常，疼痛全无，且工作多个月了。

麻黄生用发汗力强，医家一向慎之，然本方中麻黄不具发表的作用，而具温经通络、祛风除湿的作用。《外科症治全生集》有"麻黄得熟地则通络而不发

[①] 本系列图书所引用名老中医经验，除非特别指出，均是引自原人民军医出版社出版的《名老中医用药心得》系列（本系列图书最新修订版将由中国中医药出版社出版），后续不再一一指出。

表"之论,《金匮要略》也载"风湿相搏,一身尽痛",其诸多方中也常入麻黄,对于风寒湿痹所致疼痛,可明显提高止痛作用。就此方而论,麻黄性温能通,辛能散寒,故具温通经络、祛风散寒之功,对风湿痹阻所致疼痛,行之有效。总之,方中不拘古法,大胆新奇,用麻黄50克,合用熟地黄10克,使麻黄失去发表之功,独奏活血通络、祛风除湿之效。诸药合用,直达病所,共建奇效。

指月按:麻黄得熟地黄,一个顺其性,一个养其真,这样麻黄阳动有熟地黄阴柔以助之,熟地黄滋润有麻黄通达以敷布之,可谓阳得阴助则生化无穷,阴得阳生则泉源不绝。二者祛风邪能养阴液,通经络而不耗正气,可谓相得益彰。故曰,熟地黄得麻黄则补血而不腻膈,麻黄得熟地黄则通络而不发表。

于己百经验

治疗小儿遗尿,考虑患儿常有睡后不易叫醒而尿床的实际情况,同时受到麻黄汤有兴阳不睡副作用、别称"还魂汤"的启发,所以治疗小儿遗尿时,在辨证处方的前提下,常常加入麻黄汤之主药麻黄10克,桂枝10克,以充心阳,健元神,往往能取得非常显著的临床效果。

指月按:麻黄治遗尿,取其通阳化气,只要阳气宣通,神志轻灵,自然其尿不遗,因为遗尿一方面是膀胱气化不利,另一方面是神不御气。用麻黄配桂枝,一方面可以助膀胱气化,使开合有度,其尿不遗;另一方面可以开宣心肺气机,使神能导气。这样无形中就提高了心神控制膀胱的能力,在有尿意时能够醒过来。

李文旭经验

麻黄发汗、平喘、利水,其余由此旁通,至于治疗尿失禁,方书少见。李氏的应用传自其父,其父传自其师,其师如此记述:"至若年老下元亏脱,小溲欲禁难止,参、芪乃为君臣,桃、红偶或佐之,盖气其必虚,血未必瘀也……添用麻黄,乃下人所授,非为开肺而设;更用龙齿,因他医得效,复以临证验之。其方可取,其理难窥,理固有理,未之知耳。临证屡见奇效,增损终成定方。"他的定方称制泉汤,有歌诀记述,其组成:人参益智同焦术,龙齿台乌与炙芪;更用升麻升且引,麻黄钱半有玄机。

指月按:尿失禁和遗尿是膀胱受损不同程度的表现。老年人阳气下陷,小便往往不容易控制住,所以要用人参、黄芪、白术、升麻升举阳气之品治其本,有补中益气的思路。因为《内经》说,中气不足,大小便就会控制不住。同时用乌药、益智(缩泉丸)的思路治其标,以缩其尿。最后龙齿能安神,麻黄通阳气化,皆可以加强神主导五脏的功能。因为神能导气,气能摄津液。这样神强气足,所以尿液开合有度，而不至于失控。

《神农本草经》记载，麻黄味苦温，主中风伤寒头痛，温疟，发表出汗，去邪热气，止咳逆上气，除寒热，破癥坚积聚。

指月按：麻黄空心走表，何以能破癥坚积聚？原来麻黄一方面能宣肺通气，另一方面还能活血化瘀，这点鲜为人知。《外科症治全生集》用阳和汤来消散阴疽、痰核、流注、结块等各种积聚凝血之病，方中就用到麻黄来通透积聚。同时指出麻黄配合熟地黄能畅通络脉，而不会发表大汗。这样五脏元真通畅，积聚自散。

王琦经验

王氏早年见叶橘泉先生治风湿痹痛推崇五积散，云其散寒止痛效果极佳，乃缘于方中有麻黄。后王氏执教《伤寒论》，讲麻黄汤，"太阳病，头痛发热，身疼腰痛，骨节疼痛，恶风无汗而喘者，麻黄汤主之。"麻黄汤八个症状中痛症竟占其半。《金匮要略》麻黄加术汤治外感寒湿，一身烦疼，对麻黄止痛认识更深。以后凡遇风寒痹痛、寒凝子痰等症，尝予麻黄 10 克止痛，效果立显，但其时认识只在散寒温经止痛一层。

对麻黄入血分治顽痹是后来逐步认识的。唐《药性论》言麻黄"治身上毒风顽痹，皮肉不仁"，《千金方》亦载其治"顽痹，四肢不仁"，《日华子诸家本草》云麻黄能"调血脉，开毛孔皮肤"，则从理论上做了解释，至此认识又深一层。

麻黄破血滞、化痰凝为认识之第三层，此乃王氏随江韵樵老中医诊治外科病证时所学。江老先生对阴疽、流注、鹤膝风尝用阳和汤，多获效机，言其有温阳补血、散寒通滞之功。《神农本草经百种录》对麻黄之用所言极明："轻扬上达，无气无味，乃气味之最轻者，故能透出皮肤毛孔之外，又能深入积痰凝血之中。凡药力所不到之处，此能无微不至。"麻黄在外科上的运用功不可没。

《外科正宗》七星剑汤治疗疔毒走黄，面肿如斗，神识昏愦（相当于西医的脓毒败血症），确能逆流挽舟，江老对此亦治验颇多。此后对前贤用麻黄治外科病证愈加留意，如《刘涓子鬼遗方》常配麻黄治金疮折伤之证，《医学心悟》《疡科心得集》用麻黄膏治疗疥癣、风癞，《验方集》用麻黄治风疹肤痒等。

麻黄在妇科运用，历代医家亦多所论，如《神农本草经》谓本品"破癥坚结聚"，《本草纲目》言其治"产后血滞"等，皆从本品主血分立说。麻黄连翘赤小豆汤，因其用麻黄，历代注家多把本方解作"解表退黄"之剂，而《伤寒论》原文是"伤寒瘀热在里，身必黄，麻黄连翘赤小豆汤主之"，显然与原意相悖，其产生曲解的原因是将麻黄视为解表专药而忽略了入血分的功能。

20 世纪 70 年代，王氏随岳美中老先生临证，见其用麻黄连翘赤小豆汤治慢性肾炎，思路独特，将其医案附后。姬某，男，45 岁。患慢性肾炎，苔黄腻，脉大而数。8 年前因湿疹后所得，现仍时出时没，尿检蛋白（+++），红细胞 25～30/HP，管型（+），诊为湿毒内陷，用麻黄连翘赤小豆汤祛湿毒。麻黄 6 克，连翘 12 克，赤小豆 24 克，杏仁 9 克，甘草 6 克，生姜 9 克，桑白皮 9 克，大枣 4 枚。服 4 剂未有汗，麻黄加至 9 克得微汗，服至 10 剂，湿疹得减，乃渐至消失，尿蛋白（++），红细胞 1～15/HP。综上所述，麻黄除所熟知宣肺平喘作用外，其蠲痹止痛、入血破滞之功亦当加以应用。

指月按：《内经》说，诸窍易闭。又说，阳气虚则九窍不利。这些孔窍闭郁，就会疼痛。所以可以用麻黄开窍以止痛，但前提是正气不能过虚，过虚则徒开无益。民间有个斩毒剑汤方，药物仅麻黄、紫花地丁、一枝蒿三味，治疗疮毒疙瘩，屡有效验。既可外用，亦能内服，能迅速开表败毒，使疮毒从里到外瓦解开。这是开表解毒法的代表。

甄绍先经验

甄氏治疗湿温、臌胀等病，属湿浊久羁不去者，常加麻黄，屡收桴鼓之功。如治一湿温病，男，38 岁。经用西药 10 余日，病无转机，乃求诊于甄氏。证属湿重于热，初以藿朴夏苓汤、瓜蒌薤白半夏汤化裁，服药 1 周，热退身凉，病情缓解，但胸闷、脘痞、心悸不除，纳呆，大便干结，体倦肢怠，舌体胖大，边有齿痕，舌苔白润，脉濡缓。原方加麻黄 6 克，水煎服。用药 2 剂，诸症若失，嘱再进 2 剂，病告愈。

指月按：善治者治皮毛。麻黄既能上开皮毛，又可以下通水道。湿邪之去路，不外乎从"窗户"和"下水道"两方面走。所以治疗湿病，稍用麻黄通宣理肺，使水湿能下输膀胱，这样水津四布，五经并行，其愈更速。

肖国士经验　麻黄递增治寒翳

1968 年春，肖氏遇一李姓老人，因患目翳前来门诊求治。自诉 20 年前在四川患过此病，经某医投大剂麻黄内服而速愈，深信麻黄治翳之功。看过几家医院，请求开麻黄都被拒绝，再次请求开麻黄内服。言辞恳切，不可不信。经查看眼部，翳色深沉，白睛暗赤紫胀，且伴有畏冷、头痛、身痛、脉沉等症状，确为宜用麻黄发散之寒翳。当即选四味大发散加当归尾、赤芍以活血，蝉蜕、木贼以退翳。投以常量，麻黄用 9 克，连服 3 剂，无不良反应。仍投前方，麻黄增量到 15 克，又服 3 剂，仍无不良反应，自觉疼痛减轻，查看翳障较前缩小，白睛暗赤大减。

仍投前方，麻黄增量到 24 克，连服 2 剂，病人自觉胸中有些不舒，头稍昏，但畏冷、头痛、身痛等症状已消失，翳障继续缩小，白睛暗赤基本消退。再减为常量，连服 5 剂。除黑睛留有薄翳外，其他症状全部消失。

指月按：人之年老，阳气不足，故《内经》说，年五十，体重，耳目不聪明矣。年六十，阴痿，气大衰，九窍不利，下虚上实，涕泣俱出矣。所以老年人容易眼花耳鸣，鼻不闻香臭，嗅觉、味觉减退，上面七窍不灵，下面前后二阴二窍容易有痰浊、瘀血挡道，故出现前列腺增生或肠道息肉。眼睛就像汽车前面的玻璃，如果被寒湿气雾遮挡，就不容易看清道路，必须阳气充足，气雾得化，玻璃才会清晰。所以这四味大发散里用麻黄，不仅开毛窍，更开人体九窍，麻黄不仅能开毛孔，也能开鼻窍、耳窍、眼窍。所以风寒湿蒙蔽、阳气不足的眼疾往往少不了麻黄。唯有散其风寒湿，再配合当归、赤芍，使血脉流畅，蝉蜕、木贼草中空善通，这样眼睛才恢复得快。

四味大发散，原载《眼科奇书》，由麻黄、细辛、藁本、蔓荆子组成，可治风寒目翳，更可广泛运用于周身风寒湿闭表诸疾，非独治眼也。

邓全四经验　*麻黄有通便之功*

邓氏在临床中体会到麻黄有通便之功，配伍他药可治疗便秘。如治董某，男，80 岁。10 年来大便秘结，每次服用西药果导才能缓解。近期服用多种中西药，效不显，食欲减退，脉大无力，舌红，苔薄白水滑。药用：麻黄 25 克，白术 20 克，杏仁 15 克，甘草 5 克。每日 1 剂，水煎服。服 3 剂大便通畅。每次便秘，投用此方即效。白术、杏仁、甘草三味药虽能治便秘，但在临床中不用麻黄，只用这三味药，疗效不显著，有个别病人还出现胸闷感。特别是老年体虚，肺失宣降，气化不足，津液不能润大肠，泻下之药不可用，使用此方每能获效。邓氏长期用于临床，未见一例汗出不止，确为实践经验。

指月按：麻黄通便，病人应该是肺气闭郁的便秘。肺与大肠相表里，肺气闭郁则腑气不通，开其肺郁，肠腑自通。有个病人经常在空调房里工作，容易反复感冒，还有长期习惯性便秘，每每便秘厉害时便买几包感冒药吃，便秘就好了。含有麻黄的感冒冲剂居然成了他的通便良药，说明表气闭郁的人开表便是通里。同时麻黄不仅把肺表的汗水发出去，它更能由里向外把浊阴发出去，而通便也是一种发浊阴外出的方式。

吴兆祥经验　*产后慎用麻黄*

产妇麻黄不可轻用，诚然也！产后气血亏耗，百节空虚，真元未复，不可见有寒热，不细详辨即投发散之剂，麻黄之属，致元气受损，汗出而寒热不退，变证四起，以致不救。50 年前，拙荆时年 27 岁。产后 1 周微感风邪，发热恶寒，身痛倦怠。时值吾兄弟二人均不在家，听其阿叔（训蒙出身，略知方药）给服麻黄、桂枝等 2 剂，药后汗出淋漓而寒热不退，体倦头晕而动辄汗出，心烦不寐，渴不多饮。吾侪归来后，目击此状，不胜惊骇，询问以往，始知麻黄表散之过也，遂与桂、归、芪、芍等益气养血之剂，病势暂缓。继用养血温阳、益气培元月余，未见好转，后又连连进药，但总因元气损伤太过，素体不甚强健，此愈彼起，病变百出，由虚而痨，而痨而衰，调理 4 年，终未能挽回为憾。故以诗句而概括之：产后寒热体属虚，养血滋阴不可无。虽感风寒五积散，煎加苏叶并香附。速去麻黄并半夏，煎服一剂病成苏。

指月按：虽然《本草纲目》讲麻黄能治产后血滞，但如果正气内亏，切不可轻用发表，必须扶助正气，这样正气充足，自然能把邪气赶出体外。正气不足，正如人没有力量，饿得走不动了，连武器都拿不动了，怎么能够上场御敌。即使武器再先进，你也使用不了。所以必须先养精蓄锐，勿犯虚虚之戒。先哲曰："产后元气未复，尚须调养百日而愈。"故古人有产后禁汗、下、利小便之说。如《傅青主女科》中言："至若中虚外感，见三阳表证之多，似可汗也。在产后而用麻黄，则重竭其阳……"

2．桂枝

◎桂枝亭的由来

小指月正托着腮帮子，听爷爷在讲桂枝亭的故事。

爷爷先在纸上写了两排字：时来砒霜救人，运去桂枝丧命。可以把毒药变成救命灵丹，把良药变成杀人利刃，这是什么道理？

爷爷不仅跟小指月讲中医用药配伍的神奇，同时更跟指月讲用药不好，必将造成难以挽回的伤亡。这样小指月就懂得小小药方里头，任何一个毫厘的变化都不是小事。只听爷爷缓缓道来。

在清朝的时候有一个富翁，他的小妾得了伤寒，便请当时名医金慎之治疗。金慎之一搭脉，又一问症由，知道这是外感风寒，体表亏虚，所以病人恶风，汗出，脉浮缓。于是便选用《伤寒论》的群方之首桂枝汤，由于这小妾素来体弱，身体不耐药力，所以金慎之只给他用了五分的桂枝。这富翁便到当地的药房配药，刚好是一个新来的学徒调配的，学徒看到五分的桂枝，却以为是五钱，马马虎虎把药抓好。富翁拿回去后给小妾煎服了，想不到第二天，这小妾就一命呜呼。

小指月愣了一下，在他小小脑瓜里从来没有听说过桂枝可以杀人啊！爷爷知道指月的疑惑，便说，辨证不当，良药遂成利刃。用药精准，杀刀亦是衔刀。

小指月想起以前背过的古训，承气入胃，阴盛则亡；桂枝下咽，阳盛则毙。本来草草背过，领悟不深，现在听爷爷这么一讲，背上都出了冷汗。这用药和用刀没有什么区别啊，使得好可以把病垢刮下来，使不好却把人刮伤了。

小指月赶紧追问，后来怎么样了？爷爷知道自己讲这个故事的目的已经达到了，他就是想叫指月在抓药时要步步留神，不能分心他处。就像吃饭时一分心可能摔了碗，碗碎了可以再买，可人死了却不能再生。所以小指月平时嘻嘻哈哈，想问题天马行空，可一旦进到药房却默不作声，严阵以待，如临大敌，如履薄冰。

爷爷要让指月既能够养成王不留行般无所住滞的思维，也要让指月知道人在世上走，特别在医林之中，步步是法，寸寸有道。纯粹天马行空，不细心谨慎，成不了大医家；纯粹老实干事，思想打不开，也成不了大医家。

然后爷爷继续讲下去。这富翁岂能善罢甘休，于是向当地衙门告状，金慎之只能被迫对簿公堂。他心中就想，自己名字叫金慎之，就是提示自己行医要小心谨慎，我用药都是再三核对，反复思量，怎么会错呢？

于是就叫富翁把药渣拿回来，一核查，发现桂枝数量远不止五分，终于查出是药房里新来的学徒配错了药，导致误伤人命。最后药房完全承担富翁小妾的全部丧事费用，而且还在坟墓旁边建了一座亭，这个亭就叫桂枝亭，因为这件事就是因桂枝而起。这不仅要让医生谨慎，更要让药房抓药的人谨慎。

爷爷指了指宣纸上的字，顿了顿，继续讲道，金慎之因为这件事，差点银铛入狱，于是感慨地写下一联：时来砒霜救人，运去桂枝丧命。

他曾经用毒药砒霜来救治病人，但怎么能想到自己手中的良药桂枝居然因为药童错误抓药，而导致病人丧命。所以金慎之从此更加谨慎。这也留给后人一个教训，药房就是一个慎之、慎之、反复慎之的地方。

药房无小事，差之毫厘，谬以千里。小的差错，可能带来难以挽回的损失。

◎ 什么叫解肌

小指月以前学桂枝时，问爷爷什么叫作解肌？爷爷跟小指月说，医道是体悟内证之学，你自己没吃过苹果，叫我怎么跟你说苹果的味道，你怎么听得懂。如人饮水，冷暖自知。过不久你自己就会明白了。

这次小指月就有感触了。他睡在小竹床上，因为天气转热，就把被单撤掉了。贪凉爽是人的一种天然习性。爷爷在旁边看在眼里，明白在心里，只是笑了笑，自言自语地说，让这小家伙吃点苦头也无妨。

第二天一起床，小指月的脖子歪了，忙问爷爷，吹了一晚上的风，觉得很凉快，但脖子怎么动不了了，好像被绳子绑住一样，一动就痛？爷爷笑笑说，不是跟你说过，睡觉要把被子盖好吗？睡到深夜，天气变冷，谁来帮你盖被子呢？这不又着凉了，以前着凉是流鼻涕，头痛，畏风怕冷，汗出，用1剂桂枝汤就好了。现在加了一个颈僵，紧紧如绳绑，不舒服，你说该怎么办呢？

小指月说，我明白了，脉浮缓，苔薄白，汗出，颈僵，就用桂枝加葛根汤。

爷爷笑着说，那还不赶快去抓药熬药。只抓了1剂，煎完后喝了一碗，他就赶紧爬到床上去，用被子一包，只露出个眼睛和鼻子，包得像一只熊一样。

随后他就慢慢感受到身子在出汗，他记得以前爷爷说，要慢慢出汗，不要出大汗，出到内衣基本有些湿透，马上换上干爽衣服就好了。想不到这次也是一样。

风寒是怎么进到身体里的，同样按照原路驱除，通过发汗解肌，1剂桂枝加葛根汤，只喝完一碗，脖子就像松绑了，能动了，也不痛了。这方子好像帮你肌肉松绑一样，原本那种肌肉被风寒捆绑得僵硬的感觉，一下子就没有了。

爷爷走上前来问小指月，指月啊，你能告诉爷爷什么叫解肌吗？

小指月笑笑说，如人饮水，冷暖自知。这个不好说，你吃过苹果，就知道苹果的味道了。爷孙俩相视哈哈大笑。

◎桂枝酒治风冷头痛

有个妇人，月经期间淋了一场雨，之后头就痛，她以为月经后头痛可能会好，想不到拖了七八天，头痛不仅没好，还加重了，既怕风，还出汗。

爷爷对小指月说，麻黄汤可以治疗风寒闭表的头痛，这个头痛为什么不能用麻黄汤呢？小指月说，无汗用麻黄，有汗用桂枝。汗出不来可以用麻黄发汗解表，如果汗已经出来，身体还有风邪，应该用桂枝温通经脉。

爷爷又问，你看用什么办法，能尽快地把桂枝温通经脉的功能带到头上去，让她头部的经脉疏通，疼痛迅速缓解呢？小指月想了想，这以前爷爷可没教过，用什么东西能带到头上，而且快速把风寒头痛治好呢？

指月随后一拍脑袋说，头痛不离川芎，应该是川芎吧，用桂枝汤加川芎治疗她脉浮缓、汗出的风寒头痛。爷爷点点头，又摇摇头。

小指月不解，这究竟是对还是不对呢？只见爷爷用手一指药架子上的桂枝酒，跟指月说，虽然头痛不离川芎，川芎能很快引药到头，但川芎再快也没有酒快。

小指月一笑，他想起前段日子泡桂枝酒时，多了一大坛，他就跟爷爷说，我也想尝尝，看爷爷经常喝酒，喝得那么开心，我想尝尝这酒是什么味道。

爷爷也不加阻拦，让指月喝了一杯。想不到一喝完，小指月觉得这酒从嘴巴到胃一路火辣辣的，马上脸红汗出，浑身发热。

小指月说，这酒不好喝，辣得像刀子割一样，我以后再也不喝酒了。爷爷笑了笑说，都跟你说了，年轻人不要喝酒，你身体还嫩着呢！

小指月跑到镜子前一照，满脸通红，而且脸上还呼呼发热，一直到下午才恢复过来。这次他自己亲自体验后，知道什么叫作酒能引药上行达头面了。

小指月倒出桂枝酒，热了一下，给这头痛的妇人喝了一杯。说有多快就有多快，来时还捂着脑袋，一杯酒下去，耳朵发红发热，马上头就不痛了。这妇人还觉着有点不可思议，自己甩了甩头，发现确实不痛了，才万分感谢地离去。

这时爷爷才说，考考你，桂枝酒是治疗风寒头痛最简便的办法，你说这是什么道理呢？面对爷爷的提问，指月早就做好了准备。

指月说，桂枝，辛甘发散为阳，又能温通经脉，热酒也能疏通血脉，直上头面，两阳相合，直达头顶，头为诸阳之会，头部阳气不够时，风寒就会约束经脉，不通则痛。当头部阳气充足时，经脉就会畅通，寒气就会通过发汗而被逐出身体。所以桂枝酒可以温通头部经脉，治疗头部风寒冷痛。爷爷微微一笑，点了点头。

◎ 房劳当风肩臂痛

三分治七分养。很多时候，慢性疑难杂病，医生难以越俎代庖，药物仅能尽到三分力，另外七分功，还得要靠养生保健。不然小小的肩臂痛都有可能让名医束手头痛。

这个壮汉，虽然形体壮，但肩周痛五六年了。刚开始吃药能够管上三两个月不疼，后来只能管一个月，再后来只能管上一周，到现在吃药也不管用了。镇上、县里的医生找了个遍，听说哪里有好医生就去。一个小小的肩臂痛，让几十个大名鼎鼎的医生都认识了他，都不好意思再给他开方用药了。

他这次实在没办法再干活了，两条肘臂疼得抬不起来，以前他可以把两大桶水举起来，但现在居然举不起自己的手臂。于是垂着双臂来求诊，他不是用手敲门，而是用头。小指月听到这敲门声太大了，不知是病势危急，还是鲁莽之人所为。一开门，看到这个壮汉，便不满地说，敲门也要礼貌点啊，给你这样一敲，这竹门都快掉下来了。

这壮汉惭愧地说，不好意思，不好意思，我实在太难受了，两条胳膊就像被冰冻住一样，动都动不了，只好用头来敲门了。小指月想，难道这就是传说中的冰冻肩，最厉害的肩周痛。于是把他领到诊台竹椅前坐下。

爷爷还是读着他的古书，好像刚才那么大的敲门声他都没有听到一样。小指月喊了一声爷爷，爷爷才把书放下，转过身来，注视着这个壮汉。

壮汉想把手放在诊台上都显得有些困难，经过一番咬牙切齿的痛苦挣扎后，他才算小心翼翼地把手放在诊台上面。

爷爷问，怕不怕风？壮汉答，怕！爷爷又问，出不出汗？壮汉答，出！

爷爷又对指月说，是什么脉呢？指月摸了一下说，脉浮缓，还带一些迟，舌苔也薄白。爷爷说，那该怎么办呢？小指月说，还是桂枝加葛根汤。

爷爷点点头说，那还不赶快把方子写出来。不到片刻，方子就在一张微黄宣纸上铺展开了。这一笔娟秀的字，完全不像是一个小娃子写出来的，看起来少说也有一二十年的功底。

殊不知小指月在短短几年间，练的字不少于平常人几十年练的字。刚开始他不是用纸来练，而是用树叶蘸水写，真是：挥毫大泽龙蛇舞，采向深山柿叶空。

壮汉看宣纸上就那几味药，不像寻常镇上那些医生大手笔，一开就是一二十味药，他怀疑地说，我这病这么重，就这几味药，能治好吗？爷爷笑笑说，尿泡虽大无重量，秤砣虽小压千斤。药若对证一碗汤，药不对证满船装。

这壮汉听了觉得有道理，便点点头，但还是有些疑惑地说，老先生，我这病治了五六年，越治越重，哪里我都瞧过，就是吃药时管几天，不吃药时又犯了。你看我现在连活都干不了，这日子可怎么过呢？你说这药真的能治好我的肩臂痛吗？我可是慕名而来啊！爷爷摇了摇头说，这药治不好你的病。

不仅这壮汉大失所望，连小指月都觉得有点匪夷所思。据他所见，爷爷从来没有说过药治不好病的啊，而且爷爷还教小指月读《内经》，里面有句话说，病非人体固有之物，然能得亦能除，言不可治者，未得其术也。既然爷爷说治不好，那为什么还开方呢？

这时爷爷才说，药治三分病，另外七分得靠你自己去养，你自己就能治好你自己的病，你为什么还来找医生呢？

这壮汉有点傻了，我能治病，我还来找你吗？我怎么能治好我自己的病呢？我连药都煎不了，还要叫人来代劳，门都敲不了，怎么能治好我的病呢？

这时爷爷才缓缓道来，药物只能治病的去路，不能治病的来源。你有没有想过，你这手臂痛最开始是怎么得的？你想一下，你第一次得病是怎么得的？

这壮汉想了一下，便说，那一年夏天，我和妻子同完房后，觉得胸中燥热，睡觉时把所有窗户打开，把手放在窗台边上，吹风取爽，第二天手就有点僵，以后偶尔有些痛，也没去管它，可越到后面越严重，我才到处求医问药。

爷爷又问，那你现在睡觉还开不开窗呢？壮汉摇摇头说，不敢把窗开大了。

爷爷又问，你睡觉时，手是放在被子里面，还是被子外面呢？壮汉不假思索地说，我睡觉从来没有把手放在被子里面过。

治病如同侦探在理乱麻，用药如同巧妇在解死结。这时小指月露出了笑脸说，我明白了，爷爷。爷爷望着小指月说，你明白了什么呢？

小指月笑着说，记得那天我睡歪了脖子吗？就是睡觉忘了盖被，把窗户打开图个凉爽。这风寒之邪伤人于无形啊，我以后再也不敢了。睡觉时我连手都不敢放在被单外面，就是怕招风受凉。这大叔居然天不怕地不怕，无形的风寒可以把你搞得不能干活。壮汉才醒悟了过来，说，怎么以前没有医生跟我这样交代呢？

坐卧不当风，睡觉时手要缩进被单中，懂点养生的人都知道。你之所以反复肩背痛，就是反复撞南墙都不知道悔改啊！小指月责怪他反应迟钝，不知道闻善则拜，闻过则改。

随后爷爷便叫小指月在药单后面写上一行字：房事过后，精气外泄，气血内虚，不知养护，但图凉爽，开窗露肘，风邪乘虚而入，痹阻肩部经脉，用桂枝加葛根汤解肌发表，调和营卫，疏通经脉。

这壮汉 1 个月以后又来了，不过不是来看病，而是带另外的人过来的。他笑着说，感谢老先生良言相赠，老先生言语胜于金石药物啊！我吃完药后，从此睡觉再也不露出手臂了，现在也没有手臂痛了。你说自己能够医治自己的病，我现在明白了。原来我是自作自受，是无知，是自己把自己搞出病来的。

随后小指月在小笔记本中记道：

李玉和老中医经验，肢体麻木重用桂枝。顽痹如出现肢体麻木不仁者，李氏常在治痹方中重用桂枝，其用量常为 40 克，并辅以白芍 20 克，其效甚捷。桂枝有横走四肢、散寒通瘀、温通经脉、调和营血的功效，使气血调畅，营卫通达，经脉得以濡养则麻木自除，其伍以白芍之理，使辛散不致伤阴，且具敛阴和营之义。

龚士澄老中医治四肢麻木必用桂枝。前贤有麻症属痰属虚，木症全属湿痰死血之说。龚氏认为，无论何因，此二症皆与营卫滞而不行有关。如久坐久倚，压住一处，便觉麻木不能动，就是明证。桂枝横行手臂，温经通阳，又下行散下肢滞血。龚氏治各种病因的肢麻，经验是均须用桂枝。一般选用桂枝尖和酒炒白芍为主药，脉微弱或弦大无力，久麻气虚者，加黄芪、生姜、大枣、当归、鸡血藤；脉沉滑，体肥胖，麻而酸重者，属湿痰，加苍术、白术合二陈汤；手足十指（趾）麻甚，感觉减退者，属瘀血湿痰互滞经络，除加二术、二陈汤外，再加桃仁、红花、苏木（血活痰易化）；日间活动时麻木轻，夜间静卧时麻木重，并饮食减少者，属脾虚，即《素问·太阴阳明论》所说"脾病而四肢不用"之证，是因"脾病不能为胃行其津液，四肢不得禀水谷气，气日以衰，脉道不利"的缘故。对脾虚麻木，龚氏的经验方是用桂枝尖、酒炒白芍、黄芪合异功散，疗效比较显著。桂枝尖善达四肢末梢，治麻甚好。

◎被冻僵的小手

为什么桂枝汤能够通开经脉，让痹痛减轻呢？小指月开始思考这个问题，虽然知道颈肩痹痛因于风寒外束，可以用桂枝加葛根汤，但为什么用这个方子？

小指月总喜欢探究用药背后的所以然，不搞清楚他就绝不会善罢甘休。所以他围着爷爷问了好几天。爷爷跟他说，要知道梨子的味道，要自己去尝。但小指月不管这一套，一定要爷爷说个所以然。

有时候3岁娃子问的为什么，可能让80岁老翁都答不上来。显然小指月已经远不止3岁，但问的问题还是那样天真有趣，让老爷子也在琢磨如何用一种最形象的方式让小指月知道这个桂枝温通经脉治痹痛的道理。

没办法，爷爷只好想出个试验。于是叫小指月趁着大冷天，到井里打桶水，然后让这桶水在外面冻上一天。小指月不知道爷爷葫芦里卖的是什么药，但想到爷爷总是计谋百出，让人琢磨不透，也只好照办了。

第二天外面还刮着冷风，呼出的都是白气。爷爷走到篱笆外面，一碰桶里的水，手马上缩回来，脸上露出了奇怪的微笑，随口叫道，小指月，快过来啊，你不是想知道桂枝是如何通经脉止痹痛的吗？爷爷今天要告诉你哦，你可要瞪大眼睛，要听话哦，等会儿你就知道，而且终生难忘！

小指月一听很兴奋，这个想了好几天都想不明白的道理，爷爷今天终于要告诉我了。爷爷太会卖关子了，早点告诉我不就成了，也不用我这几天老缠着问。

爷爷把小指月叫过来后，跟小指月说，爷爷说的话，你可要听哦。

小指月点了点头。爷爷接着说，你把手放到这桶水里，而且要把手泡过肘，等下就要揭晓答案了。小指月一听，答案快要出来了，爷爷还没喊开始，他就把双手插到那桶水里，手才一插进去就马上后悔了，眼睛瞪得大大的，那表情显得不可思议，怎么水这么凉，像是放进冰窟窿里一样。但既然答应了爷爷，就要有始有终，可不能中途食言啊！小指月最讨厌中途食言的人，所以他自己从不中途食言，食言而肥的事情，他想都没想过，于是开始咬紧牙关忍着。

爷爷好像若无其事，居然在旁边抽起旱烟来，看都不看小指月，在烟雾缭绕之中，像是飘飘欲仙，真是冰火两重天啊！一个被冻得咬紧牙关，直打哆嗦，一个在旁边享受着温暖的旱烟，而且坐在石头上跷着二郎腿，观赏着这清晨的美景。

小指月每一秒都像是在受刑一样，他几次想喊爷爷，又喊不出口，最后实在没办法了，大喊一声，爷爷！老人家才慢条斯理地回过头来，假装浑然不觉地问，干什么啊？小指月，还没到时间呢！

小指月焦急地问，我两只手都冻僵了，动不了了。爷爷笑笑说，你想不想知道答案呢？你不想知道答案的话，那就算了吧。

一想到几天都百思不得其解的答案，小指月怎么肯随便放弃，再次咬紧牙关，不敢做声。直到爷爷旱烟抽完，站了起来，才跟小指月说，好了好了，我们到屋里去说吧。小指月把手从冷水里伸出来时还在打颤，两条手臂都动不了了，就像被冻成冰疙瘩一样，硬邦邦的，他恨不得马上跑到屋里去烤烤火，喝碗热水。

想不到他最想干的事情，爷爷早就为他准备好了，一进到屋里，居然发现爷爷已经烧好了一个火盆。小指月就像那天用头敲门进来的大汉一样，双手下垂，举都举不起来，赶紧跑到火盆旁烤起火来，说，真暖和啊，真舒服啊！

暖和是暖和了些，但手指头还有点不听使唤，甚至因为在冰冷的水里泡得太久，筋骨气血好像被冻僵一样，阵阵的痹痛从手上传来，虽然烤了火感到暖和，但痹痛还是没有消除。这时爷爷端上一盆热腾腾的汤，小指月不管三七二十一，就喝了起来。又辣又甜，真好喝！好像雪中送炭一样，这是什么汤呢？其实甜直接补他的气血，辣把寒冻的血脉肢节打通，把寒气赶出体外。

不到一刻钟，小指月借着热汤的力量，额上出了点小汗，僵硬痹痛的小手开始灵活，而且疼痛居然也消失了。小指月马上想起那熟悉的汤药味，第一句就问爷爷，爷爷，那应该是桂枝汤吧？

爷爷点了点头，温通经脉，止风寒痹痛第一方桂枝汤，名副其实，如假包换。小指月马上醒悟过来，一拍脑袋说，我知道答案了，不用你说，我知道了，哈哈！

爷爷这才点了点头，他喜欢看到小指月自己去体悟医道，而不喜欢给小指月灌输各种条条框框，也不想用自己的语言去取代小指月的思维。他所做的一切就是为了让小指月能够独立思考，能够以自身的体会去印证医理医道。

这时小指月想起《内经》说的话，寒则涩而不行，温则消而去之。血气遇寒则凝，得温则行。寒主收引，不通则痛。一切关于寒性收引，令血脉拘急不通，从而引起痹痛，可用温通经脉的汤方或方法，让经脉舒展，血脉重新恢复流通，从而达到止痹痛的目的。这整个病理过程和医药作用过程，小指月在今天早上都彻底领悟了一番，这胜过他读好多书，治好多病人，以及听爷爷讲好多故事。

因为从别人那里听来得来的未必是自己内证到的学问。只有自己切身体会，医道才能够有生命，才能够得心应手。如果不能得于心，没有自己的体悟，如何灵活运用桂枝汤于手中，去治疗各类寒性痹痛呢？

◎ 一灯能烛万年暗

桂枝能够杀阴邪鬼怪。这几天小指月都在想这个问题，哪里有什么阴邪鬼怪呢？如何用桂枝去杀呢？但为什么那个病人吃完药后，就没有再梦到阴邪鬼怪呢？难不成爷爷会画符驱鬼，但为什么从来没跟我说呢？

原来前几天一个病人大半年来经常梦到过世的亲人及阴邪鬼怪，好像整个人都掉到冰窟窿里去了，经常被吓醒，而且醒来后心怦怦跳，两手按在心上缓不过气来，甚至冷汗淋漓。就吃了爷爷的两味药——桂枝与甘草，吃完 5 剂后，再也没有梦到阴邪鬼怪，而且也不心慌了，也不用把手按在心上了。

小指月对于桂枝甘草汤治疗心下悸、欲得按者这样的病是了然于胸，但为什么这两味药可以把梦里的鬼怪赶跑，他百思不得其解。而且这病人原本手脚冰凉，整天不露笑脸，吃完药后居然手脚热了起来，来时还满面春风，怎么这前后差别这么大呢？他缠着爷爷问，爷爷总是笑而不答。

小指月再次问道，为何桂枝甘草汤可以治阴邪鬼怪？爷爷终于发话了，不可说，不可说。越是不可说，小指月就越是不甘心，越是不放过。便拉着爷爷的长袍，撒娇说，爷爷不说，我不放过爷爷。

老先生故作嗔怒，拿起手中旱烟筒，就在小指月的额头上敲了三下，说，今晚回去好好睡觉！小指月马上呆住了，爷爷很少敲他脑袋的，怎么说话糊里糊涂的？难道爷爷老糊涂了，现在才是中午，怎么叫我今晚回去好好睡觉。

小指月刚要提醒爷爷，现在是中午不是晚上，但发现爷爷已经飘然回卧室了。小指月摸摸额头，好像明白了什么，眼睛转了一下，笑了笑，便各自忙去了。

是夜，屋里一片漆黑，屋外一轮明月，眼见着被乌云遮住，一阵清风过来，云朵移开，皎洁的月光洒在竹篱茅舍边上。让人想到鸟宿池边树、僧敲月下门的诗境。四周一片蟋蟀的叫声，竹舍里显得更加幽静。

就在这时，正好三更，小指月从来没有这么早起来过，他从床上爬起来，左看右看，周围没有发现有亮光。他就疑惑，难道我想错了，然后他蹑手蹑脚地走到爷爷卧室门口，也没有发现里面有什么动静，难道爷爷睡着了，不会吧，爷爷明明暗示我今晚三更到他卧室门口啊！

于是指月忍不住好奇，便举起了手，敲了三下门。很自然地一盏灯在门内亮了起来，小指月心中一阵激动，他就知道爷爷没睡，果然有东西要传给我，于是小脑袋里马上盘旋着各种画面，这一定是不同凡响的降魔驱鬼招数，不然怎么会在深更半夜喊我悄悄到他屋里去传呢？

小指月还在想着古代传的大法大道，都是袈裟遮围，法不传六耳，以心印心，爷爷有什么秘而不宣的绝技呢？我今天一定要擦亮眼睛，探个究竟。

小指月正在胡思乱想之际，门吱呀一声开了，先迎上来的是爷爷手中托的那盏煤油灯。小指月掩饰不住心头的兴奋，刚要开口喊爷爷，想不到爷爷又把煤油灯的灯火一口气给吹灭了。

原本一片光明的卧室，一下子变得满室漆黑，暗不见人，随后爷爷就把卧室门关上。小指月还没有反应过来，呆在那里不知所以。

在千分之一秒的瞬间，在明暗交替的那一点，小指月脑中的疑团一下子破了。他笑了笑，带着满足的表情，慢慢地走回了自己的卧室，而且边走边小声嘀咕，原来如此，原来如此。

一灯能烛万年暗。心主火，当心火光明，暗室不再，心情一片愉悦，开朗积极。当心火摇曳昏冥，四处就鬼影重重，漆黑阴暗，没事你都会胡思乱想。当心火光明，周围都暖洋洋的，四肢温和，不再怕冷。

当心火不明，四处都冷冰冰，身体寒凉怕冷。所有的阴暗鬼梦都是起源于心脏阳火不够，不是鬼符可以祛除鬼梦，而是桂枝甘草汤辛甘化阳，助阳化气，令心脏动力加强，这样凡心阳能够普照到的地方，就断无生病怕冷之理。所以一息阳气一息命，一息寒气一息病。

　　小指月不仅想通了治疗心阳虚梦恶鬼、手冰凉、心痹痛等常见病症，他更想通了一切阴成形的疾患，最终都可以通过阳化气来对治。

　　爷爷给他传的这盏灯，不是传治恶鬼的符咒，也不是传驱魔的汤方，而是在传千年医学道统，代代相承的阴阳之道。唯制阳光可以消阴翳！

　　随后小指月在小笔记本中记道：

　　《内经》云，心为阳中之太阳，通于夏气，又云，阳中之阳，心也。这些所谓太阳、夏气、阳中之阳之说，泛指心脏中存在着一种阳热之气，是维持人体正常的一种热能。这种热能可以推动血液循环、脾胃运化、肾水温煦等功能。这种热能一旦障碍，就会影响人体的正常功能。例如，胸阳不振，阴寒之邪就会乘虚侵入，致使寒凝气滞，痹阻胸阳，出现胸闷气短，心痛彻背，甚则汗出肢冷，唇甲青紫，脉细欲绝等阳气衰竭的重症。

　　治疗本症，朱锡祺老中医认为，应着重振奋心阳，鼓舞阳气，以温散阴寒凝滞之气血，当重用附子（9～30克）配桂枝。风湿性心脏病咳嗽，咳泡沫血痰，是因心阳不展，浊阴弥漫，使胸膺清旷之区顿成迷雾之乡，投以桂枝，犹如离照当空，阴霾自散，故推为君药。临床上除舌光剥无津者不用外，只要舌面有津，舌质虽红，也可大胆使用。

◎ 桂枝拾珍

孙伯扬经验

　　临证体验，瘀血与痰浊为患，单用活血则瘀难去，若配以化瘀行瘀之品，方能痰血并除，所以痰浊、瘀血用药必须活血化痰并用。如活血药中伍以僵蚕、白芥子化痰散结、行痰通络，则可增强化瘀之功；又瘀血得寒则凝，遇温则行，因而行血药若与桂枝、白芥子合用，疗效更佳。桂枝辛温，横行肢节，有温通经脉之效。白芥子辛温，功能利气豁痰、消肿散结，用于痰注肢体者有温通祛痰之功。故有能治皮里膜外之痰的称誉。

　　如一妇女外伤性偏瘫，初用益气化瘀之补阳还五汤，左侧肢体凉麻不用、肌肉萎缩之效甚微，后合入桂枝、白芥子各15克，连服1个月则渐收功效，患侧渐能活动而有力，手渐能提物，肌肉萎缩亦渐复。

　　又治一气虚血瘀夹痰浊痹阻经络案。某男，年近花甲，突患中风偏瘫，左半身凉麻，下肢僵硬不利，需人搀扶或扶拐杖方能慢行数步，语言不利，口涎多，头晕不能转侧，舌紫暗，苔白腻，脉象弦滑无力。给予益气活血、温经化痰法，方用补阳还五汤加减，合入桂枝、白芥子。药用：生黄芪15克，当归10克，桂枝15克，白芥子15克，鸡血藤30克，赤芍15克，川芎10克，红花10克，地龙12克，牛膝10克，川续断15克，路路通15克。本方稍作加减，其中桂、芥不变，服药3个月，诸症明显好转，基本恢复正常。半年后复查，左半身凉麻消失，语言流利，且能慢跑1千米而无不适。孙氏从多年实践中体会，桂、芥合用，对痰血阻络病机的病证疗效显著。若对因虚致瘀而兼本病机者，二药伍以益气化瘀方中，亦多获良效。

指月按：痰瘀同源，合并则狼狈为奸，解散则孤立无援。所以治痰当活血行瘀，治瘀常佐以化痰利气。而桂枝善于温通血脉，白芥子气锐，长于豁痰散结，这样痰瘀交阻阻挡脉道的病理产物能够被推荡开，身体就恢复得快。唯久病多虚，在祛邪的同时要注意扶正。

邹良材经验

阴虚型肝硬化腹水临床以阳行阴利小便。按阴阳互根的机制，阴虚病人可在养阴柔滋淡渗的基础上略佐通阳药物，借助膀胱的气化作用达到以阳行阴的目的。主要药物为桂枝，用量在3克以内，加入煎剂中。正如近人曹炳章云："凡润肝养血之药，一得桂枝，化阴滞而阳和。"

指月按：无阳则阴无以化，所以桂枝除了以阳行阴外，更善于条达木郁，使肝木不横逆，肝气得顺理。所以五苓散中用桂枝，气化条达行水湿。

王乃成经验

王氏对药物应用十分精细，独具胆大心细和谨小慎微相结合之妙。如桂枝，时而用2克，时而竟达50～100克。又如红花一药，同用于血证，就有三个症状三种用法。如产后血虚，应养血补血，用红花时只可少量用之；若产后恶露不下，须破血活血，红花用量须多用之；若产后下血不止，须止血，红花则须炒用。

1964年春三月，一老妇来诊，该病人发病2个月，自述左面颊连耳后、耳下漫肿渐增大，现已超过右面颊两倍，扪之石硬，微微作痛，皮色不变。先后服用中西药均无效果。观其舌淡苔白，脉弦，王氏诊为寒痰凝结肝胆经脉，此为阴疽，冰冻三尺非一日之寒，此属痰凝日久，气血阻滞不通，此阴霾之邪非温热不能散，王氏则用桂枝汤，重用桂枝100克，参以皂角刺、柴胡、当归、南星等行气和血、化痰通络之品。3剂服后，老妇喜悦万分，其面颊肿胀变软，按之可试弹性，照此方加减继服12剂而愈。处方：桂枝100克，白芍15克，炙甘草10克，当归

15 克，柴胡 15 克，白芥子 15 克，皂角刺 50 克，南星 15 克。

桂枝汤原为太阳表虚自汗而设，能内壮气血，祛邪达表。王氏则将其用治阴疽，其效神速，真乃辨证之精要也。盖面颊、耳下、耳后为肝胆胃诸经循行之位，局部漫肿，其色不变，且石硬而痛，一派寒痰凝聚之象。王氏认为此寒痰或发于内，或发于外，总为痰湿结于肝胆经络而发，寒主收引，故症见漫肿石硬而痛。恒用桂枝 100 克，桂枝辛甘温，取其大剂量用以温经通阳，调血脉，散寒逐瘀，而不在发散表邪，配皂角刺 50 克，以加强桂枝通经之力，皂角刺活血散结消肿，桂枝配皂角刺则经络中寒邪得散，痰湿得化，漫肿得解，瘀血得行，为方中主药。当归、白芍养血活血、调营阴，且白芍配柴胡入肝经直达病所，为辅药。南星、白芥子可散结化痰、消肿止痛，对痈疽痰核肿痛尤为擅长。

指月按：怪病多由痰瘀作祟，包块大都是阴成形的产物，特别是年老体衰，阳气不足，或久病多虚，阳不化气，那么痰浊、瘀血便留滞不去。而桂枝能强大阳气，配皂角刺善于透刺痰瘀，能在顽痰留瘀挡道中破开一条通路。这样皂角刺在桂枝作用下，穿刺后劲更足；桂枝在皂角刺的带领下，更能够将阳气渗透到痰瘀包块里头，让它们气化消散。

章次公经验

自有清中叶苏派学说盛行以后，桂枝之价值遂无人能解。病属外感，既不敢用之解肌；病属内伤，更不敢用之以补中，不免有弃材之叹。余遇有麻黄汤证，惧病者疑麻黄之猛悍，辄以荆、防代麻黄，而以桂枝佐之，亦效。盖桂枝本质原无发汗之能力，以其辛香窜散，故可助发汗药之作汗。苏派医师所以不敢用桂枝，其理由之可得而言者，不外"南方无真伤寒"，仲景之麻、桂，仅可施于北方人，非江南体质柔弱者所能胜，故若辈一遇热病，无论伤寒、温病，一例以大豆卷、连翘、桑、菊应付之，于此而欲中医之不式微，难言之矣。近世药工剖切桂枝，必先以水浸三五日，是桂枝芳香之性已受损失。苏派医生之较高明者，知桂枝治寒饮，然量仅二三分，宁不可笑。自后世有"血家不宜桂枝"之说，内伤病乃视桂枝如蛇蝎，其实桂枝辛温，能使血液流行亢进，不宜于血证之属实热者固也。

至若虚劳羸弱，法当宗《素问》"劳者温之"之义，则桂枝正不妨与地黄、黄芪同用。考之仲景之桂枝龙骨牡蛎汤、小建中汤、黄芪建中汤，《千金方》之炙甘草汤，其所治均属虚劳不足、亡血失精者，古人又何尝摒弃之而不用。"血家忌桂枝"，此非桂枝之不良，乃后人用桂枝不得其法之过也。

日本东洞翁征桂枝，谓仅能治咳逆上气，其次身体疼痛，余以为不足尽其所长。吾人对于桂枝之信仰，当以邹澍之说为准。近世于寒湿痛风证，每以桂枝为行经药，与桑枝同，其意盖取以枝入肢之意。

指月按：血证要分虚实，虚劳者阳气不足，照样可用桂枝。强大阳气，则阳主固摄，其血自止，所以血家照样能用桂枝。若逢虚劳诸不足者，还必须用桂枝，毕竟心脏阳气不足是本，而出血只是标。通过桂枝强心通阳，改善周身循环，从而使气血得固，其血自止。

朱锡祺经验

朱老认为，人之有生，贵在气血流通。当心脏发生各种障碍或病变时，治以畅通气血常显效。行气活血药不下几十味，朱老以丹参、益母草、赤芍、川芎为首选之药。因为四药不但活血化瘀、散结止痛的功效确凿可靠，而且药性平和，较少流弊。丹参以散结行瘀见长；赤芍、川芎以活血止痛为优；益母草一味行血而不伤新血，养血而不滞瘀血，又能散风、降压、利水，故各种心脏病均可应用，唯剂量需至30克，少则效果不显。

朱老治心脏病善用桂枝。当心阳不展，浊阴弥漫，胸膺清旷之区顿成迷雾之乡，投以桂枝，犹似离照当空，阴霾自散。历来多以舌红及血证为用桂枝之禁忌，但朱老却有独到之见，认为舌红只要是舌上有津，具桂枝适应证者，照样可用。至于血证禁用桂枝，亦非一概而论。如风湿性心脏病肺淤血而致咯血者，用桂枝非但无害且有益。朱老说："是症心功能障碍是本，肺淤血是标，咯血乃标中之标，故用桂枝改善循环障碍，能减轻淤血而起到止血作用。"当然，血热妄行之血证则禁用，否则真有"桂枝下咽，阳盛立毙"之虑。

朱老治风湿性心脏病，除选用上述四味，每加桂枝同用，并恒以桂枝、赤芍相配，意在各展其长而又相得益彰。若伴见慢性心力衰竭证候，常选加茶树根、万年青根、葶苈子、泽泻、槟榔等药。茶树根、万年青根均有强心利尿作用，但万年青根在心率慢于每分钟60次以下即不用，而茶树根则不论心率过速或过缓都可应用。葶苈子、泽泻、槟榔功能泻肺下气、利水消肿，对心力衰竭出现的肺水肿征象常有改善作用。尤其葶苈子一味，作用颇佳，但过去多认为其药性峻烈，不可轻用，现证之临床，并非如此。肺与大肠相表里，用槟榔旨在破大肠气而助泻肺行水之功。心力衰竭病人常因血流受阻，肝脏淤血，引起心源性肝大或肝硬化，对此朱老每在活血化瘀、益气强心的基础上，加配三棱、莪术消癥散积。

心脏病病人，常常是本虚标实。标实可有气滞、血瘀、痰浊种种，而本虚则以气虚为多。朱老补气喜用黄芪，谓其作用过于党参，而且善补胸中大气，大气壮旺，则气滞者行，血瘀者通，痰浊者化，此即"大气一转，其结乃散"之谓。然今药店配方之黄芪，枝细力薄，用量常须至15～30克，其功始显。

　　指月按：治病要治其来源和去路，即中医所谓标本先后。风湿性心脏病是心脏阳气不足在前，而痰水、瘀血停留身体在后，所以通过桂枝配合丹参、赤芍、川芎等强心活血，治其疾病来源；再用葶苈子、槟榔，或益母草、泽泻，或三棱、莪术，破除痰水、瘀血，打开浊阴下行的通道，治其疾病去路。这样来源阳气充足，心脏阳气日强，而痰饮、瘀血去路通畅，心脏负担日减。这样风湿性心脏病就能逐渐减轻向愈。

3. 紫苏

◎ 一碗田螺紫苏汤

　　《本草纲目》记载，紫苏能解鱼蟹毒，安胎。

　　竹篱茅舍周围无闲草，用得好都是宝。有一天小指月和爷爷俩人各背着一个药篓，一大一小，去割紫苏。

　　爷爷边割边问小指月，这紫苏有什么作用啊？小指月不假思索地说，紫苏辛温，一能解表散寒，治风寒感冒；二能行气宽中，治胸肺脾胃闷胀气滞；三还能解鱼蟹毒，对于吃太多鱼蟹引起中毒而导致腹痛吐泻的人，可以用它来解毒。

　　爷爷听后，满意地点了点头。沿着小山路一直走到山脚，有户农家的大叔经常到河里捉田螺，然后拿到集市上去卖，换点油盐。

　　这位大叔的家人隔老远就看到竹篱茅舍的爷孙俩人悠闲地走着，左手拿着刀，右手拿着一把紫色叶子，边走边聊。这家的妇人马上迎上去，着急地叫道，老先生，老先生，慢走！我家男人昨天又吐又泻，现在还肚子痛，不知道怎么回事？

　　爷孙俩听后，就放缓脚步，跟她到家里去看。只见大叔躺在床上，用手捂着肚子，眉头紧皱，看样子腹中痛得厉害，不然如此强壮的一个大男人，居然难受得皱眉咬牙。切完脉后，爷爷就问，昨天肚子痛之前，他吃了什么？

　　这家人马上端出一大盆田螺，说，这几天抓了很多田螺，卖也卖不完，所以家里天天吃，昨天他吃了很多，吃完后肚子就胀，胀得受不了，又吐又泻，吐泻完后，人就蔫了，躺在床上，到现在还没缓过来。

爷爷便问小指月说，为什么吐泻呢？小指月寻思了一下说，吃了脏东西，或吃得太多，消化不了，就要通过吐泻来给邪以出路，这是身体在自救。

爷爷又问，那该怎么办呢？小指月指着手中的紫苏说，办法不就在这手上了。

爷孙俩相视而笑，便把两大把紫苏交给了这家人，让他们用一把去熬汤，这一把少说也有二三两，连梗带叶都可以用。

爷爷又说，好吃不多吃，山珍海味吃得太多了，人也病得快。海鲜、鱼肉、田螺、螃蟹，虽曰美味，总不如粗茶淡饭。以后要注意饭到七分饱，放开肚皮吃，只会吃出病来。说完爷孙俩便回竹篱茅舍去了。

第二天早上，一阵紫苏的香气把小指月从梦中唤醒，只见爷爷端着一碗紫苏田螺汤，放在桌上，这可是罕见的美味。小指月一个鲤鱼打挺，就从床上跳下来，这可是不容易吃到的好东西啊！但小指月马上警惕起来，他以为爷爷又要狡猾地捉弄他，于是便噘着小嘴说，爷爷我不吃，给你吃。

爷爷愣了一下，然后又笑笑说，小指月，你向来都是好吃的争着吃，什么时候变得这么有礼貌，让给爷爷吃呢？

小指月便说，想要知道梨子味道，就自己去尝。我昨天看到那位大叔痛得脸都发青了，我不再做试验了。这个教训从别人身上得来，总比自己去受苦要舒服。

爷爷听后哈哈大笑，说，原来你是怕尝药，怕以身试药试病。但这次不是叫你像那位大叔一样生病，这次是上好的紫苏田螺汤，今天早上那位大叔亲手送过来的田螺，用我们昨天采来的紫苏做的汤。

小指月眼珠子一亮，便问，那位大叔怎么样了？爷爷笑道，还能怎么样，喝完紫苏汤后肚子就不痛了，昨天好好地睡了一觉，今天醒来精神得很。

小指月露出了微笑，说，这个田螺汤吃了应该没事吧？爷爷笑笑说，当然没事，那位大叔在做田螺汤时没有放些新鲜紫苏进去，而且是一下子放开肚皮，当饭吃，吃得太多才吃坏的。在做鱼、蟹、虾、螺的时候，放些新鲜的紫苏叶，一可以调味辟秽，二可以芳香醒脾以开脾胃，三可以解毒，防止这些水产品引起恶心呕吐、腹痛腹泻，甚至皮肤瘙痒、出疹子。表面上看是轻微的食物中毒，其实也是食物的一种过敏反应，加进紫苏叶，拌煮着吃，这方面的担忧就可以减免了。

只听一阵喝汤声，还有小指月的赞美声，真好喝，一碗紫苏田螺汤就被他吃完喝光了，显然还有些意犹未尽。随后小指月在小笔记本中记道：

俞正求老中医曾用单味带梗紫苏抢救 2 例鱼胆中毒病人，效果颇佳。

1974年俞氏客居浏阳西乡葛家公社谭某家。某日下午4时许，邻居张某，男性，年40余，突发腹痛，继之昏迷，其母急请俞氏前往诊视。病者昏卧床榻，面色晦暗，四肢不温，气息微弱，脉细微如丝，至数模糊，床前地上有一摊呕吐稀涎物。询问病前所进何食？母曰：中午生产队分鱼，分得草鱼一尾，约二斤半。因病者素患眼疾，或谓鱼胆能医目疾，遂剖鱼取胆，尽食其汁，然后进午餐，稍后即发病如此。听其言，系鱼胆中毒无疑。偏僻山村，无处寻药，因思紫苏能解鱼蟹毒，命取干紫苏连梗一斤，放入锅中大火煮沸，加糖、盐少许，至有甜咸味即可。先盛三碗，候稍凉即灌入一碗，旋吐，又灌一碗，复又吐，再灌未吐。十余分钟后复煎紫苏，继灌汁两碗，但见病人大汗淋漓，精神顿振，面色转华，肌肤温热，小便清长。2小时后苏醒，自诉头晕，腹胀痛，四肢麻木胀痛，按脉细数。再取紫苏汁一碗，嘱其1小时后服。至晚间8时许，病人神识清醒，其脉稍数，诸症已减，即停紫苏汁，仅进糖盐水，并嘱加被安睡。次日如常。

上洪供销社经理爱人，买草鱼半斤一尾者12尾，尽收其胆，蒸熟后加油盐炒好，当晚食其约半。次日急性呕吐，伴寒热头痛，遂送往公社医院，诊为急性胃炎。住院2日，其症加剧，出现黄疸。追问病史，乃知鱼胆中毒，急送往县中医院，经输液、护肝、强心，并结合中医清热利湿等治疗，仍无明显好转。见病人精神委靡，面色晦暗，巩膜黄染，时发呕吐，尿少，按脉细数，偶有间歇。即嘱煎紫苏一斤，加糖、盐少许，2天分服。服后汗出，呕吐止，精神好转，脉无间歇，尿量增多。后进参苓白术散加紫苏梗调理治愈出院。

紫苏辛温气香，辛能透外，温能暖中。《中国药学大辞典》载紫苏为"杀一切鱼蟹毒之要药"。俞氏认为紫苏之所以能解鱼胆中毒，还可能与其气香开窍醒脑、气温益肾健脾有关，使肝脏得以护卫，正气得以恢复，毒物得以迅速排泄。又鱼胆苦寒气腥，紫苏辛温气香，用以治鱼胆中毒者恰是对证下药。

◎ 虚人感冒用参苏饮

紫苏和麻黄都能够解表散寒，治风寒感冒，它们有什么不同呢？什么时候用紫苏？什么时候用麻黄？小指月有些糊涂了，特别是学到这些功效相近的药物的时候，他就有点矛盾了，到底该用紫苏，还是该用麻黄？

这时爷爷便说，麻黄、紫苏都是辛温发散的，麻黄发汗解表力量峻猛，紫苏发汗解表力量缓和，轻症可用紫苏，重症要用麻黄。

小指月又问，如果用错了怎么样呢？爷爷严肃地说，祸不旋踵。轻症用麻黄，若体虚之人，必汗出不止。重症你用紫苏，风寒闭表厉害，这紫苏上去，病重药轻，如隔靴搔痒，也治不好。小指月马上会意。

这时一个小女孩在她母亲的带领下，敲开了竹篱茅舍的门。小女孩的母亲说，这娃子感冒咳嗽都1个月了，还流鼻涕，吃了很多感冒药，稍微好点又重新感冒，反反复复，老不好。小指月就先问了，怕不怕冷，出不出汗？

但见那娃儿穿着一件比较厚的衣服，而且还戴着帽子。爷爷看在眼中，其实心中早有答案。小女孩的母亲说，不敢吹风，也没汗，还经常头痛，也没有胃口，老是打不起精神，上学也耽搁了。

爷爷摸完了脉，说，指月，你看这是怎么回事呢？小指月寻思了一下说，脉浮，又有点弱，既有风寒表邪，又有中气不足，这可该怎么办？用补，会把邪给恋住；发汗，这么薄的底子，肯定受不了。

爷爷笑着说，如果用汗法可以治好，她前面吃了那么多感冒药，早就好了。小孩子有什么生理特点呢？小指月马上说，脾常不足，容易内伤实滞，外感风寒。

爷爷又问，既然知道体虚脉弱，知道外有邪风脉浮，那该怎么办呢？小指月笑笑说，补气解表嘛。爷爷接着说，那用什么方子呢？

小指月想都没想，便说，参苏饮。爷孙相视而笑，一张以人参配苏叶为主的补气解表方，治疗气虚反复外感的病证，就写在了纸上。

几天后小女孩高兴地上学去了，帽子丢掉了，不怕冷了，胃口也开了。反反复复折腾了她将近1个月的感冒，居然2剂参苏饮就让她气足风散，诸症自愈。

爷爷便跟小指月说，为什么前面的医生用麻黄汤越发汗她越容易感冒呢？

小指月便说，爷爷以前说过，当两军对战，一边兵力不足时，你打开城门，反而引邪入内，所以当体虚力弱时，一个小感冒你都不能用大发汗，一大发汗，不患邪之不去，而患邪之复来。况且毛孔一打开，就要消耗正气，本身正气不足，邪风就趁机钻进毛孔里，这就是麻黄汤用不好还会加重感冒的道理。

小指月还有点不解地问，爷爷，为何在参苏饮里，人参就放那么一丁点？

爷爷点了点头，他知道细心的小指月一定会从中发现这参苏饮的秘密，那就是人参剂量绝对不能大，即使病人体虚力弱，你稍微用小剂量，就可以走上焦助元气，祛除邪气于肌表。爷爷早就准备好了，拿出了喻昌的《寓意草》，指了一段叫小指月读。小指月恭敬地捧过书本，便用他清脆的声音读了起来。

"伤寒病有宜用人参入药者，其辨不可不明。盖人受外感之邪，必先发汗以驱之。其发汗时，唯元气大旺者，外邪始乘药势而出。若元气素弱之人，药虽外行，气从中馁，轻者半出不出，留连为困；重者随元气缩入，发热无休，去生远矣。所以虚弱之体必用人参三五七分入表药中，少助元气以为驱邪之主，使邪气得药一涌而去，全非补养虚弱之意也。"

这一段一读完，不用爷爷解释，小指月立马明白了，虚人感冒用小剂量的人参配合"治气之神药"紫苏叶，轻微地宣开一下肌表，这样风邪去，卫气得补益，身体自愈。这样就截断了缠缠绵绵的感冒不止。

小指月想不到这么矛盾的病证，把两个办法统在一起，就把病给治好了，他以前只想到体虚就补气，想不到补后外邪就更加留连不去。有外邪就发汗逐邪，想不到用大剂量去发汗，反而把身体搞得更虚，邪气反而去而复来。

想不到爷爷居然用这种小剂量的补气法，配上解表散寒、疏通气机、非常平和的紫苏叶，两个一搭配，补气祛邪，小女孩缠绵 1 个月的感冒就彻底好了。可见感冒用药不当，也会拖得缠缠绵绵；用药得当，照样覆杯而卧，随手取效。

◎气滞加外寒怎么办

碰到简单的外感风寒可以一汗而解，碰到简单的内伤食滞，可以一气理顺，消食化积。可如果既有风寒感冒，又有胸脘痞闷，胃口不开，这该怎么办呢？像这种情况最常见于小孩子。

一个妇人带着她 5 岁的小孩子，敲开了竹篱茅舍的门。孩子都快一周没胃口了，又怕冷打喷嚏，当感冒治，反复治不好。

爷爷便问小指月，为什么发汗解表治不了风寒感冒呢？小指月笑笑说，食物要靠脾胃来运化，药物也要靠脾胃来运化，脾胃运化不了，虽然把风寒赶出去，但肌表气血供上不来，感冒会很快回来。

爷爷点了点头说，《难经》说，损其脾者，饮食不为肌肤。当脾胃有食积，吃进来的营养消化不了。脾胃是周身气血生化之源，它自己消化不了水谷，就没有多余的气血供给五脏六腑、四肢百骸、肌表毛孔，所以肌表毛孔必然开合失常。

小指月点了点头说，难怪一般的解表散风寒的药治不了她的感冒。

爷爷便说，这就不是麻黄所能了。应该找一味药，既能够外散风寒，又能够理气和中。你想想用什么药呢？小指月一下子就反应过来，说，非紫苏莫属。

爷爷又说，那该用什么方呢？小指月又说：

> 香苏散内草陈皮，外感风寒气滞宜。
> 恶寒发热胸满闷，解表又能畅气机。

小指月不仅把方子写了出来，还把方歌很有节奏感地吟了出来。

这样以香附配合紫苏，再加甘草、陈皮，组成四味药的香苏散，既能够通过紫苏叶表散外面的风寒之气，解开畏寒、头痛、无汗的症状，又能够通过紫苏叶配香附、陈皮来理气和中，解开胸脘痞闷、不思饮食的中焦瘀阻症状。所以这孩子吃了两天药，就胃口开，怕冷消，胃口一好起来，整个人活蹦乱跳，喜笑颜开。

小指月现在已经不单纯学用一个理法治一个病。爷爷跟小指月说，疾病是复杂多变的，常常几个病因相互纠缠在一起，诊断如同理乱麻，用药如同解死结。你如果只看到风寒束表，用发汗药治不了，只看到胸腹气滞，用行气药也治不了，因为这都是只见树木不见森林，只见局部不见整体。只有既看到外寒束表，又看到内伤食滞，通过外解风寒的紫苏叶，通过内行气机的香附、陈皮，再以甘草这国老去调和，让它们内外合作不打架，共同为身体服务。这样表邪解则寒热除，气机畅则痞闷消。这孩子便又恢复身心舒畅，活蹦乱跳了。

随后小指月在小笔记本中记道：

陈笑夫老中医擅用紫苏叶茎治疗腹泻。紫苏叶除了常用于治疗感冒风寒，作为发散药之外，还偏重于用来治疗某些腹泻（如过敏性结肠炎）而收良效。这种腹泻，在急性发病后，往往余"毒"未清，常因饮食不节反复发作，迁延日久，遂致酿成慢性。引起发病的食物主要是海产品中的虾、蟹、蛤类及某些鱼类。急性发病时，肠鸣，腹痛，腹泻，呕吐，并有恶寒发热等。重用紫苏叶茎 30 克，配陈皮 10 克，加焦山楂 10 克，焦麦芽 10 克，焦六曲 10 克，炒苍术 10 克，姜厚朴 10 克，干姜 5 克。本方以紫苏叶茎为主药，配陈皮，每方必用，一两剂可获显效。但治疗必须彻底，方可免于导致慢性。

到了慢性阶段，腹泻时发时止，一日数次，夹有黏液，肠鸣，腹痛绵绵，食欲减退。治疗仍以紫苏叶茎 30 克为主药，配陈皮 10 克，并可因证选用温中、补阳、理气等药。获效后仍要耐心服药，以固疗效。用青木香 3 克，玉桔梗 9 克，怀山药 20 克，莲子 15 克，炒白芍 15 克，干姜 3 克，甘草 9 克，紫苏叶茎 30 克，陈皮 10 克，服至症状全部消失。无论急、慢性腹泻，紫苏叶必须与茎同用，并须配陈皮。获效后必须忌口，由哪一种食物引起发病的，就忌哪一种食物。

◎紫苏拾珍

龚士澄经验

炒紫苏子润通下行之路，以平上盛之喘。临证每遇到哮喘病人，既见痰气郁逆上盛之势，又存在饮食积滞，里实便秘，因腑气不通，纵服降药，上盛之势终不能下降，我们的经验是"求北风，开南牖"，用上病下取法，用炒紫苏子、苦杏仁各 10 克，降气润肠，炒莱菔子 9 克，麸炒枳壳 8 克，行滞消积。服后 2 日内，大便畅通，痰喘即平。

炒紫苏子可代食用油。炒紫苏子，芳香油润，无毒性，可食用。甄权《药性本草》有紫苏子"研汁煮粥，常食令人肥白身香"的记载。在 20 世纪 60 年代三年自然灾害时期，无大米、面粉，主粮仅有少量秫米粉或山芋干充饥，由于日常无油，大肠干燥，食后即便秘，肺亦失润，亦常病喘而不得平。当时中药可供食用的如蜂蜜、薏苡仁、山药、赤小豆等，早已当食品卖完，令病人用炒紫苏子碾细，每次 30～40 克，掺入秫米粉或山芋面内，打糊食之，果然可以润肠通便止喘，于是一一相传，药店紫苏子也销售一空。

指月按：诸子皆降。紫苏子不仅降气，还能降痰，而且有油脂能润，所以三子养亲汤用它治老年人痰、嗽、喘，使得痰饮这些浊阴从肠道下窍排泄而去，胸中自清，咳喘自平。

郑惠伯经验

郑师曾用达原柴胡饮加紫苏、荜澄茄治愈多例小儿霉菌性腹泻。他用紫苏、荜澄茄治疗霉菌性腹泻，是受民间制作泡菜经验的启示而得到的灵感。四川人爱吃泡菜，泡菜水生花（即霉菌繁殖）时，置入鲜紫苏叶或荜澄茄，很快白色霉菌消失。生大蒜可防治霉菌，当腹泻久不愈时，大蒜生吃或烧半熟吃，均有止泻作用。

指月按：农村在腌制咸菜或者泡菜时，为了防止咸菜、泡菜被霉菌腐坏，便会加进些高良姜、荜澄茄或者紫苏叶，这样不仅泡菜、咸菜不会过于寒凉，还能够增加口感，开胃下气。

汪其浩经验　三子养亲汤止崩漏

紫苏子 10 克，白芥子 10 克，莱菔子 12 克，均炒黄，共研细末，开水冲服，渣再冲服。三子养亲汤属行气消导治痰之剂，是为老人痰多食少、咳嗽喘逆之证而设。汪老用于止崩漏，一二剂即可止血，然后再根据病因辨证施治。本方不但治妇人崩漏有效，用于治疗痔疮出血效果也好。其止血机制有待进一步探索。

指月按：按照吐衄必降气、下血必升举的思路，一般吐衄之病大都冲脉之气上逆，所以用三子养亲汤，变痰饮之方为止血之剂，乃为一绝。因为血随气升降，气降则血止。但崩漏为何也用三子养亲汤？这要看崩漏的虚实，如果属于脉势上亢、血气妄行的，用三子养亲汤，降其脉势，其血自止。如果是虚证不固的，则须慎用之。

4．生姜

◎早行山中口含姜

一大早，爷孙俩人已经翻越了好几座山，原来他们今天早上是去采药。虽然竹篱茅舍里多是开张方子叫病人到镇上抓药。但有些山村里的人着急要用到的一些草药，爷爷要么自己百子柜里就常备着，要么就自己四处去采药。所以看到爷孙俩都拿着一根竹杖，穿着一双草鞋，背着一个药篓子，就知道他们是去采药了。

小指月以前都是赶在爷爷前面，今天不知道怎么打不起精神，反而落后了。爷爷关切地问，小指月，往日活蹦乱跳的小指月，今天到哪里去了？

小指月郁闷地说，爷爷，怎么今天走起山路来，有点头晕，老想打喷嚏？爷爷在前面停下脚步说，早上出来时，叫你含片生姜，你含了没有啊？

小指月摇了摇头说，那么辣，我含了几次就不想含了。爷爷笑笑说，你这是自找苦吃。早行山路，大清早的，水湿雾气很重，甚至还有山岚瘴气。生姜能够辟恶气，通神明，你不在口里含片生姜，怎么能打起精神，把寒气赶出去呢？

说完爷爷好像变魔术一样，从袋子里拿出两片生姜，丢给小指月，说，快嚼嚼，再不嚼上，活蹦乱跳的小指月就会变成病猫了。

小指月接过来丢到嘴里，他不太喜欢这股辛辣的味道。但没办法，清晨雾露雨湿大，山岚瘴气重，太阳还没有完全出来，最容易被风冷湿所伤，所以山中早行的采药人都会带上生姜防身。《本草纲目》里说，早行山中，宜含姜一块，不犯雾露清湿之气，即山岚瘴气。这句话可是李时珍一辈子的经验之谈。

李时珍是什么人呢？他可是最地道的采药人，而且还编写了《本草纲目》这样的药学巨著。《三字经》里说，李时珍，编本草，徐霞客，探险奥。

一个经常和大山打交道的人，其实就是要和山里的寒湿雾气以及山岚瘴气打交道。如果不懂一些防身之道，结果爬一趟山回来，就有可能感冒、拉肚子，甚至头身困重。很多居住在山里的人，不明不白就得了风湿痹证，其实这都是长期和山中风冷打交道，但又不懂得用一些温通血脉、发散风寒的药物来调理身体。所以你如果不懂得一些医学道理，即使住在山里也难以住得安宁。

随着那辛辣的生姜味走窜到周身，刚才像泄了气的皮球的小指月，仿佛一下子充满了气一样，又蹦蹦跳跳地跑到爷爷前面去了。当然还有小指月欢快地唱着《采药歌》的歌声回荡在青山绿水间，歌曰：

> 草木中空善于治风，叶根有毛治血之宗。
> 叶秆生刺祛瘀消肿，叶里藏浆可以拔脓。
> 多梗白花寒性相同，红花圆梗性属温通。
> 气味芳香行气止痛，气味辛辣治寄蛇虫。
> 对枝对叶跌打之用，上山采药有所适用。
> ……

又歌曰：

> 笑纳淮山草木香，聆听神曲寺中扬。
> 朱砂点破阳春路，琥珀回穿半夏乡。
> 举目红花烧峭壁，低眉白菊卧篱墙。
> 使君远志当归汉，玉竹依然熟地藏。
> ……

◎水火伤，用生姜

爷孙俩采药回来时，太阳都出来了，大地一片温暖，山岚雾气渐渐散开。

小指月习惯性地架起火炉子，煮起水来。原来爷爷有个习惯，每天都会喝上一两杯热茶，但从不喝多。爷爷说，少量饮茶可以健胃消食，但大量饮茶却会伤到脾胃，好东西也不可贪多。要知足，知足才能常乐。

只见爷爷一边呷着一杯热茶，一边唱起一首《不知足诗》来：

> 终日奔波只为饥，方才一饱便思衣。
> 衣食两般皆俱足，又想娇容美貌妻。
> 娶得美妻生下子，恨无田地少根基。
> 买得田园多广阔，出入无船少马骑。
> 槽头拴了骡和马，叹无官职被人欺。
> 县丞主簿还嫌小，又要朝中挂紫衣。
> 若要世人心里足，除是南柯一梦西。

爷爷唱得入神，小指月也听得入神，他正在想爷爷唱这诗是什么意思，一个不留神，手中的一小壶热水被打翻了，小手指马上被烫得通红。哎呀，好痛！本能反应，小指月一边跳着，一边用手去吹。

爷爷转过头来望向小指月，知道这顽皮的小家伙又把手烫到了。爷爷说，水火伤，怎么办？小指月边跳边叫，用生姜，效果良。

爷爷接着说，那你还等着干什么呢？小指月马上跑到厨房，拿来一大块生姜，丢到石臼里，用那只没有被水烫到的手，快速地把生姜捣成泥，然后把这些姜泥敷在烫红了的小手指上，一下子伤痛就减轻了。第二天就完全不痛了，再过几天，连伤疤都没留下。

这种小招法，小指月切身体会，非常深刻。所以他在自己的笔记本上写道：水火伤，用生姜，并把这件事情也记录下来了。

因为爷爷曾跟他说，一个医生，要有抱楚为痛的胸怀，不知疾苦，无以为医，要以病苦为医药。在病苦之中，你才能够真正有切肤之痛，然后发勇猛心，去精进医术，迅速救治病苦。所以每一个好的经验都值得记下来，而且应该记下来。

历代圣贤们都是这样发心的，他们不为自己，只为好的药方智慧能够代代相承，解救人于疾苦烦恼之中。所以一个医家要医术不断上进，一方面要善于阅读古籍，养成每日必有一得的精神；另一方面更要善于有临床实证的精神，以自己亲身的体验去验证药物的疗效，并把这些经验记录下来。

◎生姜解半夏毒

小指月翻阅古籍，发现关于生姜的功用有四：一曰，制半夏，有解毒之功；二曰，佐大枣，有厚肠之说；三曰，温经散表邪之风；四曰，益气止胃反之呕。

他就想，姜、枣可以调和肠胃，调和中焦脾，有助于生化气血，这个我知道。姜可以温经散表邪之风，我也切身体会过。早上被风寒山岚邪气一吹，头身困重，流清鼻涕，嚼上一片生姜马上就好了。关于姜制半夏有解毒之功，这怎么解释？

于是小指月便去问爷爷，爷爷又露出了奇怪的微笑，走到外面的竹篱，那里正长着一片半夏，爷爷采了一片半夏叶子，跟小指月说，你尝过半夏没有啊？

小指月摇摇头。爷爷便从这一小片半夏叶子上摘了像米粒那么大的一小点，交到小指月手里，示意他尝一尝。小指月看爷爷那么小气，便说，爷爷，外面那么多半夏，你就给我这么一点尝，都不够我塞牙缝的！

爷爷想笑又没笑，说，等你牙缝塞满了，还想要，我再给你。于是小指月想都没想，就把那一丁点半夏叶片丢到嘴里嚼了起来，一吞下喉咙，指月那表情就有点傻了。

他着急地说，爷爷，我中毒了，我的喉咙怎么像刀割剑刺那样呢？爷爷假装不知道，问他，那么一丁点都不够塞牙缝，还要不要啊？小指月急得像热锅上的蚂蚁，想要再说话，却说不出来，啊，啊，又不知道怎么表达。

他想什么能解半夏毒呢？刚才不是读到生姜有制半夏、能解毒之功吗？没等爷爷说话，他再次冲进厨房，不管三七二十一，连姜带皮就往嘴里丢，大嚼了起来，慢慢咽下去，取而代之的是从口腔咽喉到胃，这一路都是热辣辣的烧灼感，而随后那种针扎样的刺喉之感就消失了。这才缓过气来，能够讲话了。

他第一句话就是，我明白了药书上说生半夏要用姜制，如果直接服用就容易戟喉的道理。以前不知道什么是戟喉，那是没有尝过梨子的味道，这次又吃了一次苦头，原来戟喉就像是矛戟针刺一样扎喉痛啊！这种东西千万不要乱尝，到时候发不出声音就麻烦了。

这时爷爷在旁边翻开宋代洪迈的《夷坚志》，找到一则关于生姜治病的故事，然后讲给小指月听。有个叫杨立的人，咽喉红肿生疮，话都说不了，溃破后还有脓血，一大群医生都束手无策。有个叫杨吉老的医生，问了杨立平时的饮食习惯。原来这杨立平时喜欢吃鹧鸪，杨吉老马上嘱咐说，先服用生姜一斤，然后再用药。

按照常规的道理，咽喉都红肿热痛，溃破流脓了，再吃生姜不是火上浇油吗？但大家都知道杨吉老医术高明，绝不会戏言，杨立就先拿几片生姜来嚼服，发现尝了几片后并没有疼痛加重，反而越吃咽喉越舒服，吃到半斤的时候，疼痛就消失了，吃完一斤，咽喉流脓血消失了，也能讲话了，病也随着好了。

这杨立不解地问杨吉老，为何我的病诸医束手而单用生姜得以救治？杨吉老笑笑说，你以后要少吃鹧鸪了，鹧鸪喜欢吃半夏，你喜欢吃鹧鸪，这样半夏之毒转入咽喉，而得喉痛。生姜专攻半夏之毒，故能姜到病除。

大家听后豁然大悟，原来这是半夏累积慢性中毒所致，乃不良生活饮食习惯造成的。所以不能见病知源，就没法根治疾病。

小指月听后，大叫妙哉，这生姜能解半夏毒，我得赶紧记入本子里。

爷爷说，这生姜不仅可以解半夏毒，还可以解天南星之毒。

随后小指月在小笔记本中记道：

生南星有毒，有强烈的刺激作用，皮肤与之接触则剧痒，入口则口腔黏膜轻度糜烂，甚至部分坏死脱落，咽喉干燥并有烧灼感，舌体肿大，口唇水肿，大量流涎，口舌麻木，味觉消失，声音嘶哑，张口困难，最后可因惊厥而死亡。

夏俐俐医师曾碰到一5岁男孩，因误食家人采掘的生南星，该男孩仅咬食一口，当即口流涎水，口唇、舌及下脸部即刻肿大，并不停地哭叫，声音嘶哑。幸亏一位老药师闻讯赶去急救，用大量生姜捣汁，不停地灌入男孩口中，令其含服、漱口，并用生姜渣外擦口唇及四周皮肤，肿胀即刻缓解，约经1小时，男孩不再啼哭，中毒症状消失。《本草纲目》云："天南星畏附子、干姜、生姜。"现有资料表明天南星中毒者，也大多采用单独生姜或生姜制剂进行急救和解毒处理。生姜能解南星毒，并除去南星的麻辣味。此外，也有以食醋内服或含漱的。

◎ 生姜童便醒跌仆

生姜不是平常之药，用得好可以救急。天下不是用稀有神奇的药来治疗大病急病，平常之药用到极致，也可以化平常为神奇。小指月在反复思索爷爷这句话。

这天爷爷带小指月下山到镇上去赶集。小指月边跑边跳，一会儿踩踩路边花草，一会儿看看树上小鸟。想起集市的冰糖葫芦，指月的口水就禁不住流下来。

一到集市上，人来人往，热热闹闹，既有卖瓜果的小贩，又有吆喝冰糖葫芦的大叔，旁边还有玩杂技的卖艺人，甚至还有卖面条的大婶。

小指月一边拿着爷爷刚给他买的冰糖葫芦，一边说要多看会儿杂技表演，什么胸口碎大石，咽喉顶红枪，这些在小孩子眼中都是神奇得不能再神奇的事，当然还有后空翻，以及双手倒立，蜻蜓走路，周围传来阵阵的喝彩声。

谁知有一个练后空翻的小伙子一不留神，背部着地，一个跌仆，居然晕死过去了，场中马上乱成一团，有喊救命的，有喊医生的。

小指月在旁边也一愣，他扭头一看，怎么爷爷不见了，四处一望，刚要喊爷爷，发现爷爷正在卖面条的大婶那里捣着什么东西，小指月马上跑过去。

爷爷拿一个碗丢给指月说，快，撒泡尿，越快越好！小指月不知道爷爷要干什么，但爷爷说的，指月马上照办。爷爷把捣碎了的东西放到碗里，小指月一看原来是生姜，然后看到爷爷用手指一搅，那姜汁和童尿便混在一起了。

然后爷爷三步并作两步，往晕死的小伙子那边走去。别人还没反应过来，爷爷就把姜汁和童便往这小伙子嘴里灌，但只灌进去了一小部分，大部分流了出来，淌湿了衣服。爷爷说，灌下去就有救了。果然一灌完，这小伙子呛咳了几下，然后醒了过来，喘了几口气，煞白的脸才慢慢转红晕。

周围的人还没明白怎么回事，这小伙子就没事了。大家都鼓起掌来，有人认出来，他们爷孙俩就是竹篱茅舍的医生。

爷爷拉着小指月的手飘然离去。因为爷爷不喜欢热闹，他好清静。

在竹篱茅舍里，爷孙俩又坐在那里看书，好像对刚才那一幕完全不以为意，就像家常便饭一样，过后就不管了。这时小指月已经拿出本子来，在抄录爷爷让他看的一段古文。凡中风、中暑、中气、中恶、干霍乱，一切卒暴之病，用姜汁与童便服，立可解散。盖姜能开痰下气，童便降火也。

抄完后，小指月便问爷爷，如果在路上不能及时找到生姜，怎么办呢？

爷爷笑着跟指月说，不要惊慌，单味童便就能治跌打闷伤，而且用童便的诀窍要趁热往伤者嘴里灌。不省人事的要多灌些，这样重伤的可以醒过来，轻伤的也能够逐瘀血下行，理顺气机，使身体快速恢复。

说完，爷爷又从竹编的书橱里抽出一本书，翻到一页，那里早已经折好一个小角。小指月接过来，看了一遍就喊道，妙哉！妙哉！他就像禾苗吸甘霖雨露一样，赶紧用笔把这段文字抄录下来：大凡损伤，不问壮弱及有无瘀血停积，俱宜服热童便，以酒佐之，推陈致新，其功甚大。若胁胀，或作痛，或发热烦躁，口干喜冷，唯饮热童便一瓯，胜服他药。他药虽亦可取效，但有无瘀血，恐不能尽识，反致误人。唯童便不动脏腑，不伤气血，万无一失。

◎ 止呕圣药姜汁

山脚下，一对养羊的夫妇有个儿子不务正业，吃喝玩乐，还去赌博，本来家产就不多，都快让他输得倾家荡产了。周围乡里邻居以及镇上有威望的老人都来劝这小伙子，回头是岸，重新做人，但这小伙子照样我行我素，越陷越深。

有一次这小伙子和狐朋狗友在镇上喝完酒后，又吃了一些生冷瓜果，然后就一路呕吐，回到家里，又大泻了几次，整个人就像脱水的瓜苗一样蔫下去了。几天都吃不下饭，而且稍微喝点汤水都呕吐出来。小伙子的父母看在眼里，疼在心里，便到半山腰请老先生出诊，为这小伙子治病。

爷爷一看，便跟小指月说，生冷瓜果，酒食所伤，呕吐不止，用什么呢？小指月说，用止呕圣药！爷爷点点头说，姜汁止呕效最奇！

于是叫这老夫妇捣烂一块生姜，挤出点姜汁来，然后再从药篓里拿出点藿香正气散，把这姜汁拌在里面，给这小伙子喝下去。小伙子刚刚喝完，那种想呕吐的感觉就消失了，而且慢慢觉得肠道有团热气在动，胃口有了，便索要粥汤喝，家里早就给他煮好了爷爷提前交代的山药粥，用来养胃。喝完药粥，居然不吐了，这可是3天以来第一次吃东西不吐。不吐了，体力就很快恢复了。夫妇千恩万谢，小伙子也觉得自己好像是在鬼门关走了一回，不知道怎么报答老先生。

爷爷正准备拄着竹杖要走，小伙子说，老先生，你鞋带松了没系好。

爷爷点点头说，看来我真的老了，两只手又发抖，眼睛又花，蝇头小字现在也看不了了，偶尔读读古籍，没有放大镜都不行，现在鞋带松了，腰板也硬了，要弯下去都不容易，你能否帮我把鞋带系好。小伙子高高兴兴地助了爷爷一臂之力。

爷爷慈祥地说，谢谢你，年轻真好，眼明手快。你瞧瞧，人老了行将就木，一天比一天衰弱，小伙子要好好保重自己，趁年轻的时候，要把你该干的事业干好，等到像老头子我这样眼花手抖了，就啥事也别想干了。小伙子听完，心中一个颤栗，像是被雷电击了一下，他还没有反应过来，爷爷和小指月就离开了。

从那天起，小伙子再也不花天酒地、浪荡赌博了。平时陪伴在父母身边，帮忙牧羊种地，很快把赌债还清，并且娶了媳妇，过上了幸福的生活。

小指月在路上不解地问，爷爷，你手没有抖过啊，眼睛也没有花过啊，你每天看的书比我还多，看的字比我看的还小，你从来都没有用过放大镜，系鞋带是轻而易举的事，你天天都练太极，身子骨好着呢，怎么尽说谎话，是骗人家吗？爷爷不是说，人不能说谎话吗？

爷爷拿旱烟袋往指月头上一敲，说，假到真时真亦假，真到假时假亦真，真真假假谁能说得清呢，你以后长大了都会明白的。

做什么事情不要只看到表面，更要看到背后的用心。

随后小指月在小笔记本中记道：

一病人因外感风寒、内伤生冷而恶寒发热、呕吐、腹泻。一医以藿香正气散加减，病人服后呕吐，连服2剂仍呕吐不止。病人持药方邀李景尧老中医诊治，李氏诊后原方未动，只将原生姜三片改为100克捣烂取汁冲服，连服2剂病愈。李氏说："风寒外束，非散不解。生冷伤胃，呕吐不止，不行则胃气不降，脾素虚寒，不补则本不固。原方虽对证，然药力嫌轻，生姜一味具备三性，故虽只重用此一味则不效者效矣。"李氏遵孔子"不撤姜食"之训，每餐必食生姜少许，从无燥热之虞，年九旬脾胃尚健。

◎ 老禅师的延寿姜

男子不可百日无姜。《论语》中孔子说，不撤姜食，不多食。

姜不仅是食疗之品，用得好更可以做延年之方。特别是处于山中，或者常年处于阴冷环境下，身体有寒湿为患，这时姜无异于是延寿良药。

这天指月跟着爷爷路过一禅寺，禅寺在一片翠竹的包绕下，与世隔绝，群山回环，绿水流淌，小指月身在其中，明显感到这青山绿水不似人间。突然听闻一

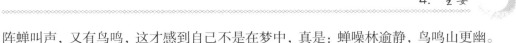

阵蝉叫声，又有鸟鸣，这才感到自己不是在梦中，真是：蝉噪林逾静，鸟鸣山更幽。

爷孙俩拾阶而上，古老的石头缝里长满了青苔，远远传来梵音，还有阵阵木鱼声，路边居然还有山羊走过，用好奇的眼光看着这陌生的来客。

小指月更是好奇，便问爷爷，在别的地方采药，见到山羊，山羊就跑，怎么在这山里头，山羊见人不跑呢？爷爷笑着说，这是佛门清修之地，周围方圆十里都没有猎户进来，所以这里的鸟不怕人，连山羊都对人有好感。小指月真想上前去摸摸那只山羊，但看到爷爷已经快要走到寺庙山门了，赶紧跟上去。

小指月跑上去时，刚好有一位老禅师出门，还没完全照面，就听到老禅师洪亮的声音说，远来贵客，恕老衲有失远迎！

爷爷双手合十，弯腰作礼说，有劳尊者，打扰长老清修了。小指月插了一句话说，老和尚，你怎么知道我们来呢？

爷爷跟指月说，不得无礼，这是禅门尊者。只听那老禅师笑笑说，你们人虽没到，但药气已经先到。没有什么尊长和凡夫之分，拜老郎中所赐，老夫多年风湿痹证，如今一去不复回。

小指月这才反应过来，原来爷爷曾经给这位大师父治过风湿，不知道爷爷用的什么药？只听得爷爷说，出家人四大皆空，区区风湿，何足挂齿！

老禅师又哈哈一笑说，我佛有云，救人一命，胜造七级浮屠，你老先生不知手下救了多少人，这才是真正出家人的胸怀！爷爷说道，身病有药医，心病唯佛法可医，这不我又要向您老取经了。

老禅师又笑道，不敢不敢，老衲学识浅薄，只会打几句口头禅而已。小指月看来看去，这老禅师不算怎么老，怎么左一句老衲右一句老衲的，童心无忌，一有疑惑就说了出来，老师傅，你说自己是老衲，我看你像四五十岁，不老啊！确实这老和尚面目慈祥，颜若童子。

这时老禅师才缓缓道来说，我服用生姜已四十多年，故不显老耳。原来这老禅师已有八十多岁，他早年住山参禅，因为只重视心性的开悟，而忽视身体的锻炼，所以才三四十岁就得了严重的风湿，腿脚行走不利，颜容也憔悴。

这时他碰到了小指月的爷爷，得到了一个服食生姜的方法，每天服用少量的生姜，可以暖胃助阳，祛除常年素食停留在身体里的寒湿。这样身体才日渐强壮，脾胃才更加健旺，脾主四肢功能一加强，腿脚寒湿一散开，身体就慢慢强壮起来，脸色也转为红润。从此有了强大的身体作后盾，参禅就更加精进无碍了。难怪老禅师说，这副身子骨还是拜老郎中所赐。

随后小指月在小笔记本中记道：

《东坡杂记》记载，钱塘净慈寺有老僧，年八十，颜若童子，目光炯然。人问其养生之道。答曰：服生姜四十年，故不老耳！原来姜者疆也，能令肌表卫气充足，疆御百邪，邪气难入。常言道，早上三片姜，胜服人参汤。此一养生秘法也。

◎姜枣茶，治痛经

《黄帝阴符经》曰，动其机，万化安。这六个字，小指月琢磨了很久，什么是治病最好的时机呢？如何在最好的时机下手？

为什么别人用姜枣茶治不了痛经，爷爷用就治得了呢？这还得从一例七八年顽固痛经的女孩子说起。

某天，有对母女敲开了竹篱茅舍的门。爷爷问她们，怎么回事啊？

母亲说，我女儿每次来月经都肚子痛，厉害时在床上滚来滚去，用热水袋敷也不管用，老先生有没有好的办法呢？小指月先摸了下脉，说，咦，这手怎么这么冰凉，脉这么沉迟？爷爷便问，沉脉主什么呢？

小指月说，沉主里，主气血亏虚。就像江河水不足，水位就沉降。爷爷听了笑了笑，他知道小指月现在领悟脉法，懂得取象譬喻，于是再问，那迟呢？

小指月寻思了一下说，迟为什么有寒？天气温暖，万物就跑得快，天气寒凉，大家在路上行走就很迟缓，所以血气遇温则行，得寒则凝滞迟缓。

爷爷听后点了点头说，为什么会痛呢？小指月说，不通则痛，不荣则痛。

爷爷又问，怎么不通，如何不荣？小指月说，血脉为寒邪所客，寒主收引，即是不通；气血不足，推动无力，不能荣养，如此不荣则痛。

爷爷又问，为什么脉象沉迟呢？为什么会不通不荣呢？这下小指月就答不上来了，张口想说，又说不上来。

爷爷跟她们母女说，你女儿以后不要再吃生冷瓜果了，生冷瓜果能够束百脉，女孩子阳气不足的话，又缺乏运动，越吃生冷之物，手脚就越凉，痛经就越厉害，到后来子宫里还容易长包块。这时那母亲恍然大悟，说，我女儿就是经常爱吃生冷瓜果，为了减肥，她可以当饭吃。

爷爷摇摇头说，以后可不能这样了。上次我们碰到一个女孩子，她就是这样，把水果当饭吃，想减肥，把月经都减没了，以后连生孩子都困难。这才引起了母女俩的重视，手脚冰凉的话，冬天睡不热，一定要远离水果，不要贪一时口馋。

小指月想不到爷爷一下子就把病因找出来了。爷爷又问，不通用什么呢？小指月说，寒凝不通用生姜，姜能散一切寒，因为它有一股辛辣的热气。

爷爷又说，不荣用什么呢？小指月说，脾为气血生化之源，用脾之果大枣，补脾生精，这样气血足，脾主大腹功能加强，肚子里就不会因为缺乏血荣而疼痛。

就这两味药，小指月写在纸上，然后又交代她们煎煮的时候，放些红糖进去，不要煮得太久，因为姜的辛辣之气不耐久煮，久煮后散寒通气之力会大减。

但见那母亲摇摇头说，这方子不瞒您说，我们也用过，就是效果不理想，所以才找到您老这里来。小指月也在想，既然不理想，那要不要改改方子呢？

爷爷看出小指月犹豫不决的样子，便笑笑说，方子你以前用过，但你用时有没有按照最好的方法来服用呢？那对母女，包括小指月都一愣，服药还有最好的方法？别人用着无效的汤药，难道改变一种方法来服，就有效吗？

只见爷爷问那小女孩说，你是怎么喝姜枣红糖茶的呢？小女孩羞答答地说，在肚子最痛的时候，就煮上一碗喝了。

爷爷又问，那你有没有把姜丝嚼了吞下去呢？小女孩说，姜丝很辣，我不喜欢吃。爷爷笑笑说，问题就出现在这里，良药苦口，良药辣口，吃药又不是吃饭，不看口味，要看效果。有效果的嚼嚼吞了，又何妨呢！

于是爷爷便教她们，用姜枣茶治顽固痛经要注意两点：第一是在月经来临前七天就开始每天喝上一碗；第二是喝姜枣茶时，要把姜丝和红枣肉嚼碎吞到肚子里去，这样丹田就会像一个锅炉一样烧起来，寒气就会像阴暗碰上太阳一样，消失无踪，气血就会像行云流水一样，彻底通畅起来，无所住滞。

半年后，这对母女又来竹篱茅舍，不过不是来看病，而是来感谢的。自从按法用了姜枣茶后，女孩子再也没有痛经了，而且气色渐渐红润起来，更健康了。

本来小指月都忘了这件事，但对比了半年前和现在这女孩子的变化，不禁大吃一惊，脉象原本沉迟，弱不禁风的样子，得到姜枣茶的温暖滋润，发散风寒，脉象渐渐缓和有力，足见一派寒气已经消散于体外。

于是爷爷就跟小指月讲《内经》里"必伏其所主，而先其所因"的道理。就是说要在疾病的真正原因上下手，要从长期累积的寒气和亏虚的气血入手用药。这病来如山倒，病去如抽丝，一个小小痛经，必然是长期受了凉，加上气血不足所致，所以用药也绝不是在痛经的时候用一两次，要在还没痛之前就下手调理，把气血补足，把寒气发散出去，这样又何患痛经不除呢！

所以说，对于慢性病，病在急时，要治在平时啊！平时不烧香，临时抱佛脚，又有什么用呢？平时不懂得内壮自己的气血，等到痛经来临时才想到姜枣茶，这样怎么能根治痛经呢？于是小指月在笔记本上写上：

> 姜枣茶，治痛经；伏所主，先所因。
>
> 月事前，一周服；姜枣嚼，经痛停。

◎姜茶饮，治痢方

最近天气转凉，有一个看管树林的老农病倒了。原来这几天连风带雨，他本来身体就不太好，又出去锄草，忘了披上大衣。这样就肚中冷痛，拉起肚子来，拉得手软脚软，动不了了。

家人以为是吃了不干净的东西，肠道里有热毒，于是又服用了一些凉茶，想不到这对向来身体不太好的老人家来说，无异于雪上加霜，彻底起不了床了。好汉都敌不过三泡稀（屎），何况这老人家一天拉了七八次。

这时爷孙俩被请来给这老农看病。小指月一看这老农，印象特别深，脸上的皱纹就像干枯的树皮一样，没什么血色，加上现在拉了好几天肚子，连走路都费劲。这该怎么办呢？

穷乡僻壤，缺医少药，即使有药方，要跑到镇上去抓药也难啊！这时最考验人了。一个郎中拥有数百种药，那他治起病来自然底气足，而真正考验人的是，你手中没什么趁手的药，只能够利用现有的微不足道之物。

小指月想了好久，想不出什么招来。但见爷爷似乎早已胸有成竹，对那老农说，你身体年老阳虚，体弱无力，不能按照常规治痢疾的思路来吃药。虽然说痢无止法，但不是说所有的痢疾都要用通泻之药，只有体内热毒败浊留而不去，才给邪以出路，用寒凉通下之药。但你的身体阳气不足，平时肛门又向下脱垂，不能再用通泻之药了。只能用些温中散寒之品，恢复中焦运化，把外围的风冷散开。

老农久住山林，也懂得些医理常识，但爱好者毕竟是爱好者，容易被病名所惑，不能拨开乌云而见晴天，不能透过表象看到病理实质。

小指月就想这可怎么治，什么药都不现成。爷爷看出了小指月的困惑，便唱出民间流传的朗朗上口的生姜谚语：一杯茶，一片姜，祛寒健胃是良方。于是把生姜切碎，和茶叶拌在一起，泡上一壶可口的姜茶，随意饮之。

小指月发现爷爷这次用姜有点奇怪，居然把姜皮给削了，不解其故，问为什么？爷爷便跟他说，《集验方》里讲，姜茶乃治痢简验方，生姜切细，和好茶，一二盏，任意呷便愈。若是热痢，生姜留皮；若是冷痢，生姜去皮，此中有大妙。原来这个小小的姜茶方，居然是穷乡僻壤、缺医少药的地方非常简验便廉的食疗方。

那老农喝完一杯热腾腾的姜茶，说，好舒服啊！爷爷跟他说，慢点喝，老年人拉肚子后的肠胃虚得很，应该千口一杯饮，慢慢地品。就像你烧柴火一样，慢慢地添小柴枝，火才烧得旺，大柴枝丢下去，火马上就灭了。所以老年人卧病在床，一切言语、行动、饮食都要和缓。老农听后点了点头，甚是赞许。

第二天老农就下床了，又开始干活了。喝完姜茶后，就再也没拉过肚子。看来拉肚子并不是热毒闭在里面，而是年老体衰，阳气不足，加上天气转凉，风寒客表，寒气循着脾胃所主的四肢传到肚腹去，所以肚腹缺乏阳气，运化不了水谷。这时姜茶一下去，直接暖中土，化水谷。于是泻痢止，肚痛除。

小指月便问，为什么要把姜皮削掉呢？爷爷早知道他会这么问，笑笑说，生姜皮善于走外皮，偏辛凉，生姜肉更善于停留在脏腑，辛温能暖中。对老人家冷痢阳虚的身体来说，稍微带点凉的都会加重他的病痛。所以去皮留姜肉，取它暖中散寒以止痢。

小指月觉得这中药太神奇了，同样一块姜，姜皮就偏辛凉，姜肉就偏辛温，它们正是阴阳统一在一起啊！于是说道：

> 姜茶饮，治痢方。冷痢痛，去皮尝。
>
> 肉辛温，皮辛凉。寒热详，治病良。

随后小指月在小笔记本中记道：

窦伦平老中医在几十年的临床实践中，屡用生姜治愈急症。

中暑 某男，25岁。因夏日中午在楼顶架设电视天线而突然腹痛剧烈，大汗不止，腹部未扪及包块。系暑热内袭，腹痛剧烈，时欲呕吐，此属中医绞肠痧之类。经用阿托品肌内注射及针灸治疗未效，急用鲜生姜二两捣碎敷脐，用热水袋外敷。5分钟后腹痛渐止，未用他药而愈。

蜂蜇 妻侄在学校暑期补课。一日上午，在上学路上被马蜂蜇伤左眼部，一节课下来后，疼痛难忍。用生姜约一两许，捣碎，用纱布包上直接敷在左眼上，命其卧床休息。一觉醒来，其眼已恢复正常，疗效很好。

急腹痛 窦氏回乡下看望兄嫂，时值天气凉，下河洗澡之人已少。半夜里突然被其嫂喊醒，说侄子突然腹痛不止，急去探视。只见小侄在床上辗转反侧，呻吟不止。急问昨晚吃了什么？答曰未吃什么不净饮食，但临晚因干活出汗去河里洗了一次澡。联想到昨晚洗冷水澡，乃诊之为寒邪内袭，致脐气不通。在乡下深夜无办法，就地取材，用生姜二两，大蒜三枚，共捣碎（先用猪油在脐及周围涂一层以保护皮肤）敷在脐部，上盖塑料袋加热水袋，约半小时腹痛好转，至天明大泻一次，未用他药而愈。可见生姜虽平淡之物，其疗效不逊于任何药物。其功一归于通畅，二归于解毒。用之确当，效如桴鼓。

◎枯树、姜汁治脱发

有个小伙子，二十出头，居然秃头，遍尝诸药乏效。在他父母的带领下，敲开了竹篱茅舍的门。小指月看到这人头上居然戴了个帽子，又没下雨，又不冷，外面太阳也不晒，戴帽子干什么？

一听爷爷问，这娃子掉头发多久了？小指月马上想明白了，原来小小年纪掉头发，不好看，不知道的人还以为得了什么重病。

小伙子说，都快3年了。小伙子的父亲也接着说，我们家没有掉头发的遗传，吃了一年多乌发生发的补肾药，怎么头发越掉越厉害？爷爷一摸脉，便笑了，马上明白了这其中的道理，然后跟小指月说，你再摸摸他的手和脚。

小指月一摸，马上缩回来，咦，怎么这么凉？小伙子的父亲说，是啊，以前没有，这几年越吃药手脚越凉，会不会是什么绝症啊？

爷爷点了点头说，这个病不是小问题啊。治不好的话，接下来眉毛、胡子都会掉光，二三十岁就像个小老头儿，连媳妇都娶不着了。

这一家三口正担心这点，所以这几年才四处求医问药。于是焦急地说，老先生，救救我们家孩子吧。

爷爷点点头说，你们就留在这里，我跟孩子出去走走，给他找点药。说完，爷爷交代小指月泡两杯清茶给这夫妇喝，然后就带这小伙子到竹篱茅舍外面去了。

这时连小指月都不知道爷爷葫芦里卖的什么药，要找草药吗？叫我去采不就成了，有哪样草药我采不到呢？小指月挠挠头，实在想不出爷爷在搞什么。

过了几个小土坡，爷爷把这小伙子带到一棵枯树旁边。小伙子不安地问，老先生，我这病有救吗，该用什么药呢？爷爷笑笑说，小伙子，别人都救不了你。小伙子大惊失色，那我该怎么办呢？

爷爷笑着说，你自己才能救得了你自己。小伙子一头雾水，反复地咀嚼爷爷那句话，我自己能救我自己，我怎么不知道呢？

爷爷指着这棵枯树，对小伙子说，你给我说说看，这棵树为什么会枯呢？

小伙子一看，这树的根被人挖走了，应该有人用这树根做什么了，所以很大的一棵树，因为被伐根了，所以枝叶就枯萎脱落了。

爷爷蹲下来，示意小伙子也蹲下来，拔了一株草，然后把草根摘掉，再把这草插回地里。便问这小伙子，这草 3 天后会怎么样呢？

小伙子想都没想，便说，枯黄死掉了！爷爷笑笑说，小伙子，你既然知道这个道理，那你的病就快要好了。小伙子更是疑惑。

爷爷才缓缓道来说，人留面目树留皮，你要好好珍惜自己啊。我为什么叫你单独出来呢？你别把自己的病不当一回事，以后把手淫的习惯戒了吧。少年人正是精充神旺、强身健体的大好时候，你天天手淫，而且吃那么多补肾生发之药，这样过早地催熟自己的身体，对健康毫无帮助。

你再手淫下去，这伐了根的草木就是你的以后。你现在手脚冰凉，再这样下去，一阵风都可以让你感冒，一阵风都可以让你病倒，就像一阵风就可以把这伐了根的枯树拔掉一样。

小伙子脸红得低下了头说，老爷爷，我知道错了。爷爷知道目的已经达到，便说，肾是五脏六腑的根本，少年人伤精就等于伤根，树木伤根，其叶立萎，人若伤根，头发容易干枯脱掉、变白。《内经》叫伐其本，坏其真。

然后俩人又回到竹篱茅舍来，夫妇急着问，药找到没有啊？爷爷说，你们回去把生姜捣烂，在头上擦，每天用两三次，连续用半个月后再看。

他们夫妇想不到这么简单，怀疑能不能治好。爷爷对他们夫妇说，你们回去后，每天从早到晚，要问小伙子三次有没有记住老先生交代的话就行了。

这夫妇莫名其妙，小指月更是一头雾水，这生姜捣烂擦头，听过一次就知道，小伙子又不痴呆健忘，怎么会不记得呢？这里头有只有爷爷和小伙子知道的秘密。

3 个月后，这一家三口再次来竹篱茅舍道谢，原来小伙子长出了长长的头发，帽子也丢掉了，也没有再吃任何补肾的药。爷爷笑笑，对小伙子说，我都跟你说过，你自己能治好你自己的病，老夫没骗你吧。

小伙子脸红了一下，然后点点头说，谢谢老爷爷了。

小指月这时正看古籍，里头有一段生姜治秃头的记载，生姜捣烂，抹擦头部脱发之处，每日两三次，可以防治掉发秃头。便高兴地说，我知道了！

爷爷拍了一下小指月的脑瓜说，你知道什么，知其然，不知道所以然，知其表，不知其本。小指月不知道为何别人用姜汁涂头治不了脱发，但由爷爷交代过后的年轻人掉发脱发，用姜汁一涂就有效果。

很多年以后，小指月才慢慢明白了其中的道理，才知道那棵枯树的真正用意，才知道爷爷为何不让小指月把枯树砍掉，原来那枯树才是真正的道具，真正的药引子。

◎ 生姜拾珍

龚士澄经验

行水气以消子肿。生姜辛温，"宣肺气而解郁调中，畅胃口而开痰下食。"姜皮辛凉，利水消肿，退胀除满。生姜为止呕圣药，姜皮为胀家必用。龚氏重视仲景生姜泻心汤主以生姜发散水气，真武汤用生姜散四肢水气，使少阴枢机有主，开阖得宜，小便自利，亦注意到《千金要方》鲤鱼汤内有生姜，参与治疗"胎间有水气"。因而以生姜（带皮）5~8 克，蜜炙白术、茯苓皮、冬瓜皮、大腹皮、白芍、当归各 9 克，陈皮 7 克，黄芪 20 克为方，治脾气虚子肿。兼肾虚者加肉苁蓉、桑寄生各 10 克；有胎热者加黄芩 6 克，生姜、黄芩相恶相成，寒温相得；腹胀较甚者，减白术，加生姜皮 3~5 克。用皆有效。

生姜对药。生姜伍半夏，和胃止呕吐；生姜伍白芍，温经疗腹痛；生姜伍天竺黄，涤痰开心窍；生姜伍大枣，益脾和营卫；生姜伍饴糖，散寒治咳嗽；生姜伍黄酒，治转筋腹痛；生姜伍茵陈，利胆善退黄；生姜伍茶叶，和阴阳止痢；生姜伍莱菔，开胃消食滞；生姜伍葱白，解表散寒凉。

指月按：生姜不仅是做菜的调和之品，更是汤药里的调和之药。生姜和半夏搭档能够打开阳明胃经下行的通道。生姜配合大枣，可以调和脾胃气血阴阳，生姜配葱白可以解表散寒。这些灵活的搭档，在临证中可以独当一面。小小药对，功效却不小。轻症用药对，重症入复方。

陈瑞春经验　桂枝汤中不可缺生姜

桂枝汤中五味药，即桂枝、白芍、炙甘草、生姜、大枣。五味药中有两味是血分药，即桂枝与白芍。因而，要说桂枝汤的功用是调和营卫，真正起到调和营卫作用的是生姜、大枣。所以说，用桂枝汤调和营卫，姜、枣是缺一不可。

陈老曾经治疗一老教授，因终日畏寒，经常感冒，在某年夏天来诊，自称背部怕冷，既不能洗冷水，也不能睡凉席。据其脉症，拟用桂枝汤原方合玉屏风散，服 5 剂后身腹如热浴，温煦自如，嘱其再服上方。适逢生姜用完，遂煎无生姜的桂枝汤服。未料，吃了没有生姜的桂枝汤后，全身瘙痒难忍，且不得汗出，皮下郁郁不畅，十分不舒适。第二天又来咨询，问是否有何变故？诊脉察舌，仔细询其各部体征，均如常人。告之病情稳定，无碍，不必易方，可觅生姜再服。诸药备齐，服后身痒止，仍如前述，身暖如热浴，温煦自如。病者惊叹不已。生姜是一味家常药，居然如此重要，可见中医的奥秘。

指月按：不要以为平常之物就忽略之，就像桌子有四个桌脚，如果有一个桌脚不平了，只需要用个小木块，垫上就平稳。这竹头木屑虽然貌不惊人，但往往是其他东西替代不了的。就像桂枝汤五味药分别代表五个角，缺了一个角，就像桌子不平一样，加进这个角，就像把脏腑不平之处垫上，随后即平稳舒适。

何任经验 姜枣并用

何老用生姜常姜枣并用。《伤寒论》用姜方近 40 余首，其中姜枣并用者约 30 余方。《金匮要略》用姜方，除见《伤寒论》外，犹有 30 余方，而姜枣并用近 20 方，可见其协同应用之多。何故？以邪中于表必表气虚，但知去邪，不知崇正，则往往邪去正伤。姜枣协同，据随剿即抚之原则是也。以枣而论，守中有走；以姜而论，生者虽散，干则能守。两者同用于内伤杂病，亦相辅相成。故习用仲景之法，亦是探索中之收获。

指月按：姜枣茶既调和营卫，也能调和气血，更能调和阴阳。生姜走散，祛邪于外，就像将军；大枣补养健脾，乃脾之果，就像仓廪之官（粮草），所以生姜得大枣，祛邪有动力；大枣得生姜，补中不碍腻。

5. 香薷

◎ 一味香薷治阴暑

暑热炎炎，连竹篱茅舍也变得火炉一样。小指月摇着扇子，额上的汗却没有停下来。屋外的蝉鸣声，一浪盖过一浪，好像越热它叫得越兴奋。山脚下的人们纷纷到处找大树来乘凉，在屋里都嫌热。

小指月很奇怪地问，爷爷，为何你不用蒲扇呢？你不热吗？爷爷笑笑，便吟诗一首曰：

众人避暑走如狂，唯有禅师不出房。

非是禅房无热到，唯人心静身清凉。

小指月一听，就知道爷爷为什么可以冬不炉夏不扇，爷爷很少焦急烦躁过。看来热在外面，更在自己的内心啊！静在心，不在境。

这时茅舍门外传来敲门声，一个农民喘着粗气，伴着咳嗽进来了。这农民说，我在干活，这天太热了，出汗后觉得头晕晕沉沉的，全身使不上劲，然后就在树下阴凉处睡了一觉，一觉醒来，怎么全身又怕冷，又酸痛难受，鼻子也不通气？

小指月便说，你这应该是着凉了。这农民问道，这么热的天，怎么还着凉了呢？小指月被问得哑口无言。

爷爷便清清嗓子说，夏月贪凉饮冷，坐卧当风，最容易着凉。你现在是不是觉得头晕怕冷，浑身酸软呢？他点了点头。

爷爷又问小指月，这该怎么办呢？小指月说，其在皮者，汗而发之。

爷爷又问，都是感冒，为什么有那么多不同的发汗解表药？小指月说，病有轻重，药有四时之不同，秋冬寒闭腠理厉害，这时非麻黄不足以发其汗；春夏毛窍开发，稍微用点香薷，就能够祛邪达表。

爷爷便说，那就包两包香薷，各一两，给他喝两天吧。小指月就把已经包好的香薷拿出两包来递给这农民。原来爷爷早就料到暑季有很多贪凉饮冷的病人，很容易得暑湿感冒，所以提前就备好暑湿感冒要药香薷，专门治疗阴暑之证。

小指月又交代这农民说，香薷煎汤不要煎太久，久煎后香气就跑掉了，效果就不太好，喝的时候要放凉喝，太热喝了容易呕逆，因为这汤药有股特殊的香气，晾凉服用，就可以很快暗度陈仓。

这农民也不知道什么叫暗度陈仓，只记得治感冒的解表药不要煎得太久，而这香薷煎汤后要凉服，回去还要避风冷，不要贪凉饮冷。吃完 1 剂，胸就不闷了，头也不晕了，微微出汗，身体酸楚感也消失了。第二剂下去，不鼻塞了，也不咳嗽了，又恢复了生龙活虎的样子，下田干活去了。

人真是奇怪，生病时寸步难行，神疲乏力，一旦恢复健康，便精神得很。可见身心健康是多么重要！

李时珍说，香薷乃夏月解表之药，如冬月之用麻黄。所以用香薷来治疗暑季感冒是一个特效单方。故香薷有夏月麻黄的美称，乃夏季感冒之专药也。

爷爷经常对指月说，一个医生善于用香薷治阴暑，这不算高明，更要知道为什么会得阴暑。如果暑湿感冒治好了，好了疮疤忘了痛，又在树下纳凉睡觉，坐卧当风，吃冰冻西瓜，那很快又会再得阴暑。

小指月便问爷爷，爷爷，有没有根治疾病的药呢？爷爷笑着说，一个人一辈子不知道要得多少次感冒，不是靠药物来根治疾病，而是要靠饮食起居，情志调节，要慎风寒、节饮食、惜精神、戒嗔怒（保生四要）。

小指月听了后，赶紧在小笔记本上写道：

杨作诗经验：沏泡香薷可治夏令感冒。香薷，15 岁以上 30 克，15 岁以下每岁用 1.5 克，为一日量。用开水约 400 毫升冲泡，加盖焖，待温度降至 30℃以下

时服之，药渣再加水约 200 毫升，沏泡一次如上法。

贾某，男，41 岁，农民。因暑日在田间劳动，大汗淋漓，感头晕乏力，饭后又在树下午休，醒后觉鼻塞，恶寒发热，全身酸楚，咳嗽胸闷。曾服安乃近等西药不愈，改用香薷 60 克，分 2 日沏泡凉服，1 剂症大减，2 剂痊愈。

◎藿香和香薷的比较

夏天经常会用到藿香、香薷之类解表化湿的药，但它们有什么不同呢？

小指月怀着疑惑，想开口问爷爷，但欲言又止，为什么呢？因为他知道爷爷又会跟他说，想知道梨子的味道，自己去尝吧！于是他把采好的香薷和藿香放在一起，大家都叫香，这香有什么不同呢？于是就拿这些草药来闻。

他发现藿香的香是一股幽幽的香，而且这香气闻起来很舒服，令人心旷神怡，想要吃东西，难怪藿香能够辟恶邪气，恢复肠道正气，使得脾胃湿浊降，清阳升，有利于更好地消化食物。但一闻香薷的香就不同，这香薷的香没那么清幽，而是更浓郁一些，浓郁的香的最大特点，就是强烈，善于外散，所以香薷以发汗解表见长，而藿香更偏重于化中焦湿浊。

小指月把自己采药闻药的感受告诉爷爷时，爷爷赞许地点了点头，对小指月说，学医路上会有很多个为什么，爷爷不可能每个为什么都跟你讲，你要学会自己去解答，要学会捕鱼的技巧，而不是只知道向别人讨鱼。

施比受要快乐，一个真正懂得做学问的人，就像太阳一样，要把光芒布散给万物，施及给大地，而不是向别人要光芒，你明白吗？小指月！

小指月半懂不懂，爷爷就跟他说，学医，你是想学到能够不断教给别人知识的医道，还是只想学到不断向古人、向别人乞求偏方秘方的医术呢？

小指月说，我要学太阳，学医道。爷爷接着说，要学医道，就要善于感悟天地之间的万物之理，要善于自己去摸索，要做一个不断付出的人。

◎湿毛巾与香薷治水肿

在南方有很多水肿、脚气的病人，为什么呢？湿性趋下，南方雨湿多，地势低洼，所以人容易伤湿。所以爷爷常跟小指月说，如果在南方不懂得除湿之法的话，想治病是行不通的。所以有句俗话，手拿三把伞（散），一天走到晚。三把伞（散）即银翘散、藿香正气散、五苓散。

连续下了十余天的雨，到处都水泱泱的，多日没见到太阳，小指月嘟着小嘴说，人都快发霉了。看着挂在窗口的湿漉漉的毛巾，小指月摇摇头。

爷爷笑笑说，指月啊，你看毛巾是上半截重还是下半截重呢？指月摸摸脑袋，不知道爷爷又要考他什么，一时居然答不上来。

爷爷接着又问，你看毛巾上半截干爽，还是下半截干爽呢？小指月摸摸毛巾，咦，怎么这毛巾上半截都快干了，下半截还沉甸甸、湿漉漉的？

爷爷笑笑问，那你能从中悟出什么道理呢？小指月一拍脑袋说，我明白了，毛巾上半截干爽，下半截沉重，水湿是往下走，所以人体应该是水湿趋下。

难怪爷爷摸到双脉沉濡，都要问病人是不是双腿走路非常沉，像拖泥带水一样，提都提不起来。很多病人都会很惊讶，因为自己没有告诉老先生，怎么老先生一把脉就知道自己的感受呢？所以中医要善于观物取象，善于体会医理，医理不是给你拿来谈玄说妙的，而是要用自身去践行之。

一个妇人双腿肿，爷爷叫她把脚放在竹椅上面，让小指月去按按她的脚，按下去居然一个坑，好久才弹起来。小指月再一把脉，这脉又带点浮紧，就很奇怪。

脉浮紧，脚又水肿，治湿不利小便，非其治也。如果脉沉下去，可以因势利导，把小便利出去，可这脉浮起来，病人还有感冒的现象，畏寒，少汗，头痛，身重。这该怎么办呢？

爷爷便笑笑说，上次不是跟你讲到麻黄提壶揭盖的道理吗？小指月一拍脑袋说，我怎么现在才想到呢！

然后爷爷便叫指月写上香薷配白术。这就是《外台秘要》里的薷术丸。

原来现在是夏暑之季，想要发汗解表，又要利水消肿，选香薷最好。香薷有彻上彻下之功，治水甚捷。《本草正义》记载，香薷上能开泄腠理，宣肺气，达皮毛，以解在表之寒；下能通达三焦，疏膀胱，通小便，以导在里之水。用补脾圣药白术，可以加强土能制水的作用，所以两味药一用上，腿肿很快就消退了。

她说，原本怕冷，吃了这个药，出了点汗，然后每天排很多尿，腿肿一天比一天轻了，3剂药吃完，就完全不肿了。

小指月看到爷爷用香薷，有时用5克、8克，有时居然用30克、50克，不解其故。爷爷说，治上焦如羽，非轻不举，所以用香薷发表，量不宜过大，且不宜久煎，取轻舟速行之意。治下焦如权，非重不沉，用于治疗水肿，脚气，小便不利，量宜稍大，而且可以浓煎，取重剂直达病所，起沉疴，利膀胱。

小指月明白了，原来药物的不同剂量可以体现出它不同的功效，中药真是太灵活了。小指月在他的小笔记本上写道：

> 治上焦如羽，非轻不举，用香薷发表，宜用轻剂。
>
> 治下焦如权，非重不沉，用香薷利尿，需用重剂。

◎香薷止血之功

有一年轻男子，舌头出血，于是敲开了竹篱茅舍的门。爷爷问小指月说，舌上出血，怎么治呢？

小指月翻开《肘后方》说，这上面记载服用香薷汁，每日三次，可以治舌上忽出血如钻孔者。正好这几天采了大把的香薷，结果喝了香薷汁就止住了。

香薷难道有止血的效果？小指月甚是不解。爷爷吟起《草药歌诀》：

> 草木中空善治风，对枝对叶能医红。
>
> 叶边有刺皆消肿，叶中有浆拔毒功。

小指月马上想起这首自己背得再也熟悉不过的《草药歌诀》，今天爷爷居然也背出来，是不是要跟我讲里面的道理，于是提起精神留心听。

爷爷便开始解读这几句话。原来草木中空的善于祛风，中医认为很多蔓藤类药都有中空之象，善于游走，中空善通表里气，能够令表里气机疏通，气机流通，风邪自解。那些枝叶对称生长的植物，善于医治出血。那种叶带刺的，比如穿破石、皂角刺、两面针，善于消肿止痛。

因为带刺的善于开破，而所谓的痈肿就是气血聚在局部，不得破出。那些叶里藏着浆汁的就善于拔毒消痈，所以对于蚊虫、蜂蝎叮咬，可以把这些带有浆汁的草木搓烂渗出的黏液敷在痒痛的地方，有助于拔除毒痈。香薷就是典型的对枝对叶而生，所以它有治疗出血的作用，故碰到鼻衄不止或舌上出血，这些偏于在上部位的出血，因为香薷气清香，而善于升发，所以可以选用。

◎香薷拾珍

宋祚民经验

一16岁男性青年，因避酷暑之热，夜露宿于院中，晨起自觉头痛，身热畏冷，周身拘紧，遂步行来院门诊。察其体温39℃，无汗，两目红丝，面色黄滞，舌红苔白腻，六脉浮紧有力。系内蕴暑湿，外受寒邪，即用香薷饮2剂，因其体壮，表寒较重，香薷用12克。于次日下午由二人搀扶前来复诊，言其服药1剂后即见汗出，当服第二剂一煎后大汗如洗，身热虽退，但疲倦乏力，心慌气短，汗出不止。见其大汗淋漓，头身如浴，面色苍白，手足不温，动时喘息，六脉软大，重按皆无。遂予固脱法，改用生脉散 2 剂，服后汗减，唯口干思饮，头目昏沉，脉象有力，复用清络饮加北沙参 30 克，2 剂而安。究其因，香薷发汗之力不逊于麻黄，况夏暑之季，阳气发越于外，腠理易开，卫气充斥于表，药尽 1 剂，见汗当止，此吴鞠通氏早有禁言，今香薷用量略大，又过服 2 剂发散太甚，因而汗出不止。汗多气阴受损，气液外泄以致虚脱，此香薷量大之过，数十年来未敢忘怀。

指月按：过汗必定会导致气津两伤，因为汗为心之液，所以汗多应该用养气津之法来解救，故夏暑发汗太过，可以及时煎服生脉饮，或者直接喝口服液。

6. 荆芥

◎产后血晕第一要药——荆芥

不同情况下的伤风感冒，需要用到不同的风药，比如冬月用麻黄，夏月用香薷。不同的人也会用到不同的风药，比如说，刚生完小孩的产妇，如果不小心招风受凉，引起头晕、发热，该怎么办呢？

这时可不是一般的风药能够解除的，必须要找一味能引药入血分、可以祛血中之风的药，那就是我们接下来要看的血中风药，首推荆芥。

有个产妇，生完小孩才十多天，就觉得坐月子待在屋里太无聊了，于是想到外面走走。家里老人跟她说，产后体虚，要注意避风冷，把帽子戴上。谁知这产妇却说，都什么年头了，那些都是老封建留下来的旧传统。

一般在医院里生完小孩没多久就可以上班工作，于是这产妇便不以为意。趁着清晨比较凉爽，便到外面踏青散步，刚开始很开心，可被凉风吹久了，头就开始有点晕，甚至身上隐隐感到阵阵发热，马上回家，不过已经晚了。

她不知道产后血海不足，百脉空虚，最容易伤风受冷，即使家里要开窗户，也不能开得太大。特别是对于体虚的人，更要严格遵守坐月子的规矩，安心养好身体。就像蚕茧一样，都有一个保护的茧壳，太早把它剪开，不让它在里面好好休养，等它要破茧而出产卵时，必定会大受影响。因为过早着了风受了寒，生长发育就会受影响。这可怎么办？既然不能出门看医生，就只好把医生请到家里来。

小指月跟爷爷到这里时，发现产妇已经卧病在床，头晕、发热，非常难受。

小指月一摸，脉浮，重按一派亏虚，这该怎么办？用发散的风药，就会拔肾气，让虚者更虚。用补益的药物，身体有风邪，还外感发热，根本补不进去。

这时爷爷说，女科常用的中药里头有个血中气药，此物善于入血，能够把风气拔出体外，是善于理血中风邪的风药。《傅青主女科》最善于用此药，治疗女人血中风邪瘀滞，你说这是什么药呢？

小指月马上反应过来，说，难道是荆芥？爷爷点点头说，是荆芥。荆芥的花穗称为荆芥穗，荆芥穗发汗之力更大于荆芥，而且能直达下焦，把妇人伤血后招引的风气拔出来。

小指月又说，怕不怕风药动血呢？爷爷说，有是证用是药。本身妇人产后血虚，可以在煎汤时冲点红糖进去，祛风养血两相宜。这样发散风邪不伤气，深入血分又不耗阴，治疗产后血晕发热最妙。

这产妇吃完药后，本来头晕发热，马上觉得清醒多了，身上微微出点汗，但又没有湿透衣服，很舒服。不用服第二剂，本来卧病在床的，现在可以起来了。

这时爷爷说，坐月子要谨慎，防风第一。这产妇羞愧地低下头，她知道自己的偏执最后带来了麻烦。所以马上听从家里老人说的，产后要少碰水，少吹风，要好好静养，少看电视，少玩手机。

回到竹篱茅舍，爷爷翻出了《本草思辨录》，指出一句话，荆芥散血中之风，为产后血晕第一要药。小指月恍然大悟，心想爷爷太厉害了，每次用药都有古籍依据，都是出自古人的经验，看来我还是要多读古书。原来用荆芥治疗产后血晕发热，古人已经反复验证过了。

随后小指月在小笔记本中记道：

新中国成立前，开封纸坊街磨房主高某之妻，产后发热，住入教会医院，欲求病速去，保母子平安。外国医师予以大量西药退热之品，并敷冰袋，图降其热，然其热不退反增，以致壮热神烦，病情日渐危重。乃延连介一老中医求治。连老详询病情，细究病机，其证由产后受风，属血虚表实，遂取荆芥穗9克，红糖30克，嘱以荆芥穗煎汤冲化红糖，趁热顿服。1小时许，汗出热退，身凉神安，家中调养数日而尽愈，洋医奇而不解。

中医治病，绝非头痛医头、脚痛医脚，而是据证施治，详辨证候，明立治法，精当选药。高氏之妻，时值产后，产后之人血虚多夹滞，血虚于内，寒闭于外，外国医师不明此理，用发汗则更伤气阴，施冰袋更增外寒，则病不愈反剧。连老虽以荆芥穗平庸之味，但发散适中，避麻、桂发汗太过之弊，又以红糖为引，趁热顿服，走气入血，祛瘀化滞，去腐生新，甘温益气，补血散寒。二药谐和，一表一里，气阴复而寒邪却，经脉畅而郁热解，故而药到病除。

◎治荨麻疹的金刚钻

荨麻疹，周身肌表上下有风团，抓哪哪痒，一痒就能抓出一片红疹，甚至痒得烦躁失眠睡不着，非常难受。

有一个小伙子，患荨麻疹已经 3 年多了。这次发作得厉害，因为吃了一次海鲜，搞得睡不着觉，瘙痒难耐。

爷爷叫他脱下衣服，小指月一看，从胸到手臂到后背，甚至到腿上，红疹堆成一片一片的，像一朵朵血红的云一样，连脸上都有两条抓痕。小伙子都不敢往脸上挠了，否则整个脸看起来都要毁容了。

小伙子皱着眉头说，大夫，我怎么想哪里哪里就痒呢，哪里痒就想抓哪里，不抓就难受，一抓就是一条条的血痕。爷爷便问小指月，这是什么邪气作怪呢？

小指月想都没想就回答说，风邪！爷爷又问，为什么呢？

小指月说，风者善行而数变，就像打开窗户，风无孔不入，想钻哪就钻哪。

爷爷又问，像这种急慢性的风团，皮肤为什么会瘙痒呢？这个问题小指月就有点回答不上来了。

爷爷便接着说，痒为泄风，你看，搔一下，气血疏通，他就舒服，说明气血不太流畅。你想想有什么最快的办法，让他局部肌表气血流畅，风邪得到疏泄，瘙痒消失呢？小指月想来想去，都是要开汤药服用后看效果。

这时，爷爷说，你去把装前几天打的荆芥穗粉的罐子拿出来。爷爷随后舀出一勺荆芥穗粉，把它敷在手臂上瘙痒的地方，用手掌来回反复地搓，就像搓洗衣服一样，皮肤很快就觉得有点灼热，但随后小伙子反而觉得有些清凉舒适。

然后爷爷叫小伙子照葫芦画瓢，倒些药粉，在另一只胳膊上瘙痒的地方搓起来，搓到发热为止。又叫小指月帮这小伙子在背部搓药粉，因为背部小伙子自己搓不到。这样周身上下瘙痒的地方，都搓了好几遍药粉，搓到发热，灼热过后，皮肤表面就变得清凉干爽，浑身舒适，瘙痒立止，前后完全是两个人。真是痒的时候坐立不安，痒一止后，气定神闲。

爷爷问，小伙子，怎么样啊？小伙子开心地说，老先生用的真是神药啊！我原来痒得睡不着，怎么现在一点都不痒了，这太神奇了。

小指月看了也哈哈大笑，说，爷爷，想不到你还有这招，今天我又学到一招。原来荆芥穗可以祛风散邪，治疗一切急慢性风团、荨麻疹瘙痒，原以为要煎服，想不到直接用药粉搓皮肤，效果来得更快。

爷爷笑笑说，这只是一时治标而已。小伙子担心地说，那我回去还会再犯吗？

爷爷笑笑说，以后少吃海鲜鱼肉，饮食清淡点，身体就会好，别那么嘴馋，病从口入，乱七八糟的零食要少吃。这小伙子点了点头。

然后爷爷又叫小指月开两味药，用一两的生地黄配上五钱的荆芥，水煎服。

爷爷说，这个方子是治疗急慢性荨麻疹，肌肤瘙痒发红的特效方，回去吃上几剂，把病根也挖掉。小指月今天又受益匪浅，一个荆芥穗外搓方，一个荆芥配生地黄内服方，内外兼治，标本并行，其病立愈。

小指月又问爷爷，为什么要加一两生地黄呢？爷爷笑笑说，治风先治什么呢？

小指月马上背了出来，治风先治血，血行风自灭。爷爷随后便说，这就是了，生地黄最善于养阴凉血，荆芥穗善于疏通气血，祛散风邪。这样生地黄能够滋养阴血不足，荆芥穗能够疏泄风邪有余，这样有余得以疏泄，不足得以补益，所以疾病就痊愈得快。

小指月高兴地把这个内外兼治、标本并行的招法记在笔记本上，将来治疗荨麻疹之类的疾患，又多了一把金刚钻。

随后小指月在小笔记本中记道：

中医儿科大家刘弼臣经验，小儿出疹性疾病喜用荆芥、连翘。刘老常说，清其表而凉其内，功在荆、翘。荆、翘在这里一方面是指荆芥与连翘两味中药，另一方面是指《痘疹金镜录》荆翘饮中的两味药物。荆翘饮只有荆芥和连翘两味药，组成虽然简单，但却具有外清表热、内凉里热之双解功效。故刘老喜用其治疗多种出疹性疾病，如小儿湿疹、小儿荨麻疹、小儿风疹、小儿水痘等。

白正学医师用单味荆芥穗治疗荨麻疹多例，疗效显著。如治张某，男，30岁，周身皮肤反复出现鲜红色或苍白色风团，时隐时现达 3 年之久，风团成批出现，发作时剧烈瘙痒，应用西药虽可暂时好转，但病情不久又反复。来诊时正值春季。第一天用荆芥穗9克，武火煎 5 分钟后改用文火煎 10 分钟，早饭后趁热顿服，服后病人无汗出，症状不减。第二天加大剂量至 15 克，如前法煎服，仅微汗出，症状略有减轻。遂于第三天加大剂量至 20 克，服后病人汗出如浴，皮肤风团、瘙痒等症随之全部消失，此后再无复发。

白氏体会，要提高疗效，应注意以下几点。①用药时间：尽量选择在春季、晴天、午前、饭后用药，有助于机体阳气升发，祛邪外出。②用药剂量：常从小剂量开始，根据病人汗出情况逐日加量，中病为止。一般每日只服 1 剂，每剂只煎一次。③煎药时间：本品辛温发散，不宜久煎，一般用武火迅速煮沸数分钟后改用文火略煮即可。④服药宜忌：宜热服不宜冷服，宜顿服不宜分服，服药后要避风寒，切忌汗出当风。⑤发汗宜忌：应用荆芥穗以汗法治疗荨麻疹，以服药后汗出如浴效果较好。体虚之人要慎用此法。

◎ 赌鬼的眼疾

荆芥是发散风寒药中药性最为平和之品，而且它能入血分以祛风，这是难能可贵的。

有个赌鬼，经常熬夜打麻将，赌钱至通宵，白天就睡觉，没有人能够劝得服他。爷爷对小指月说，爹劝不服，娘劝不服，疾病一到，就服服帖帖。很多人就是这样，不到黄河心不死，不到病痛的紧要关头，不知道回头是岸。

这个赌鬼长期熬夜，刚开始头晕目眩，他以为没什么，只是偶尔疲劳而已，想不到一天比一天加重，最后发展到眼睛出血，而且瘙痒。这回可把他吓坏了，周围的人还以为他得了什么大病，都对他敬而远之，不再跟他一起打麻将。

他这时才知道自己真出问题了，马上到处求医。很多医生都以为他这是肝火上冲，用泻火之品，一点效果没有，照样双眼红肿，想抓痒也抓不了，而且头晕目眩，浑身上下都难受。这样缠绵了半个月，还是没好。甚至家人认为，是不是恶鬼遮眼，连求神拜佛的举动都做出来了，发现还是没什么效果。

无奈之下，敲开了竹篱茅舍的门。爷爷得知这赌鬼的过往，便说这个病不治的话，接下来眼睛就会瞎了，再也看不见东西了。

这赌鬼听后，吓得冷汗淋漓，双腿跪地说，老先生，请发发慈悲，救救我吧！

爷爷说，不是我不肯救你，只有你自己才能救得了你自己。赌鬼喃喃自语道，我自己能救我自己，我有这本事吗？

爷爷笑笑说，病是自家生，为什么自家救不了自家呢？睡养眼，你多少年晚上没有好好睡过了，你不是猫头鹰，不是蝙蝠，更不是老鼠，晚上应该合上眼睛的，你从来没有合过，好好一双眼睛，不是被你自己折腾坏了，还有谁能搞坏你的眼睛呢？这药只能治三分病，眼睛还要靠你七分养啊，你能做到以后不熬夜吗？

赌鬼听后，犹豫了一下，好像终于下定了决心，又重重地点了几下头，像捣蒜一样，我能，我能！爷爷接着说，生病不是要弄坏你的眼睛，而是要你知道去休息，养养眼，没有一味药能够比睡觉更能保护自己眼睛的了。这次我给你出个招，如果下次再出现这种问题，用药就没效了。

然后小指月就从罐子里拿出已经准备好的荆芥穗粉末，每次服用三钱，用酒送服。这赌鬼用了 3 天，眼睛红肿就消退了，也不痒了。本来看东西有些模糊的，居然恢复了正常，变清晰了，而且原本头脑晕沉，不清醒，甚至疼痛的感觉也一并消失了。

这一次生病，让他从失明的边缘上走了回来。他不得不重新审视自己的身体，不要命了可以继续去熬夜、去赌博，如果接下来还想过好一点的生活，就要找一份正经的事儿干。果然村里少了一个赌鬼，多了一分安宁。

小指月早就在笔记本上对照着《秘传眼科龙木论》的意思记录了下来：一切眼疾，血劳，风气头痛，头晕目眩，用荆芥穗打成粉，以酒送服三钱即愈。

◎ 止嗽散里的荆芥

名医不治咳，治咳丢脸面。小指月便拿着这句医学顺口溜问爷爷，为什么连名医都对咳嗽头疼呢？为什么咳嗽很难治好呢？

爷爷笑笑说，《内经》怎么说的，哪些脏腑能令肺咳嗽呢？小指月马上想到《内经》里面说的，五脏六腑皆令人咳，非独肺也。

爷爷点点头说，咳嗽难治，不难在用药，而难在辨证，难在找出病因。小指月脑中灵光一闪，说，必伏其所主，而先其所因。爷爷说的是这个道理吧？

爷爷笑笑说，没错，肺属于金，像一口钟，钟非叩不鸣。五脏六腑，情志饮食之邪，从里面叩它会鸣；外感六淫伤风受冷，从外面叩它也会鸣。这样虚实夹杂，寒热错综，病因难分，所以下药不易。

小指月哦了一声，点了点头，连咳嗽这么一个小小的疾患都不是那么简单的。

有个咳嗽了一个多月的病人，他敲开了竹篱茅舍的门。

爷爷把完脉后说，脉浮，你吃了什么药呢？这病人说，什么川贝止咳膏、雪梨膏，还有镇咳水，所有能治咳嗽的药我都尝了个遍，怎么还是咳呢？而且现在一吹风，咳得更厉害，甚至有时还咳点血出来。

小指月一摸他的脉，点点头说，脉浮，怕风，遇风咳，还是一个表证。爷爷便问，既然是表证，他用了大量往里收的药，会有什么结果呢？

小指月笑笑说，闭门留寇，咳嗽想好也难啊！爷爷又问，那该怎么办呢？

小指月说，其在皮者，汗而发之。开门逐寇，给邪以出路。爷爷点点头说，好，用含有荆芥的止嗽散。

小指月马上把止嗽散的方歌背出来：

　　　　　　止嗽散用桔甘前，紫菀荆陈百部研。

宣肺疏风止咳痰，姜汤调服不必煎。

接着从药罐子里拿出已经打成粉的止嗽散，包了几包给这病人。这病人一看这么少的一点药，便怀疑地说，我这病了一个多月了。这病人一着急，说话快点，又咳了好几声。

小指月笑笑说，吃药又不是吃饭，你放心拿去吃吧！治上焦如羽，小剂量的散剂，取散者散也，能更快速地把你体内滞留的风邪散出去。

这病人又说，那我咽喉有点痒，怎么办呢？一痒咳嗽就加重。小指月说，这里头有荆芥，专治咽中风痒咳嗽，而且你还偶尔咳嗽带血。

《本草备要》中说，荆芥本用治风，又兼用治血者，以其入风木之脏，即是藏血之地也。李士材曰，风在皮里膜外，荆芥主之，非若防风能入骨肉也。难怪止嗽散中配有荆芥一味，因为它性味平和，寒热皆宜，又是解表药，善于通理气机。这荆芥是血中风药，善于祛血中风邪。

这病人也听不懂血中风邪，但见这小孩子谈医论药，头头是道，于是便拿了药散回去，用姜汤煎煮后调服了，还真管用。小指月包了六小包，这病人只吃了三包，咳嗽就好了。他居然还把另外三包药送回竹篱茅舍，再次感谢道，这么好的药，可以留给别人，留给其他有需要的人。

三小包药，治好了一个多月都治不好的咳嗽，为什么呢？这些药又没有什么特别的，而且简单又便宜，为什么效果却这么好？

爷爷说，药无贵贱，愈病者良。病人是外感风邪咳嗽，吃了大量止咳润肺的药，却没有去宣肺解表，表邪一直解不了，解不彻底，所以怕风，脉浮，遇风则咽痒咳嗽加重，这时你只要稍微地疏理肺气，加上一些平和的解表之药，就像止嗽散，虽然药中只有七味药，药量也极其轻微，但整个方子能通宣理肺，温而不燥，润而不腻，散寒不致助热，解表而不伤正。

然后爷爷翻开程钟龄的《医学心悟》，递给小指月，小指月就读了起来：

"药不贵险峻，唯期中病而已，此方系予苦心揣摩而得也。盖肺体属金，畏火者也，过热则咳。金性刚燥，恶冷者也，过寒亦咳。且肺为娇脏，攻击之剂既不任受，而外主皮毛，最易受邪，不行表散则邪气留连而不解。经曰：微寒微咳，寒之感也，若小寇然，启门逐之即去矣。医者不审，妄用清凉酸涩之剂，未免闭门留寇，寇欲出而无门，必至穿逾而走，则咳而见红。肺有二窍，一在鼻，一在喉。鼻窍贵开而不闭，喉窍宜闭而不开。今鼻窍不通，则喉窍将启，能无虑乎？本方温润和平，不寒不热，既无攻击过当之虞，大有启门驱贼之势。是以客邪易散，肺气安宁。宜其投之有效欤？"

小指月读完后，不用爷爷多解释，他就明白为何爷爷喜欢用止嗽散，原来这方子是表邪风邪还没有排尽，肺气失宣，导致咳嗽的特效方。这方子不单是为止咳嗽而设，更是符合肺的生理，去通宣理肺气机。

爷爷突然说，考考你，肺咳，是去理肺，还是去止咳呢？小指月摸摸脑袋说，当然是理肺了。

◎荆芥拾珍

龚士澄经验

荆芥，其气轻扬，专走肌肤，不似防风祛风能深入骨肉。龚氏认为荆芥具有解毒、止痒、利咽喉三大作用。

（1）解毒：本品辛温，发散风寒，辛而不烈，温而不燥，无论风寒、风热，都可使用。凡一切感冒，恶寒发热，无汗或少汗，咳嗽，鼻塞等症，均选用之，以其能解表邪、解病毒也。观《摄生众妙方》之荆芥败毒散，治疮肿初起，便是解毒先例。不过彼用于外科，我们用于内科而已。

（2）止痒：《医宗金鉴》消风散，治皮肤瘙痒，首列荆芥散风止痒。荆芥内服或煎汤洗浴，对皮肤痒症皆有显效。既然能止外痒，当然也能止内痒。感冒咳嗽，病人多先觉喉痒，同时才迸发咳嗽。荆芥擅长止痒散邪，服用后咽喉痒除，咳嗽也随之缓解。是借鉴成方，由外及内的思路。

（3）利咽喉：《三因极一病证方论》荆芥汤，治咽喉肿痛，语声不出，咽之痛甚。组成荆芥汤的荆芥、桔梗、甘草三味药，《医学心悟》止嗽散全都收入，龚氏又推而广之，用治喑症。凡外感咳嗽，伴有声哑或失声，或发声困难者，认为是风邪结而不散，属于"金实不鸣"，必用荆芥汤祛风散结利咽喉，屡用多验。

指月按：荆芥解毒是通过它的清阳之气，透发风邪，给毒疮一条出路。荆芥止痒，是由于风盛则痒，祛风则痒消。荆芥利咽喉，是因为咽喉与肺同系，肌表开则咽喉开，肌表闭则咽喉闭。

李景尧经验

天津李景尧老中医治疗小儿外感，除用疏风解表药外，多加宣肺化痰之品。他认为小儿因卫气不足，感邪后每多犯肺，故凡遇小儿外感，几乎大都伴有咳嗽，甚则喘促，因此多加杏仁、桔梗、前胡等药。在用解表药时，不论风寒外感，或是风热外感，均加用荆芥。他认为辛凉解表药重在清热，而解表发汗之功不足，荆芥可宣散表邪，有解肌发汗之功，但要热服，微取汗出。又因小儿外感多兼夹食，故每多在解表药中加以消食导滞之品，如焦神曲、焦麦芽、鸡内金等。

指月按：祛风解表、宣肺化痰和消食导滞是治疗小儿外感食滞病常见三大法，用荆芥祛风解表，使清阳出上窍，用焦三仙之类消食导滞，能让浊阴出下窍。这样清升浊降，自然病痛得消。

周文川经验

周文川老中医认为荆芥穗有入血搜风之功效。曾遇一新生儿（5天）患脐风，口噤不开，项背强直，家长相求治之，以期死里求生。当时因偏僻乡村别无他药可施，见其家中悬荆芥一捆，嘱以荆芥穗15克，蝉蜕30克，煎水少少与之频服。事隔三载又重逢，不期此儿活泼天真地给来客搬凳。家长告云，此儿当年服药后，口噤背强直顿消而愈。嗣后周老又治3例"四六风"，均以此法获生。

《本草纲目》云荆芥穗入足厥阴，《食性本草》谓其主血劳风气、祛风理血。周老佐蝉蜕，入血搜风之力捷妙。

谢海洲经验

荆芥有疏散风邪而解除痉挛的功效，与薄荷等份应用，粉碎为细末，炼蜜为丸，每次服用10克，每日3次，可用治感受风邪所致的口眼歪斜（面神经麻痹）。

指月按：荆芥穗比荆芥更沉淀，能入里，善于搜血脉伏风达表，配合蝉蜕或薄荷，更能祛风止痉。风胜则动，祛风则痉动减轻。

陈幼珊经验　　荆芥妙用止清涕

贵州老中医陈幼珊曾治一老翁，每于受凉即清涕长流，伴轻微寒热，咳吐黄色黏痰。他医诊为风热犯邪，予桑菊饮治之，药后寒热及咳嗽减轻，唯清涕竟生。其脉浮，舌边尖红，苔薄。乃以桑菊饮中加荆芥一味，清涕竟止。

又诊一6岁女孩，其母曰：小女自幼流清涕，致使双鼻孔皮肤都被清涕浸蚀发红。查小女孩除双鼻孔下被清涕渍成两道红沟外，无鼻流浊涕，舌边尖红，苔薄，双额窦、鼻窦均无压痛。予疏风清热之桑菊饮加荆芥2剂，药后清涕大减。仍拟上方2剂，1周后清涕已止，鼻孔下仅留干燥红色痕迹。

指月按：荆芥带有一股清阳之气，鼻孔中清涕下流，乃上焦阳不化气所致。用荆芥除了助阳化气外，还有风令水干之意，因为荆芥也是一味风药，高巅之上唯风药可到。所以高山风大之处总容易干燥，故用荆芥可以风干鼻孔清涕。

祁振华经验

北京祁振华老中医曾治疗一例幼儿湿疹并发感染，高热不退，用荆芥穗 15

克，黄连 10 克，水煎，内服 1/4，余下熏洗而获愈。

荆芥穗经密闭提炼实验证明，荆芥穗含薄荷挥发油量为等量薄荷的 8 倍，如煎沸 15 分钟以上，挥发油将全部逸出，失去其效能。故凡是含挥发油的解表药的煎法可以先用沸水浸泡 15 分钟，然后置火上煮沸 3～5 分钟即可。温服后令全身微微汗出为度，应避风寒，以防止重感。切忌重盖复裹，迫使汗出淋漓如洗，否则气阴两伤。

指月按：荆芥穗配黄连，能外散风热，内清里热，是解表清里法的代表。一般小儿感冒都有表闭和里郁，所以用一味风药沟通表里之气，稍微再加点清里之品，里外通透，其病遂愈。

7. 防风

◎荆防散治四时外感

闲着无事，爷孙俩有时会在一起猜谜。一天，爷爷说，小指月，考考你。

小指月马上凝神静气，说，爷爷，请赐教。爷爷说，五月底，六月初，家人买纸糊窗户，丈夫出门三年整，寄来书信一字无。这里头有哪几味中药呢？

小指月拍拍脑袋说，五月底，六月初，那是半夏。家人买纸糊窗户，那是破故纸（补骨脂）。丈夫出门三年整，那是当归。寄来书信一字无，那是白芷。

爷爷笑笑说，错了一个。小指月一愣，不可能啊，这里面每个都恰到好处。

爷爷笑着说，家人买纸糊窗户，那是为了干什么呢？小指月笑笑说，那是为了不让风吹进来，是为了防风啊。噢，我明白了，是防风。

爷爷笑笑说，防风，顾名思义，善于防范邪风干扰肌表。

这时竹篱茅舍门外响起了敲门声，看来爷爷想要继续讲下去的兴致又得终止了。小指月早就习惯了，每每讲到兴头处，总会有病人前来求诊。

不过也好，没病人时长知识，有病人时长临床技能，爷爷常说半日读书半日临床，学医之乐莫过于此。

这病人看上去有三十来岁，戴了一个头巾，一坐在诊台前就说，大夫，我头痛好几天了，一吹风就头痛得厉害，还流鼻涕。

小指月便问，鼻涕是清白的，还是黄稠的？病人说，很清稀，像水那样。

小指月马上想起《内经》说的，诸病水液，澄澈清冷，皆属于寒。鼻塞，头疼，身疼，怕风，明显有风寒束表存在。

爷爷把完脉后寻思了一下说，指月，你说这该怎么办？

小指月说，用麻黄汤发发汗吧？爷爷听后摇摇头说，现在夏暑，腠理疏松，不耐大汗，这脉浮中还带点弱，所犯风寒之邪并不太重，就用荆防散吧。

小指月马上写上荆芥、防风两味药，原来这是疏散在表轻微风邪的最佳拍档。

爷爷常说，荆芥、防风一配，就像窗户糊上一层纸，邪风就进不来了。别小看这两味药轻微，力道不大，就像纸片虽然薄，一捅就破，但你糊在窗户上，风就吹不进来。所以这两味药，就像在人体外面布上一重金钟罩。

病人说，我这头痛好几天了，就这么两味药，能治好吗？爷爷笑笑说，船重了反而走得慢，船小轻如一叶纸片，反而能飞速前行。治疗无形的风邪，要用轻舟已过万重山之法，用重了，反而不利于走表。你看外面的鸟雀，羽毛多么轻啊，它才能飞得起来，你给它羽毛浇了水，黏上重物，它就掉下来了。

这病人听后，有些明白了，说道，有道理，有道理！小指月在旁边偷偷地笑，每次临床都发现爷爷有各种奇妙的说法，让病人豁然开悟，安心服药。如果病人一团不解，他对你的药不信任，这肯定会影响疗效。

所以爷爷常跟小指月说，中医来自民间，还要回归民间，你要用老百姓能听得懂的语言来跟他普及中医知识，那他就能很快接受中医，认可中医，受益于中医，感悟于中医。

果然，这荆防散一用上，他当天喝完药，头痛就轻了，头巾也取掉了，身上微微出阵汗，鼻塞也通了，头痛也没了，身体怕风酸痛之感也都消失了。真是诸症当先解表，表解一身轻啊！

然后小指月就在小笔记本上记下爷爷这次讲的：

如果四时感冒，畏风怕冷，汗出不畅，头痛身痛，像这种外感表证，用麻黄、桂枝等辛温发散重剂，又嫌它力量太猛，用金银花、连翘这些辛凉发散轻剂，又嫌它偏寒。用荆芥、防风这荆防散，是辛温发散发表轻剂里的最佳选择，平和而有效，荆芥发汗散寒之力较强，防风祛风之力更甚。两者一配合，汗孔开，风邪寒气迅速出离体表，周身轻松，上下通调，病痛自愈。

◎七分饱与玉屏风散

防风能够防止外面的风邪内入，也可以通过巧妙搭配，防止里面的津液外泄，真是一物而二用，双向调节啊！小指月琢磨不透，这个能够祛风发汗的药是如何治疗津液外泄的自汗呢？

有个自汗半年多的小孩，在他母亲的带领下，敲开了竹篱茅舍的门。这小孩让人看一眼就很难忘，原来他面色㿠白，整个人看起来有点虚胖。

爷爷还没搭脉，便问，这孩子是不是晚上容易踢被子？

那母亲惊讶地点点头说，是啊！爷爷又问，这孩子平时是不是很容易感冒着凉？而且不爱吃东西？

那母亲更是惊讶地说，是啊，是啊，老先生您怎么知道？小指月也望向爷爷，爷爷断病向来都有依据，为什么还没把脉，就能断出这孩子身体的一些病苦呢？

爷爷知道小指月的疑惑，便跟他说，这很简单，我们中医诊断，不是从把脉才开始，在病人踏进门来的那一瞬间就开始看病了，他的神态动作、言行举止都可以反映出他的脏腑盈虚、经络通滞、气血状态。

小指月这才知道，原来爷爷从病人一进门的时候，甚至从敲门那一刻起，就已经开始看病了。比如敲门特别重的，气有余便是火；比如敲门很轻的，气不足便为寒，容易胆怯；比如走路拖泥带水的，往往气虚湿陷；讲话没精打采的，大都中气不足……

这时爷爷说，小孩脾常不足，脾主四肢，主肌肉，虚胖的孩子脾虚，脾虚的孩子四时容易伤风感冒。小指月想到《内经》里说的，四季脾旺不受邪。这时他对爷爷的诊断马上就融会贯通，化为己有，心中一乐，便想我以后也学会这一招了，且看爷爷如何用药。

这孩子的母亲说，我这孩子很容易感冒，而且白天出汗特别多。爷爷说，邪之所凑，其气必虚。正气存内，邪不可干。这孩子还是脾胃虚，腠理不密。小指月，你说说，为什么脾虚的孩子腠理就像千疮百孔一样，容易招风呢？

小指月笑笑说，我这几天重新复习《难经》，想通了一些道理。《难经》里说，损其脾者，饮食不为肌肤。这是说当小孩脾胃受伤后，饮食营养就不能充分地化为气血，肌肤腠理得不到气血的供养，就会漏洞百出，邪风容易进来，津液也固密不住，容易往外跑。

爷爷听后，满意地点了点头，说，那用什么药呢？小指月马上在纸上写了防风、黄芪、白术这三味药组成的玉屏风散。

患儿母亲看后，皱了一下眉头，说，大夫，这药我孩子以前也吃过。看来久病成良医，你不解除她的心中疑惑，她就不想再用这药了。

爷爷笑着说，方药容易开，病人疑团难解。难解归难解，还得解释清楚。爷爷便说，你家孩子以前吃玉屏风散，有没有用姜汁来调服呢？母亲摇摇头。

爷爷接着说，玉屏风散要发挥最好的作用，妙在以姜为引。这个方子是金元四大家的朱丹溪所创，黄芪可以补气固表，强大卫气。卫气起什么作用呢？

小指月便背起《内经》关于卫气的内容，卫气者，所以温分肉、充皮肤、肥腠理、司开阖者也。卫气充，则分肉解利，皮肤调柔，腠理致密矣！

爷爷点点头说，卫气是我们人体皮肤的屏障，就像国家的长城，具有防卫功能，可以保护身体，不受外邪侵袭，它在人体外面布上一重金钟罩。黄芪专补卫气，能把千疮百孔的金钟罩修复得密不透风，邪风攻不进来。人体这层金钟罩之气一破，就容易反复感冒，被邪风干扰。这孩子长期喂养过度，导致中焦脾脉缓弱，因为营卫之气都出于中焦，小孩脾胃一伤，肌表卫气马上不足，容易气虚感冒。你这孩子以后只要能喂到七分饱，那么这个病不用药，也会慢慢好。

母亲说，我以前都是把最好吃的给孩子，有几次都吃到吐了，希望他能壮点，快点长高。爷爷笑笑说，肥料过多伤庄稼根苗，饮食过度把孩子肠胃伤了。你别小看反复感冒和自汗不止，这都跟孩子平时脾胃的保养分不开啊！

真是一语惊醒梦中人！爷爷接着又说，小孩的保养都应该遵循"七分饱胜调脾剂"这句话。若要小儿安，三分饥与寒。饮食自倍，肠胃乃伤。肠胃一伤，邪风很快就进到身体里来。所以小儿百病应该以守住肠胃为治疗捷径。

然后爷爷又交代她用生姜汁来调服玉屏风散，再配合饮食七分饱。自从吃了玉屏风散，1 个月后，这孩子看起来精神多了，不再虚胖了，自汗也消失了，经常感冒的现象也没有了。

小指月高兴地在小笔记本上写道：

玉屏风散乃为固表止汗良方。玉屏风散有防风、黄芪，就像在肌表布一重金钟罩之气，再配上白术，能补脾虚，治疗小孩子脾常不足，外感风寒，气虚自汗。用姜汁来调服，目的是通过生姜来加强发汗，把寒气往外排，然后通过玉屏风散，再把千疮百孔的金钟罩卫气修复起来。可以说是先把风寒赶出去，再把长城修筑起来。同时医嘱也很重要，没有七分饱的喂养观念，吃再多的药也白搭。这就是为何很多人用玉屏风散，效果不够理想，爷爷用了往往能够用出理想效果的原因。

◎中气下陷泻不止

有个农夫，平时喜欢吃生冷瓜果，这个夏季天天都吃。终于有一天，吃完后腹泻十余次。真是好汉敌不过三泡屎，一天十余次的腹泻让他的肛门都有点脱垂了，整个人也蔫了，卧倒在床，连坐起来都觉得没有力气。往日那强壮大汉的形象不见了，真是病来如山倒啊！

家里到处请医生，又是通因通用，用苦寒泻下法，又是收敛止泻，用炭类收涩药。治了十多天，越治身体越没劲，现在喝点粥都拉肚子。

于是他们不得不到竹篱茅舍把爷孙俩请下来，总不能把病人抬到山上去吧。

小指月把脉用力沉取，摇摇头说，爷爷，这脉怎么这么难摸？爷爷笑着说，泄了气的皮球，都补不起来了，这球还能弹吗，当然弹不了了。

他老婆听了大惊失色，以为无药可救，着急地说，老郎中，你就出出主意吧，这个家还要靠孩子他爹支撑着呢，这顶梁柱可不能倒啊！

爷爷点点头说，是不能倒。他长期饮食生冷瓜果，生冷伤脾阳，脾主湿，脾阳一伤，清气不升，湿陷下焦，所以肠胃湿泻不止，应该升阳除湿。

小指月点点头说，我明白了，《内经》说，清气在下，则生飧泄。湿盛则濡泄。应该把清气给升起来，把下陷的脉势提起来。

爷爷又问，那用什么方子能够直接把下陷的脉势提起来呢？小指月笑笑说，中气不足，脏腑下垂，清气不升，用补中益气汤。

爷爷点点头说，还要加一味防风，这样清阳能出上窍，清浊不相干扰，中气得补，泄泻可除。

1剂下去，泄泻止，胃口开。3剂下去，就能下地活动，又可以干活了。

小指月便问爷爷，为什么前面那么多中药都治不好他的病呢？

爷爷笑笑说，不是病难治，而是药难以对证。不是药难以对证，而是书读得少。有病不能治，皆因少读书。吴鞠通取补中益气汤加防风，升清阳以止泻。孙一奎治泻取苍术防风汤，亦以防风能升脾阳而止泻。

小指月听后，恍然大悟，原来爷爷不是随意加进防风的，而是另有玄妙。补气把下陷的脉势往上提，再用防风升清阳，使清浊分，泄注止。真是：

脉势下陷泻不止，升阳除湿效果良。

补中益气加防风，古籍里头有妙方。

然后小指月就在小笔记本上写道：

广东梅县陈一鸣医师拟有升麻防风汤治疗乳儿风泻效佳。升麻防风汤组成：防风5克，升麻1.5克，钩藤6克，葛根5克。本方具有祛风升清的功效，主要治疗乳儿风泻，症见泻如败卵，其气如鱼腥，或伴恶寒发热，苔白腻者。本方药仅四味，配伍精当，用于因感受风寒而致的小儿腹泻病人，屡见奇效。

任德勋老中医擅用防风治顽固性腹泻。程某,女,38 岁,农民。因腹泻 10 日求医,经治疗症减,唯遗留触及风寒即腹泻。近两个月病情加重,终日卧床,避触风寒免腹泻之苦。体胖,面色苍白,纳食正常,触及风寒即腹胀肠鸣,泻利窘迫,大便呈粥状,舌苔白腻,脉缓。证属风寒湿杂至,大肠传导失司。治以祛风散寒除湿。防风 18 克,水煎服,每日 1 剂。服 3 剂药后,周身汗出而黏,腹部舒适,腹泻症减。效不更法,继服 5 剂,诸症悉除。随访未见复发。

冯某,男,31 岁,农民。因感受风寒,当晚遍身瘙痒,黎明腹泻数次。经乡医治疗瘙痒除,黎明腹泻久治不应,历 3 个月。西医诊断为过敏性肠炎,治疗不效。头昏,四肢酸楚,纳食正常,每日黎明即腹泻 2 ~ 3 次,大便水粪夹杂或呈粥状,舌苔黄腻,脉弦。证属风寒入络传里,下迫大肠。治以祛风散寒燥湿。防风 20 克,生姜 5 片,水煎服。每日 1 剂。5 剂效应,黎明仍有便意,继服 5 剂,诸症悉除。

◎ 防风配枳壳治中风肠痹

爷孙俩又背着小药篓采药去了,路上碰到一农夫,农夫隔老远就喊道,老先生,请慢走!爷孙俩停了下来,只见那农夫一路小跑过来,气喘吁吁。

小指月便说道,大叔,别着急,有话慢慢说。那农夫深呼吸了几下,才说,老先生,我家老人半个月前中风,卧病在床,到现在一直都没有大便,胃口也没有。医生给老人吃了很多润肠丸,大便也没有动静,会不会肠道也瘫痪了呢?

爷爷二话不说,用竹杖指着前方,示意这农夫在前面带路,去瞧瞧。

在昏暗的小卧室里,一位老人盖着一张薄薄的被子,躺在床上,不断地呻吟着。满屋的亲人看着老人那么痛苦,也跟着叹起气来,大家都想着这应该救不过来了,请了那么多医生,不如准备后事吧。

小指月早就见惯了这种场景,他想起《大医精诚》里说的,夫一人向隅,满堂不乐。意思是说,一人卧病在床,脸朝着墙角,痛苦呻吟,整个家里都没有欢笑。所以说疾病不仅是病人自己在承受,整个家庭都在承受。如果医生能把疾病治好,治的不仅是病人,更是整个家庭啊!

小指月把完脉后,疑惑地说,奇怪,这中风后脉象怎么还这么有劲,好像有股气想冲出来,又冲不出来?爷爷先问了一下,这几天大小便怎么样?

家人说,小便只能排一点点,没吃什么东西,当然排不出了。大便嘛,自从中风后,就没有拉过屎。爷爷便说,指月,急则治其标,现在什么最急呢?

小指月寻思了一下说，《内经》说，小大不利，当治其标。没有什么比大小便不通更急的了。这家人接着又说，为什么吃了这么多润肠的药，大便还没下来呢？

小指月把药方拿过来一看，都是滋阴养血润肠的，如火麻仁、当归、白芍、杏仁、郁李仁、松子仁等。

爷爷寻思了一下说，这脉气郁闭，先要调气机升降，清浊不分，阻在那里，连屁都放不出一个来，连食物都运化不了，这些滋润之药也难以运化取效啊！

于是爷爷开了防风、枳壳、甘草三味药。叫病人家属马上去抓药打粉，用米饮每次送服两钱。

这家人下午把药弄好，老人吃完后，肚子开始转气，咕噜咕噜响，然后放臭屁，卧床的老爷子还没来得及说要拉屎，大便就窜了出来，拉得满裤、满床都是。

真奇怪，这一泡屎拉出来后，胃口也开了，晚上喝了一碗稀粥，就沉沉地睡过去了。第二天醒来居然可以讲话，不再呻吟了，神志也清醒了，就是还不能下床走路。又调理了几天，居然可以拄着拐杖走几步了。家人本来都想准备后事的，这老爷子命不该绝，在死亡的边缘捡回来一条命，又活了好几年。

小指月很奇怪地问，爷爷，为什么没有用一味泻下的药，也没有用润肠的药，他的大便就通畅了呢？

爷爷说，大凡治病，先调其气，次疗诸疾。这是《此事难知》里的重要观点。你不要只看到他中风便秘，还要看到他脉气郁闭，上下不得，清浊不分。所以这时用防风升清阳，枳壳降浊阴，甘草为和中之国老。这样清浊分，升降恢复正常，气机能转起来，马上就放屁排便了。

然后爷爷又把《本草纲目》拿了出来给小指月看。小指月一瞧，马上拍拍脑袋，笑笑说，有病不能治，皆因少读书。爷爷治病都是书中来的道理啊！

只见那书里记载着，消风顺气，治老人大肠涩秘，用防风、枳壳各一两，炒过，再配合甘草半两，打成粉末，用白汤每次调服两钱。

小指月又读了好几部古籍，发现防风配枳实（壳）能通便，这可是一组黄金搭档，升降脾胃气机非常好的妙对。于是他在小笔记本上写下：

《太平圣惠方》中搜风顺气丸，用防风升脾之清气，配枳壳、大黄以宽肠顺气，治中风而引起的风秘、气秘，使清阳升而浊阴降。

◎同病异治——病同机不同

有两个带下的妇人，都是苦不堪言。爷爷一个用单味防风丸，另一个则用单味黄芩丸，结果两个都治好了。

小指月就不解地问，为何同样是带下不止，还伴随漏下，用药差别这么大？

爷爷跟他说，两个人的脉势你把了没有啊？小指月慢慢回想说，一个脉势亢盛，跳得比较快；一个脉势缓弱，力量不够。

爷爷这时笑着说，问题就出现在这里。那个脉势亢盛，跳得快的，带下黄稠，血色偏赤；而另一个脉势缓弱，力量不够的，带下清冷，血色清稀。你看她们两个同样是带下崩漏病，是不是完全不同啊？

小指月点点头说，难道这就是爷爷常说的同病异治？

爷爷也点点头说，黄芩泻肺火，所以六脉亢盛，崩中漏下黄赤，肺火一收，降本流末，其病自愈。防风能升提气机，所以脉象濡缓偏弱，乃脾虚湿陷，清阳不升，所以湿漏下焦，故带下清冷稀白，这时以风药升阳，唯风可以胜湿，阳可以制阴。这样地气上而为云，地上自然干爽了。

小指月听后豁然开悟，如醍醐灌顶，都是一味药，治法完全相反，却治好了一样的病，原来它们的病机是相反的。

随后爷爷把《本经逢原》翻给小指月看，小指月在小笔记本上记下：

治妇人风入胞门，崩中不止，漏下潮湿，独圣散用一味防风，风能令水干，面糊酒调为丸服。然唯血色清稀，而脉浮弦者为宜。如血色浓赤，脉来数者，此上焦有热，用一味黄芩丸主之，不可混也。

◎ 风药润剂与咳门第一神方

众风药皆偏于辛散，唯独防风多了份甘润，故防风乃风药中润剂。小指月对风药中润剂不是很理解，便问爷爷。爷爷笑笑说，你去嚼一嚼就知道了。

小指月马上从药柜里拿出防风，还有其他的风药，比如羌活、柴胡，发现防风嚼在嘴里有股甘甜味，果然有滋润的感觉，而柴胡、羌活类的风药，嚼起来却干瘪瘪的。我明白了，这一尝就知道。带有滋润的风药，这就是防风啊！难怪古籍里说，一般风药容易伤津，所以不可过用，而防风为风药之润剂，没有那么干燥，不用担心伤津之弊。小指月又问，为何爷爷喜欢用防风呢？

爷爷说，刮一场风，没有带些牛毛细雨来，那就是纯粹的刚风；如果带些牛毛细雨来，这就是柔软的风。柔软的风，连风带雨，滋润大地，可以苏醒五脏六腑，制造一股生发之气，就像春风又绿江南岸一样。

小指月马上会意说，难怪爷爷那么喜欢用防风，非独用防风祛风也，更用防风来给身体制造一股生发之气，使身体有生生之机。

爷爷点点头，他对小指月举一反三、触类旁通的反应甚是满意。确实这防风非同小可，它在很多名方里看似没什么特殊的位置，但往往少不了它。就像春风春雨，看似容易为人们忽视，但如果没有春风春雨，柳条何以能绿，燕子何以归来，青蛙何以跳出？

小指月指着荆防败毒散，问爷爷，爷爷，你说这荆防败毒散是咳门第一神方，很多别人治不好的咳嗽，你都用这个方子治好了，这是什么道理？

爷爷笑笑说，荆防败毒散原本是益气解表的方子，喻嘉言用它来治疗外邪陷里而成痢疾，通过疏散表邪，畅通里滞，令清阳出上窍，泻痢自止。他称这种治法为逆流挽舟，对于各种大便不成形，湿浊下注引起的泻痢，用之效如桴鼓。但我们更用它来治疗肺气不宣引起的咳嗽。

小指月把荆防败毒散的方歌一背，便跟爷爷说，这方子是一派风药为主，不是紫菀、百部、款冬花之类止咳的药，如何能称为咳门第一神方呢？

爷爷喜欢指月善于刨根问底的学习精神，因为学问学问，你想学好就得善于层层往深处问。爷爷便引用《内经》说的，若风之吹云，明乎若见苍天。

小指月还有些不明白，爷爷笑笑说，真传一句话，说到点子上了，还想不明白吗？你到外面去观观天吧！小指月求知欲很旺盛，他不知道爷爷为何总是说到关键的时候，就叫自己去琢磨，不直接把答案说出来，有时琢磨个好几天，也琢磨不出个所以然。小指月只好噘着小嘴，到外面上观天了。

走到竹篱茅舍外面，他看到天气正好有些阴沉，有点烦闷，好像要下小雨一样。往天空一瞧，云层挺厚，还有点乌云。

他边想边琢磨，什么叫若风之吹云，明乎若见苍天呢？爷爷这句话里肯定有玄机，讲到风，又讲到云，又讲到苍天，是什么道理？

小指月边踱步，边沉思，这时一阵微风吹过来，身上一阵凉爽。小指月再抬头往天空一看，发现天上的乌云渐渐被风吹散，原本有些昏暗，想下雨的，突然拨开乌云，而见晴天。

小指月接着又想，为什么会晴空万里呢？原来乌云被吹走了。那是谁吹走了乌云呢？是风！没错，是风！指月一拍脑袋，高兴地跳起来，我想到了，我想到了，他掩饰不住自己的兴奋，这一想通比爷爷给他多少糖果都高兴。

荆防败毒散乃咳门第一神方，方中纯用一派风药，通宣理肺，治疗属于肺气郁闭的咳嗽。肺气郁闭就像乌云遮天，肺主天气，这时风药进来就像清风送爽，把乌云吹开，重见蓝天，恢复肺气通宣、不为浊阴所郁闭的生理特性。所以大气一转，病邪乃散；肺气一畅，咳嗽乃去。

爷爷在竹篱茅舍里呷着清茶，隔老远都能听到小指月欢快的叫声，便微微一笑，他知道小指月已经想通了。蛹自己已经咬破茧的包裹，钻出来，能够自由地飞翔了。

爷爷一直都在教指月一种思维。老人家认为，掌握一种感悟天地之道的思维，远远比你学富五车、满腹经纶更重要。所以他欣慰地舒了一口气，深邃的眼神好像透过屋外，望向了小指月，望向了远远的蓝天白云。

随后小指月在小笔记本中记道：

龚士澄老中医应用防风经验独到。

（1）防风疗风寒外感、湿痰内泛之咳嗽：龚氏的经验方为防风平胃二陈汤。以防风泻肺中实邪，苍术燥湿健脾，厚朴除满宽胸，亦降气逆，茯苓、半夏、陈皮、甘草的综合功效是燥湿化痰，理气和中，无一味直接止咳药而咳可止。

（2）防风治胸痒：咳嗽喉痒者用荆芥，咳嗽胸痒者用防风。胸中作痒而咳，是肺之气管中有风，非荆芥可散，龚氏用防风深入托出而散之，非常有效。如属上焦津液亏乏或阴虚火炎而致胸痒干咳者，当忌防风之辛散。

（3）防风解流行感冒病毒：凡属流行感冒所致的咳嗽、头痛、肢体酸痛等症，服用防风后，周身出汗，病毒解散，咳嗽因而减轻。防风也治咽喉不利，喉间有痰，水上泛而咳。但不宜于咽喉干燥的病人。

◎ 防风拾珍

朱鸿铭经验

防风主要用于外风，凡血虚发痉及阴虚火旺者慎用。1985 年 8 月，曾遇一头痛病人，头痛隐隐，头晕耳鸣，腰膝酸软，五心烦热，面色无华，心悸怔忡，舌淡红，苔薄，脉细数。某医予辛散之剂，其中防风用至 15 克，连服 6 剂，头痛益剧。此证为血虚不能养肝，而致肝血不足，阴不敛阳，肝阳上扰。辛散之剂，在所必禁。李东垣指出，风药能燥血，愈治愈厉害。应以养血为法，后予四物汤去川芎，加生石决明、牡蛎、女贞子、钩藤而收效。

指月按：血虚亦会风动，正如水亏不能涵木则木摇。沙漠水少，草木根不牢；绿洲水足，草木根基固，风不容易动摇。故善治风者，除了祛风外，还要懂得滋水涵木，这样根基牢固，风就不容易动摇。

黄融琪经验　重用防风治疗胃下垂

黄融琪医师在其经验方益气防风汤中，重用防风 20～30 克治疗胃下垂，每获良效。其基础方为：炒防风、黄芪各 20～30 克，人参、白术、炒当归各 10 克，升麻、柴胡各 4.5 克。

指月按：胃下垂相当于中医学之胃缓证。风主动，防风是风药，能往上升提，同时加强胃动力。而且它是风药中的润剂，用嘴一嚼，非常滋润。所以加强胃动力的同时，又不会伤胃阴。黄老的临证经验表明，重用防风治疗胃下垂，对改善胃动力效果显著。如按常规量使用，则难以获效。

刘强经验　重用防风治耳鸣

刘师临证多重用防风（30～40 克）治耳鸣，其效甚捷。1980 年 11 月，治一刘姓男子，30 余岁。患耳鸣近 3 个月余，无有休止。经西医检查，诊断为神经性耳鸣，服西药未能缓解。后延中医诊治，初以龙胆泻肝汤不效，继用杞菊地黄汤治疗月余罔效。刘师应邀为其诊治，病人除诉其耳鸣隆隆不休以外，尚有头部昏沉且重如裹，时眩晕泛恶，胸胁满闷，食少，便溏，舌质淡胖苔白，脉沉弦滑。证属浊阴上逆，蒙蔽清窍。刘师初以苓桂术甘汤 2 剂，其眩晕、泛恶略除，但耳鸣不减。后刘师在前方基础上加防风 30 克，病人服药 1 剂耳鸣减轻，2 剂后耳鸣及诸症皆除。

魏莉医师遵刘师经验治疗耳鸣病人多例均取效。如张某，47 岁，患眩晕、耳鸣，服用中西药治之不效。据辨证以泽泻汤加防风 40 克，服药 7 剂后而取效。

指月按：诸窍易闭，通常人体清窍容易被浊阴阻闭，治疗之法不外乎是升举清阳和降泄浊阴，保持清窍空灵，疾病遂愈。重用防风，能让清阳出上窍，浊阴出下窍，升阳除湿，耳鸣得消。所以脾虚湿盛，九窍不利，皆可用防风，非独耳鸣也。陈修园谓其禀春和之气入肝治风，尤妙在甘以入脾，以和木气；王好古谓其搜肝气。可见防风善入肝脾，升清降浊，乃治疗浊阴上逆、耳窍蒙蔽之要药。

8. 羌活

◎后脑勺痛用羌活

竹篱茅舍里传来小指月背诵《治病主药诀》的声音：

> 头痛必须用川芎，不愈更加引经药。

太阳羌活少柴胡，阳明白芷还须着。

太阴苍术少细辛，厥阴吴萸用无错。

巅顶之痛人不同，藁本须用去川芎。

肢节之痛用羌活，祛风祛湿亦其功。

······

咚！咚！咚！传来重重的敲门声，一个大叔低着头，边捶着脑袋边走进来。小指月把他领到诊台前，问他，大叔，你这是怎么啦？

这大叔皱着眉头说，我头痛得要命，到医院什么检查都做了，也没发现什么问题。从昨天晚上一直痛到现在。爷爷便跟小指月说，头痛应该先问什么呢？

小指月说，问部位。大叔，你感觉头部哪个地方痛得最厉害？

大叔还是紧皱眉头，咬牙切齿，好像苦大仇深的样子，说，后脑勺这里非常痛，好像被杖击打一样。爷爷又问小指月，这是什么经所过呢？

小指月说，后脑勺是足太阳膀胱经。说完小指月还把足太阳膀胱经的循行背了出来：膀胱足太阳之脉，起于目内眦，上额，交巅；其支者，从巅至耳上角；其直者，从巅入络脑，还出别下项，循肩髆内，夹脊抵腰中……

爷爷点点头说，除了问部位，还要问什么？小指月笑笑说，最重要的还要问清楚病因。然后小指月就问，大叔，你昨天有没有着凉受风啊？

这大叔点点头说，昨天中午太热了，我在靠窗的一张椅子上睡着了，风直接对着后脑勺吹，醒来后就觉得头痛有些不舒服，到了晚上就痛得要命，昨天整晚都没有睡好。然后小指月一把脉，脉浮，一看舌苔，舌苔薄白，点了点头说，爷爷，这个我会治，足太阳膀胱经受寒，为风寒所击，寒主收引，不通则痛。

太阳膀胱经主表，其在皮表者，汗而发之，直接用走足太阳膀胱经的风药羌活就可以了。《珍珠囊》记载，羌活主太阳经头痛，去诸骨节疼痛。羌活能沿足太阳膀胱经直达巅顶，素有药物轻舟的美誉。所以上半身病变常以之为引经之药，无论头肩胸臂，羌活无处不到，乃风药之悍将也。

爷爷点点头说，不错，就是这么看病。然后小指月给大叔包了一小包羌活粉，回去叫他用酒冲服。大叔先是一愣，他说，老先生，你怎么不看呢，你这小徒弟给我看病管不管用啊，我的头痛可厉害了。

爷爷笑笑说，小火不可轻视，小王不可小瞧，小郎中不可小觑，你回去放心吃药吧！这大叔虽然还有些疑虑，但既然老先生都发话了，也不好再说什么。

于是拿着药回去，用酒送服，被子一捂，马上出了点小汗，特别是头颈背的衣服都有点湿了。这大叔心想，这小郎中还真不简单，走的时候交代我说，回去用温酒送服药粉，然后盖上被子，背部马上就会出些汗，而且出完汗，头痛就好了。真是名师出高徒啊！结果汗一出，整个头部寒气一解，身体就像松绑了一样。

第二天大叔特意上竹篱茅舍来道谢。这些村民都很朴实，一旦吃药治好病后，都非常知道感恩，一定要前来致谢。小指月在他小笔记本上记道：

膀胱背表寒气加，后脑勺痛如杖打。

其在皮者用汗法，此时使用羌活佳。

若是加酒把汗发，寒散痛止效堪夸。

◎寒包火的扁桃体发炎

有个小伙子，喜欢吃炸鸡腿，每天路过集市都要买一个来吃。才十七八岁，就吃成了一个胖子。而且这小伙子吃完炸鸡腿后，还喜欢喝冰水，觉得这样吃起来很爽。自从养成这习惯后，每隔一两个月就要犯一次扁桃体炎，感冒发热，而且一发热就热得很厉害，咽喉红肿热痛，严重的时候，粥都喝不下，家人急得像热锅上的蚂蚁一样。治好后一两个月又要复发一次，最近复发的间隔时间越来越短，而且症状越来越重，每次没有十天八天都好不了，严重影响了学习。

这一次很严重，咽喉肿了三四天了，连话都说不出来，只能喝些水，米粥都很难咽下。医生们用了大量泻火的药，发现还是没法打开咽喉，所以都摇摇头说，没办法。这样持续了十几天，人都瘦了好几斤，形容憔悴，颜色枯槁，家人更是焦虑着急。他们一起到山上请爷孙俩下来诊病。

爷爷一看这情况，心里就有底了。他在那里寻思，不是因为被这个病所难住，而是他在想，如何让这个病以后少发作，甚至不发作。父母着急得很，焦虑地问，老先生，这孩子怎么咽喉发炎一次比一次重，会不会是肿瘤呢？

爷爷叹了一口气，这时不仅其父母大惊失色，连躺在床上的小伙子也更加惊慌。因为他听说，如果连老先生也治不好的话，那再请别的医生也白搭了。

这时爷爷说，想要治病，要知道病是怎么得的。父母急着问，那先生认为孩子是怎么得上这病的呢？

爷爷说，这病不是别人传给他的，而是他自己招的。自己招的？做父母的甚是不解。爷爷接着说，这孩子右寸肺脉洪数，右寸主肺与大肠，这孩子肺和大肠有积热，肺通过咽喉来通天气，大肠通过肛门来接地气，所以这孩子连呼气都是热臭的，大便肛门也灼热。

他父母看着自己的儿子，小伙子猛点头，老爷子说的极是。爷爷继续说，为什么肺和大肠如燎原之火呢？你是不是经常吃辛辣烧烤？孩子的父母点点头说，他经常花零花钱买炸鸡腿，还要拌些辣椒吃。

爷爷点点头说，这就是反复得扁桃体炎、咽炎的根源。中医认为辛走肺，辛辣烧烤之物很容易把肺和大肠津液灼干，肺津一干，咽炎、扁桃体炎就起来了，肠津一干，便秘、痔疮、肛裂出血也纷纷来了。你以后不能再吃这些东西了。

全家人都猛点头，包括躺在床上的小伙子，都病到这个份上了，你叫他以后只吃青菜淡饭他也同意啊。在生死关头，医生只要能救他，说出的话，病人没有不像圣旨一样听的。

爷爷又叫小指月仔细体察一下脉象，小指月认真把脉后说，咦！这脉怎么还带点紧呢？爷爷笑笑说，问题就在这里，还有外寒。

这小伙子还不只是辛辣烧烤之物所致，还经常饮食生冷之品，导致肌表、咽喉收缩，把毒火闭郁在那里。所以前面的医生用大量泻火之品，并不能把毒火泻出来，因为他们只看到脉势洪数的一面，没看到还浮中带紧，有寒气包裹住郁火。这种寒包火之象，必须向外解散寒邪约束，向内倾泻毒火。

然后爷爷又说，以后连可乐冷饮都要少喝了，越喝你咽喉气血越不通畅，咽喉就会长息肉、长包块，最后堵在那里，饭都吃不了，饿都饿死你。

大家才恍然大悟，原来这病是烧烤加冷饮造成的。知道病因，要下手治疗就好办了。爷爷要小指月开三味药，羌活 15 克，蒲公英、板蓝根各 30 克，水煎服。这么少的药，而且还只开 3 剂，管不管用啊？

他父母赶紧把药抓回来，马上煎了给孩子喝，1 剂发热退，2 剂咽喉开，能够喝点粥，3 剂下去，病去如失，不再反复。3 天后，全家人都到竹篱茅舍来答谢。

爷爷笑笑说，不用答谢了，记得下次不要把身体搞得乱七八糟，又叫医生来给你收拾残局。零食养病不养命，要爱护自己的身体。

小伙子听了猛点头，果然以后就很少再吃煎炸烧烤和喝冰冻饮料了。因为都是聪明人，知道病根后，如果还不知悔改，医生不能帮你代受病苦，只有自己亲自去承受。小指月在小笔记本上写道：

治疗感冒发热、扁桃体炎，或者作为流感的预防处方。羌活 15 克，蒲公英、板蓝根各 30 克，水煎服。羌活能外散风寒，以解除肌表被寒冷凉饮所伤；板蓝根、蒲公英能内清毒热，解除整个消化道被煎炸烧烤辛辣所烧灼的痛苦，这样解表清里，才能够把寒包火之证彻底瓦解。

◎羌活胜湿汤与调琴

小指月正在背《内经》里的病机十九条。

帝曰：愿闻病机何如？岐伯曰：诸风掉眩，皆属于肝；诸寒收引，皆属于肾；诸气膹郁，皆属于肺；诸湿肿满，皆属于脾；诸热瞀瘛，皆属于火（心）；诸痛痒疮，皆属于心（火）；诸厥固泄，皆属于下；诸痿喘呕，皆属于上；诸禁鼓栗，如丧神守，皆属于火；诸痉项强，皆属于湿；诸逆冲上，皆属于火；诸胀腹大，皆属于热；诸躁狂越，皆属于火；诸暴强直，皆属于风；诸病有声，鼓之如鼓，皆属于热；诸病胕肿，疼酸惊骇，皆属于火；诸转反戾，水液浑浊，皆属于热；诸病水液，澄澈清冷，皆属于寒；诸呕吐酸，暴注下迫，皆属于热。故大要曰：谨守病机，各司其属，有者求之，无者求之，盛者责之，虚者责之。必先五胜，疏其血气，令其调达，而致和平，此之谓也。

这时有个妇人敲开了竹篱茅舍的门。她进来时整个颈肩僵直，好像机器人一样，不能随意左右上下活动。小指月问她，怎么回事啊？

这妇人说，我经常做刺绣，近来又赶织了几套毛衣，前两天刚做好，给客人送去，回来时下大雨，被淋湿了，以为没事，没有及时换衣服，等吃完晚饭才烧水洗澡。一觉醒来，这脖子就活动不了了。

爷爷察色按脉，又看她舌苔白腻，心中便有了底，说，你这颈椎病时间可不短了。妇人点了点头说，是啊，我常年做刺绣，织毛衣，整天低着头，早就知道自己颈椎不好，但人家都喜欢我的刺绣和毛衣，我一天到晚都做不完。

爷爷笑笑说，你织毛衣还不是为了多挣点钱，让生活更好点啊！你现在操劳过度，把身体搞坏了，多赚的钱说不定连医药费都不够呢！这样生活就能好吗？这妇人听后茅塞顿开，恍然大悟，说，老先生教训得极是。

爷爷又笑笑说，做事情，要张弛有度，才能长久。然后爷爷还怕这妇人回去后又把良言抛在耳后，于是随手把竹篱茅舍墙上挂的一张古琴取下来，这琴弦没上紧，松松垮垮，弹了几下，声音不清亮。

然后便问妇人说，你看看这琴弦没上紧，弹起来怎么样啊？这妇人说，弹出的声音不好听哦。爷爷又说，这琴弦如果上得太紧，会怎么样？

妇人笑笑说，弹不久弦就会断了。爷爷哈哈一笑说，不紧不松，才能弹出绝妙音。说完便调到最合适的松紧度，弹了一曲高山流水，听者莫不心旷神怡，如入深林，如坐江边，脑中的弦顿时松了下来。

这妇人惊讶地说，奇怪，怎么一下子脖子没那么僵硬了，好像放松了一些。爷爷笑笑说，我看你现在虽然在我这里看病，但你的心却在织毛衣，你的心如果没放松的话，你的颈部肌肉永远都是僵硬绷紧的，只有心脉松通，筋骨才会柔和。

妇人听完后，若有所思地点了点头，看来她在想，是时候要多给自己休息放松了，不然的话，像织布机一样，把线拉得太紧就断了，那才真的得不偿失啊！

爷爷知道目的已经达到，便跟小指月说，颈部为什么会僵硬呢？小指月马上背病机十九条，诸痉项强，皆属于湿。那该怎么办呢？

小指月笑笑说，还是老样子，用《脾胃论》的羌活胜湿汤。《脾胃论》里说，肩背痛，不可回顾，或背痛项强，腰肾难以转摇，此太阳经气郁不行，当以风药散之，羌活胜湿汤主之。爷爷默许地点了点头。

原来古籍里认为羌活胜湿汤治疗肩背痛，不可回顾，有神效。这肩背一派湿浊痹阻经脉，唯风能够胜湿，用一派风药把气血疏通，这样血脉周流，其病自愈。

小指月在淡黄的宣纸上，把七味的羌活胜湿汤写了下来，羌活、独活、防风、蔓荆子、藁本、川芎、生甘草。3剂药下去，这妇人浮紧的脉马上变得柔缓了，肩背的风湿发散出去后，筋骨就柔和了。真是心脉松通柔缓，筋骨就不僵硬啊！

小指月又在小笔记本上记道：

龚士澄老中医擅用羌活通痹止痛。羌活性较升散，祛风发汗之力为强，善治上半身风湿痹痛。独活之性较缓，擅长搜伏风而除湿，善治下半身风湿痹痛。羌活能横行肢臂，直上巅顶，风湿骨节痹痛，用之适宜，然其走而不守，每以当归、丹参等血分药伍之，既显其通痹止痛之能，又可制其耗散阴血之弊。

临证治风痹，常以羌活、防风、当归、丹参各9克，川芎、片姜黄、伸筋草、嫩桑枝（酒炒）各8克为基本方，水煎，饭后服，每日1剂。偏热者加秦艽、知母（黄酒炒）、白芍各7～10克，偏湿者加苍术、蚕沙各9克，薏苡仁15克。风痹急性发作者，见效尤捷。龚氏用羌活等药治风痹，加血分药，除了含有养血祛风之意外，更取其能制约诸风药辛散之特性。唯独血虚痹痛，不因风寒者忌用，恐其耗散阴血，痹痛益剧。

吴立文老中医认为，上肢痹痛多风患，下肢痹痛多湿患，此乃一般规律。引药的选用，应将其作用趋向与针对病因的治疗作用结合起来。风药多升散，作用趋上，故上肢痹痛，多选用羌活、防风、桂枝、白芷等，其中尤以羌活为要。羌活是治疗上肢肘腕及肩关节痹痛的主要用药，但治痹用量应大于治风寒感冒之量，常用15～30克。用《百一选方》之蠲痹汤，重用羌活，加桂枝、威灵仙、天仙藤、鸡血膝、僵蚕，对上肢风寒痹痛有较好的治疗作用。

◎穿裙子与痛经

《神农本草经》记载，羌活主风寒所击，女子疝瘕，能止痛。

《药鉴》记载，羌活乃足太阳经之君药也，气味雄烈，大有作为，辛温发散，故小无不入，大无不通，能散肌表八风之邪，善理周身百节之痛，排巨阳肉腐之疽，除新旧风湿之症。

有个妇人，少腹刺痛两三个月，每次来月经都有瘀血块。三个月换了三个医生，除了活血化瘀，就是疏肝理气，要么是温经通脉，吃药的时候会好些，一不吃药少腹又痛。医生们都说，这病如果反复用药治不好，说明子宫里可能长了包块，不是一般药物能够化解的。

这妇人听后大惊失色，自己还很年轻，如果子宫长了包块或恶变，连生孩子都成了问题，这该如何是好？这样一边腹中疼痛加剧，一边心理压力变大，两方面纠结下，居然搞得惶惶不可终日，不能正常工作、生活，所以她敲开了竹篱茅舍的门。

小指月边摸脉，边问爷爷，脉浮紧得这么厉害，怎么前面医生开那么多活血化瘀药呢？爷爷笑笑说，医生开的药并没有什么大问题。妇人和小指月都疑惑了。

妇人说，既然没有大问题，怎么治不好我的病？爷爷笑笑说，你这病找再多的医生开药，也治不了。妇人听了大惊失色，连老先生都说治不了，这可咋办？

爷爷看了看说，你们怎么老去关注这病怎么治，从来不去关注这病怎么得的？真是一语点醒梦中人。妇人说，那我是怎么得的这病呢？

爷爷接着说，你穿裙子有多久了？小指月一直都没有注意到这妇人穿裙子，而且穿裙子跟得病有什么关系？

这妇人说，我常年喜欢穿裙子，即便是天气转凉，我也觉得穿裙子漂亮。爷爷笑笑说，实话跟你说，你这病就是下半身长期着凉引起的。

妇人听后说，着凉？我不太明白？爷爷说，前几天有个小伙子因天气热，风扇通宵对着吹，吹了段时间，就经常感冒头痛，吃什么药都不管用，好了又犯。后来他家人把风扇拿走，睡觉时不对着吹，就再也没有头晕头痛、感冒了。后来这小伙子死性不改，就是喜欢贪凉饮冷，他自作聪明，既然不能对着头吹，我吹脚行不行啊，于是把风扇对着脚吹了整个晚上，结果怎么样呢？

那妇人也想知道结果。小指月也知道这件事，便接上去说，这位哥哥后来肚子经常痛，又来找爷爷看病。爷爷问他，风扇吹头了没有？他说，没有。

爷爷又问，风扇吹脚了没有？他点了点头。把风扇拿走，就是把脚下受凉拿走。然后再包了一点羌活给他吃，肚子就不痛了。可见脚部长期受凉，招风冷，毛孔一收缩，肚子会痛的。你看那些经常下水捕鱼的渔民，他们只是脚泡在水里，但却经常不是腰痛就是肚子痛。这是水寒循经从肢节传入膝盖、脏腑。

这妇人听后，松了口气说，不穿裙子太简单了，我回去马上换长裤。

随后小指月就包了几包羌活给她，叫她拿回去用温酒送服。服后肚子就不痛了，而且第二个月再来月经时，也没有血块了。

找到病因，远远比找十个名医，对根除疾更有益。这就是为何一个善于透过现象看本质的医生，平平常常的草药都可以发挥神奇的效果。

为什么穿短裙腿受凉会痛经，因为太阳膀胱经受寒，周身肌表毛孔都会收缩，一收缩，月经就排得不顺畅，这时不通则痛。一旦用羌活把毛孔打开，把浮紧的脉象解开，腹中瘀血自然下来，痛经也就消除了。

随后小指月在小笔记本上写道：

《名医类案》载有李东垣治疗痛经医案一则："一妇人，年三十岁，临经预先脐腰痛，甚则腹中亦痛，经缩二三日。以柴胡钱半，羌活一钱，丁香四分，蝎一个，归身一钱，生地黄一钱，都作一服，水二盏，煎至一盏，去渣，食前稍热服。"其方中用到羌活。陈拥军医师遇顽固性痛经，久治罔效者，在辨证施治的基础上伍用羌活，常取得较满意的疗效。如治刘某，女，33岁。痛经10余年，每于经前小腹及腰部疼痛难忍，喜温怕凉，月经量少，血块较多，行经后腹痛自失。多年来曾服多种中西药物治疗，痛虽减而不除，且停药后又发。舌质暗红，有瘀斑，苔薄白，脉弦。诊为血瘀痛经。以桃红四物汤加减，桃仁12克，红花15克，当归15克，川芎12克，白芍15克，羌活10克，全蝎6克，水煎服。每于月经前5日始，连服6剂，经5个月经周期治疗后痛经乃愈。随访2年未复发。

痛经多由冲任瘀滞、脉道不通引起，羌活辛温通达，具走窜之性，配血药走血分，引诸活血药通行经络，逐瘀破滞。羌活既有通行经脉之功以治本，又具止痛之效以治标，确为治疗痛经之良药。

◎羌活拾珍

高天辉经验　羌活治肠鸣久泻效佳

高氏对脾虚型泄泻采用参苓白术散加减治疗，一般可获效。如果疗效不佳，尤其伴有肠鸣不减者,则配羌活、白芷各9克,多数病人经服3~7剂后即可见效。

久泻以脾虚湿盛为基本病机,《素问·风论》有"久风入中,则为肠风飧泄"的记载。羌活、白芷均属祛风药,风药多燥,脾又喜燥而恶湿,脾宜升则健,故风药能使脾阳升,湿浊运,阳升湿化则脾土健旺,也有助祛湿之功,即《内经》所云"风能胜湿"。现代药理证实,多数祛风药有抗炎、抗菌(肠道杆菌为主)、兴奋迷走神经、调节肠管蠕动与分泌作用,从而改善消化吸收功能,缓解肠鸣、泄泻等症。白芷散风燥湿,生肌止痛排脓,李东垣指出羌活"若补脾胃,非此引用不能行",白芷气性芳香,能通窍止久泻,并为疮疡常用药。故两药伍用,对肠鸣久泻不愈有独特疗效。

指月按:清气在下,则生飧泄。风药能够把清气提到上窍来,这样阴随阳升,湿泻自止,即升阳可以除湿也。所以非独羌活、白芷能治湿邪,荆芥、防风这些风药也可以,但见痛泻要方即知。

来春茂经验

银翘散治疗风热型流感发热,若效果不佳,此必杂感于寒湿,可加羌活、独活,1剂热退,头身疼痛等症亦随之而解。人参败毒散加减运用时不能去羌活、独活。人参败毒散若去羌活、独活,则邪毒难于祛除,疗效降低。

指月按:张仲景说,若五脏元真通畅,人即安和。而羌活不仅能祛风达表,更能够流通五脏元真,故《日华子本草》说,羌活善搜风活血,通利五脏。

9. 白芷

◎串珠的譬喻与白芷

小指月翻阅着《中药大辞典》,开始琢磨白芷这味药。看着一大堆的古籍记载以及现代研究报道,小指月头都有点晕了,中药世界真是浩瀚如海。

如果不了解学习的窍门,学得越多,越觉得是种负担,思路越乱。如果掌握了学习的诀窍,就很容易理顺思路,杂而不乱。这样才能够杂以成其大。

这时爷爷看到小指月钻进古籍堆里,啃书本啃得很是辛苦的样子,他就知道小指月又有点钻牛角尖了。于是就说,小指月,你学什么药呢?怎么那么投入啊?

好一会儿小指月才反应过来,说,爷爷,我在研究白芷,这白芷怎么从头治到脚,书里说它治头痛、鼻渊,还能美容,治齿痛,又治腹痛、带下,还有疮疡、皮肤疥癣。这一大堆功效，我都不知道怎么把它们像串珠子一样串起来。

原来以前小指月学得愁眉苦脸的时候，总容易学这忘那，爷爷就拿出一把断了线的佛珠，每个佛珠都是檀香木做的，非常漂亮，但由于这些佛珠都是散的，不能一下子拿起来。爷爷问，小指月，你知道为什么吗？

小指月说，因为缺少串珠的那条线。爷爷笑笑说，没错，中药的每个性味功效就像珠子那样漂亮，但你如果找不到串珠的那条线，就像这包散乱的檀香佛珠一样，虽然很漂亮，但不能成为一串随手可以提起来的念珠。

然后爷爷又说，怎么活学活用呢？小指月说，找一条线把这包檀香佛珠穿起来就可以了。爷爷点了点头，就拿了一根线给小指月，不一会儿就把檀香佛珠串起来了，真是百八轮珠，个个在手啊！

从此小指月就养成了透过药物功效去抓里头那根线的思维。但这次他想要抓白芷，好像有点抓不着，所以琢磨了好几天，都没有豁然开悟之感。

这时爷爷就说，小指月，你想想，白芷为何叫白芷？小指月一下子被爷爷问得哑口无言，这可从来没有研究过。

爷爷随手把桌子上的半杯清茶倾倒，茶水在桌面上洒了一片。小指月，你把扇子拿过来给爷爷。这时小指月还搞不懂爷爷要扇子做什么。

蒲扇一交到爷爷手中，爷爷就对着洒在桌上的那半杯水扇了起来，一边扇，水一边挥发掉，桌面也就慢慢干了。爷爷指着干了的桌面，对小指月说，水呢？

小指月说，被风带走了。那桌面的水湿不就不泛滥为害了吗？白色的水不再湿浸桌面，这叫什么呢？小指月灵光一闪，一拍脑袋说，爷爷，我明白了，我明白了，这一下把我所有的疑团一下子全捅破了，哈哈哈！

那你究竟明白了什么呢，讲给爷爷听听好不好？小指月笑笑说，爷爷，这白芷顾名思义，能够把清白的水湿，在体内风干吹散，所以水就没有了。

爷爷又问，凭什么能够风干清稀的水呢？小指月说，白芷是一味芳香的风药，风能胜湿，所以风药能够燥湿。白芷最重要的两大功用，一个是祛风散寒，解表止痛，另一个是燥湿止带，消肿排脓，这两大功用，说白了都是一个道理，就是风能令水干，靠白芷把脏腑经络里一些水湿积液风干，使气机对流，疾病自愈。

爷爷听后点点头说，那你怎么用这条线理顺古籍中提到的白芷各种功用呢？

小指月笑笑说，这就简单了。爷爷请看，鼻塞流清涕不止，这就像水湿在鼻，白芷能芳香开鼻窍，把鼻中的水湿吹干，所以治疗风寒感冒、鼻塞流涕。

爷爷听后点点头，又问，那前额头痛呢？小指月说，巅顶之上，唯风药可到。

风为阳邪，头为诸阳之会。而这白芷又善于入阳明胃经，整个头面前额部都属于阳明经所管，所以前额眉棱骨痛用风药白芷，往往可以一汗而解。

爷爷又问，那齿痛呢？小指月说，牙龈肉也属于阳明胃经所主，牙龈肿痛，如果属于寒包火的，吃了辛辣烧烤，又喝了冰冻饮料，可以用白芷外散阳明寒邪，用大黄内清脏腑积热，牙痛就好了。

爷爷点点头说，那妇人带下清稀、量多呢？小指月笑笑说，这就更简单了。白带嘛，就是白水下注，白水下注，用风药就可以把它止住。白带量多清稀，可以看成水湿在下焦，不能被清风带上来，风能令水干，白芷能够直接升阳以除湿，把白带吹干。

爷爷又问，那各类肌肤疮疡，流脓水，比如仙方活命饮这治疗疮疡初起第一方的里面为什么会用到白芷呢？小指月笑笑说，这个也很好理解。疮疡不是向外流脓水吗，脓水也是水啊，也可以用风去把水湿收住，让气血对流，所以古籍里说，白芷能消肿止痛，燥湿排脓。

爷爷又说，那《神农本草经》里说白芷能够治迎风流泪，风头侵目泪出，这是怎么回事呢？

小指月哈哈大笑说，这也很简单。很多老人身体多寒湿，一吹风，眼睛就流泪，这是风邪善于疏泄。这种风邪侵袭泪出的现象，也可以看成白水外溢，要让这泪水止住，就是通过白芷来制造一股风，通过风去烘干身体水湿……

爷爷不管从哪个角度来考问小指月，小指月都用白芷这味风药善于祛风燥湿这条主线去串，这样爷爷越考问，小指月懂的就越多。就像你把握住串珠的那根绳索后，你每串一颗珠子，这串串珠就增辉一分。

所以这时小指月再去阅读《中药大辞典》关于白芷的描述，真是得心应手，无所住滞，看多少，领悟多少，不再有滞塞难懂之感。珠子很漂亮，如果没有一条线串起来，就不能成为一串可以随时佩戴使用的念珠。很多知识很零散，如果不能以理贯穿，就很难活学活用。

随后小指月在小笔记本中记道：

湖北老中医彭景星经验，白芷治带下效佳。众所周知，白芷是发表散风、燥湿排脓之要药。一次偶然的机会，彭氏发现白芷治带下有效。20世纪60年代，农妇郭某患头痛，鼻流浊涕，求治索方。当时据都梁丸与金匮排脓汤意，予白芷、甘草、桔梗、青茶各10克为方。服药5剂，不仅头痛、浊涕诸症大减，而素有带下过多之疾竟愈。彭氏因而后来在治带方药中常加入白芷，每获良效。

◎白芷治眉棱骨痛与美容

一个妇人，脸上长了不少暗斑。她说，我这两个月经常头痛，而且脸上的暗斑也加重了，怎么办呢？

爷爷看后，跟小指月说，你看，如果用一味药治头痛，你说用什么药呢？小指月笑笑说，用川芎，头痛不离川芎。

爷爷又说，如果要用一味药治头痛，又能够去头面斑的，你说用哪味药呢？小指月想了想，没有想出来。

爷爷便跟小指月说，你看看她哪个部位头痛最厉害？小指月一问，那妇人说，就这眉毛周围，一痛起来没完没了。

小指月哈哈大笑说，爷爷，我知道了，既能治疗头痛，又可以美容祛斑的应该是白芷。爷爷，我想不明白你怎么知道她的头痛在眉棱骨这里呢？是不是你摸脉摸出来的啊？

爷爷笑笑说，你可能没有仔细观察。她进门的时候，皱着眉，用手去按眉棱骨处，虽然只是一瞬间，但这个动作我观察到了，这时就要懂得思外揣内，知道她是哪条经络出了问题。

小指月一听，非常惭愧，居然自己和病人打了照面都没有留意病人的动作，而爷爷坐在竹椅子上都观察到了。

这时小指月只写了一味白芷，还想爷爷会继续念药。爷爷说，可以了，单味白芷治眉棱骨痛如神。你可以试试疗效，以后就知道了。小指月点了点头。

1个月后，这妇人带她的亲戚过来说想要美容。小指月一看这妇人，差点认不出来，说，你脸上的斑呢？这妇人笑笑说，吃了你的药，头痛立杆见效，到现在都没再痛。这斑吃药就久了一点，而且我还听老先生交代，用白芷打粉醋调敷脸上的斑，想不到见效也快。内服加上外敷，用了七八天，暗斑就变淡了，现在基本消失了。我那亲戚看了也想过来美美容。

随后小指月在小笔记本中记道：

山东名医孙朝宗疗面疾常以白芷为引。白芷色白味辛，性温气厚，芳香特甚，主入足阳明胃经，足阳明胃经上达头面，故白芷善引药力达于头面，以疗目痒泪出、面黑斑疵、前额疼痛、鼻塞鼻渊、面部红疹、疔疮、皮肤干燥等面部疾患。

白芷能长肌肤而润泽颜色，成为古代化妆品、美容品中最常用的一种原料，有很好的美容祛斑作用。对此，孙师常谓："白芷，疗风通用，尤善行头面，疏泄邪气，和利血脉，其质又极滑润，以祛风燥湿、消肿止痛而不枯耗精血为特长。"每以白芷3～5克为使药，治疗头面诸疾，收效甚佳。

黄某，女，自述面颊褐色斑2年，虽经多方治疗，效差。近2个月面积增大，褐色加深，并见月经延期，经色暗红，经量偏少，性情多急，舌质略红、苔白，脉弦细。此乃肝斑，证属肝气郁结，虚火上熏，经络瘀阻。治以养肝疏肝，活血通络。方取逍遥散加减，并加白芷为引。处方：柴胡10克，当归10克，赤芍10克，茯苓15克，炒白术10克，薄荷10克，桃仁10克，红花10克，白芷3克，生甘草5克，生姜3片，每周服6剂，忌食辛辣之品。上方服用1个月，面部褐斑渐退，继以上方水泛为丸，每次10克，每日3次服，续服2个月，诸症消失，面色转明。

◎ 一石二鸟——白芷治痛经与头风

我们来看为何白芷能有美容的功效？为何它能治疗眉棱骨痛和痛经呢？

爷爷叫小指月看一下《神农本草经》里关于白芷的描述，里头居然有白芷能使人"长肌肤，润泽"的说法。谁能够主肌肉？脾胃！白芷最善入阳明胃经。

爷爷又叫小指月把针灸铜人拿出来，叫小指月复习一下阳明胃经的走向。小指月按着铜人阳明胃经的走向，从头面前额部，一直背到脚下趾头处。

小指月背完后，拍拍脑袋说，爷爷，我明白了，原来阳明胃经走整个前面部，所以胃经有堵塞，脸上色彩就不那么好。爷爷说过，面黑者必便难。如果面上暗斑久不退，和胃肠道通降功能不太好是分不开的。

爷爷默许地点了点头，说，还有呢？小指月接着说，阳明主肌肉，所以《神农本草经》说白芷能长肌肤、润泽。难怪爷爷的美白散里以白芷为主。也难怪古人说，白芷最善于治眉棱骨痛。

然后爷爷给小指月讲了一味白芷治痛经与头风头痛的故事。

在宋代，一富商的掌上明珠，年方二八，患痛经症，每逢行经即腹部剧痛，有时还会昏厥。虽遍访当地名医，疗效甚微。富翁携爱女前往京都寻找名医。赶至汴梁，适逢女儿经期，腹痛顿作，呼天唤地。正巧，一采药的老翁路过闻之，经仔细询问病情后，马上从药篓里取出白芷一束相赠，嘱咐以沸水洗净，水煎饮用。富翁半信半疑，但看女儿痛苦异常，无药可施，只好就地煎服，一煎服而痛缓，二煎服而痛止，又服数煎后，来月行经，安然无恙。富翁喜出望外，四处寻得采药老翁以重金酬谢。

又有一个叫王定国的官员，经常头痛欲裂，也跑到京城去找名医治疗。同样碰上这个老翁，老翁便用白芷制成大药丸，叫他用荆芥汤送服，喝了就好了。

从此，白芷一药在百姓中广为流传。后来有人先把白芷用沸水泡洗四五遍，等干后研末，炼蜜为丸如弹子大。因香白芷在京都汴梁觅得，故取都梁为名，一味白芷即都梁丸也，这样更增添了白芷的神奇色彩。

小指月最喜欢听这类医药典故，因为既有趣，又能够学到知识，但听故事之余，不忘做笔记。为何白芷能治眉棱骨痛，以及脸上的暗斑呢？

《本草求真》记载：白芷气温力厚，通窍行表，为足阳明胃经祛风散湿主药。故能治阳明一切头面诸疾，如头目昏痛，眉棱骨痛，以及牙龈骨痛，面黑瘢疵者是也。随后小指月在小笔记本中记道：

赵州凤医师常用白芷治疗月经不调、痛经。白芷还有破宿血、补新血作用。

如治杨某，女，22岁。自述从14岁月经初潮即行经腹痛，疼痛较剧，汗出面白，难以忍受。曾饮红糖水，热水袋外熨，服止痛片、当归片等，疗效欠佳。予以白芷15克，当归15克，水煎服，每次月经前一周左右服，至月经来潮即停服。首次服后即感痛经减轻，继续巩固半年停药。随访2年未复发。

◎蛇药丸与白芷

春夏之交，草木茂盛，山中无闲草，到处都是药。爷孙俩经常背着药篓子，穿着草鞋，戴上斗笠，挂着竹杖，全副武装，进入深山采药。

小指月除了跟爷爷临床、听爷爷讲故事外，最喜欢的莫过于深入深山采药，但爷爷每次都不把小指月带到最深的山林中去。小指月经常心痒痒的，因为很多奇花异草必在深山幽谷之中，人踪稀少的地方。为何这样说呢？

小指月早就背过《古文观止》，世之奇伟瑰怪，非常之观，常在于险远，而人之所罕至焉，故非有志者不能至也。草药亦复如是！小指月每次请求爷爷再走远点，再深入一点，爷爷总是笑笑说，深山老林猛虎多，你小孩子不怕吗？

小指月听后，想起大老虎不禁心有余悸，他曾经在动物园里见过老虎，想到山里也有，于是只好不太情愿地听从爷爷的话。

爷爷跟他说，等你长大了，把武艺练好，功夫、脚力练好，我们再一起深入大山采药。这时小指月才露出了笑脸，毕竟将来有机会到深山老林去探秘。

今天小指月跟随在爷爷后面，进入山谷里采药。才走到一半路程，突然听到一声声的救命声。爷孙俩听到声音后，立即往声音传来的方向跑过去。

爷爷跑在前面，小指月在后面使劲地追，他发现爷爷跑起来很轻快，自己气喘吁吁，却没有听到爷爷急喘气声，更奇怪的是爷爷平时都显得有些老态龙钟，从不走快，还叫我要走慢一点儿，他以为爷爷走不快，怎么现在想追都追不上。

等小指月追上爷爷时，发现爷爷正在看一个倒地的伤者，这伤者满脸黑气，手臂肿胀，旁边惊慌失措的妇人带着哀求的哭声说，快救救我男人，快救救我男人。爷爷边把脉边问，怎么回事？这妇人大汗淋漓，又焦急，有点表述不清，说，被一条黑蛇咬了……不用多说，一句话就知道是怎么回事了。

后面小指月气喘吁吁地把药篓拿下来。爷爷说，小指月，把蛇药丸拿过来。

爷爷说，胸口还有热，脉动清晰，应该还能救回来。爷爷吩咐小指月就地取点水，然后把药丸溶化，灌进这伤者嘴中。药灌完后，只听得这伤者呛咳了几下，肚腹中咕噜咕噜作响，然后又大呕了一番。

那妇人一看到这情况，更是大惊失色，以为没救了，又要哭起来。

爷爷示意她安静地等待，不多时，这伤者居然睁开了眼睛，神志慢慢清醒，而且原本暗黑色的肿胀的手臂，居然有些转红，等一会儿自己可以坐起来了。这妇人看后悲喜交加，不知怎么感谢才是。

爷爷便说，以后耕田种地要小心，这片区域蛇比较多，耕种时要先用竹杖打草，把蛇惊走，不要鲁莽下地，草比较浓密的地方要割掉。然后小指月又把剩下的药丸送给这对夫妇，让他们回去再服一次，可以把余毒给清除掉。

回来竹篱茅舍后，小指月一路上都在寻思。爷爷问，指月，你想什么呢？

小指月说，我今天终于看到这白芷蛇药丸的厉害了。以前以为白芷治头痛、美容很有效，想不到这白芷解蛇毒救人命才是真正的厉害。

爷爷笑笑说，你去把《名医类案》翻开看看，就知道这白芷不是凡药。

临川有人以弄蛇货药为业，一日为蝮所啮，即时殒绝。一臂忽大如股，少顷，遍身皮胀，作黑黄色，遂死。有道人方旁观，言曰：此人死矣，我有一药能疗，但恐毒气益深，或不可治，诸君能相与证明，方敢为出力。众咸竦踊观之，乃求钱二十文以往，才食顷，奔而至，命新汲水，解裹中调一升，以杖抉伤者口灌之。药尽，觉腑中挕挕然，黄水自其口出，臭秽逆人，四肢应手消缩，良久复如故，其人已能起，与未伤时无异。遍拜见者，且郑重谢道人。道人曰：此药其易办，吾不惜传诸人，乃香白芷一物也。法当以麦冬汤调服，适事急不暇，姑以水代之。吾今活一人，可行矣，拂袖而去。郭邵州得其方，尝有鄱阳一卒，夜直更舍，为蛇啮腹，明旦赤肿欲裂，以此饮之即愈。

小指月又在寻思，为何白芷可以解除毒蛇咬伤，为何爷爷说，很多蛇药片里头都少不了白芷？爷爷从来不把答案全都告诉小指月，要他自己去参究，所以爷爷只留了一句话，解毒离不开阳明。

小指月想了很久，终于想出一点眉目，不知道对否，便在小笔记本上记道：

阳明经乃全身藏污纳垢最大的系统，五脏六腑浊毒都要通过阳明胃肠来降排，阳明胃肠通降，则百毒皆降。白芷善入阳明胃肠经，禀阳明经之盛气，既能够化污浊为洁净，也可以帮助胃肠排浊。所以凡阴浊之邪，侵袭肌肉血脉者，都可以赖阳明胃肠来受纳排泄，就像垃圾埋在土壤里，随后都会被土壤消化掉，而白芷就可以加强胃肠土壤的功能。白芷跟其他药物不同之处，它还能消肿排脓止痛，这正是一般入阳明胃肠经之药所难以企及的。而蛇咬伤，无非就是脓毒肿痛，危及生命。

随后小指月又抄录了几个白芷的验方：

《卫生易简方》记载，治肿毒热痛，醋调白芷末敷之。

《濒湖集简方》记载，治刀剑伤疮，白芷嚼烂涂之。

《经验方》记载，治痈疽赤肿，白芷、大黄等份，打粉米饮送服。

小指月想，这些道理我全明白了，连蛇毒肿疮都可以用白芷，何况这些普通的痈疮呢？难怪爷爷说，懂得治疗蛇毒的人，就善于治疗一切无名肿毒、痈疽疮疡，原来这里面的道理都是相通的。都用到白芷善于助阳明胃肠主肌肉，助肌肉推陈出新，助身体去消肿排脓，可以把蛇伤脓毒看成疮疡来治，也可以把疮疡看成蛇伤脓毒来医。

小指月一理通，百理融，他为自己能够想通这个道理而暗喜，因为他自己终于弄明白，为何爷爷治疗顽固的皮肤病溃烂用上蛇药丸就能见效的道理。

◎消肿止痛的对照试验

当想通这个排脓止痛的道理后，小指月马上心痒痒的，想要临证试效。

基本上每次山中采药回来，手或脚都会被各类藤木的刺刮伤，一般出血结疤后，没有十天半个月难以彻底长好。这次也是一样，采药回来，小指月两条小腿都被藤刺刮出血了，虽然不是很重，但随后也有点小小肿痛。一般像这种小小外伤，爷爷根本不理会，因为药架上大把金疮药，随便敷上点，过几天就会好。

这次小指月想着，我就来个临床对照试验，一条腿比较厉害的伤口就用醋调白芷粉末敷在患处，每天换一两次药；另一边肿痛得不太厉害的，不予处理。结果 3 天后，肿痛得厉害的那一边好得快，肿消痛止，局部的瘢痕都淡化了，再敷几天，居然不明显了。而另外一边没敷药的，还有点肿痛，而且瘢痕明显，洗干净上了药，也有效果。

于是小指月在小笔记本上记道：

入山采药，左腿被藤刺伤后，局部红肿疼痛明显，将白芷研成细粉，以醋调敷患处，每日换药 2 次，3 天后肿消痛止，连瘢痕都不留，足以证明白芷能消肿止痛，长肌肤，退瘢色。

刘桂康医师之父行医六十余载，有一祖传外伤秘方止血粉。止血粉组成：羌活、白芷等份为末，过 80 目筛，装入瓷瓶备用。使用方法：新鲜伤口（创口损伤在 4 小时内），消毒后敷上止血粉，盖上敷料，纱布包扎，三四天后更换一次，直至伤口愈合。以羌活、白芷两味合用碾末，外敷创口即可达到消炎、止血、生肌之效果，屡用屡效。羌活、白芷两药价廉，药源广，加工简单，碾末后携带方便，创口损伤只要不超过半天即可使用，清创只需用淡盐水、茶水或清水即可，使用方法易掌握。非常适用于农村，尤其是贫困山区。

◎乳头皲裂的外用方

初试白芷外用的神奇后，小指月心中更是暗喜，好像挖到了中药世界里的一座宝藏一样。这不想啥来啥，研究什么药，就碰上什么样的病人。

一位乳母，乳头皲裂，肿痛难忍，不敢给小孩继续喂奶，不给小孩吃也不行，这可怎么办，赶紧找老先生来了。

爷爷问，小指月你可有招？小指月笑笑说，我想白芷应该是一个妙招。我自己试验过白芷，能够消肿排脓，促进伤口愈合。古籍里又说白芷能够治刀剑金疮、蛇伤痈疽、局部肿痛。这正好对应。爷爷笑笑说，好，就照你说的办吧！

小指月就用单方白芷，一半叫乳母煎汤内服，把汤渣再配点白芷粉，用乳调敷患处。用了两次，就不痛了。3 天后皮肤皲裂收口，小孩子又可以吃奶了。

这次小指月更是高兴，说，我终于懂得用白芷了，内服可以祛风燥湿止带，而外用同样有这些作用，真是内服之药即是外用之药，原理都是一样的啊！

然后小指月再次在小笔记本上记下：

《本草汇言》记载，白芷，上行头目，下抵肠胃，中达肢体，遍通肌肤，以至毛窍，而利泄邪气。如头风头痛，目眩目昏；如四肢麻痛，脚弱痿痹；如疮溃糜烂，排脓长肉；如两目作障，痛痒赤涩；如女人血闭，阴肿漏带；如小儿痘疮，行浆作痒，白芷皆能治之。……第性味辛散，如头痛、麻痹、眼目、漏带、痈疡诸症，不因于风湿寒邪，而因于阳虚气弱及阴虚火炽者，俱禁用之。

◎白芷拾珍

周光英经验 重用白芷愈痤疮

重用白芷愈痤疮乃周光英老中医经验。涂华中医师效法治愈了众多痤疮病人。以白芷为主药，用量为 15～30 克，可选人参叶、老君须各 5～10 克，或苦参、淫羊藿各 5～10 克。溃破者加连翘、蒲公英等，若形成硬结者可加化瘀散结之品，妇女经前见焦虑、烦躁、忧郁者可加疏肝解郁、化湿调冲之味。用药期间停用其他药物，更不宜用皮质激素类外用药，以免炎症扩散致皮损加重。

指月按：痤疮乃一团瘀肿，白芷乃阳明疮肿要药，可以透托局部瘀肿，加强面部气血循环。

余国俊经验 白芷外用祛斑美容

余氏临床常遇面部无明显色素异常，但欲使皮肤柔嫩细滑且增白的病人，便告其自制白芷美容膏。挑选大而色纯白、无霉迹的白芷饮片 200 克，碾为极细末。每次取 30 克，掺入一小瓶市售婴幼儿护肤品中，充分搅拌和匀。气温在 20℃以上时宜放入冰箱冷藏。每晚取此膏适量代替护肤品搽面，至少保留 1 小时，临睡前用软纸揩去（勿用水洗），次晨才洗脸。连用半个月后可改为 2～3 天搽一次。经数十位中青年女性验证，坚持 3～6 个月，可使面部皮肤柔嫩细滑，且有一定增白作用。

指月按：一味白芷即美白散也。可以把白芷打粉加到婴幼儿护肤品或化妆品大宝里，调匀，能够令皮肤滋润美白。但美白的根源还在脾胃气血，如果脾胃气血不足，再好的外用护肤品也很难达到理想效果。所以最好的美容圣药还是自身的气血。

10. 细辛

◎郁闷与鼻不通气

乡里有一位年轻的读书人，苦于做学问时有阻碍，越心急越学不下去，总不见有进步。他就很纳闷，以为自己不是读书的料，于是郁郁寡欢，鼻不通气，搞得晚上也没法睡觉，经常要张口呼吸。他不得已敲开了竹篱茅舍的门。

读书人说，小生非常敬佩老先生博学多才，医术精湛，不知道老先生能否指教晚辈找到一条读书的捷径。爷爷笑着说，读书以勤为捷径，勤学则进，辍学则退。一心则进，多心则废。

这读书人听后，仍然不满足，心中就嘀咕，这都是老生常谈，我也够勤奋的，怎么还没见到明显的进步呢？

爷爷是什么人，一眼就看出他急功近利、焦灼不安的样子。于是便领他到竹篱茅舍外面的一大片田园，指着农夫们播种好的禾苗说，小伙子，你看看，禾苗是不是在长高啊？读书人专注地看了好一会儿，发现禾苗还是原来的禾苗。于是摇摇头说，小生没有看到禾苗在长高啊！

爷爷哈哈大笑说，小伙子，这禾苗每时每刻都在潜滋暗长，只是你观察不到而已。读书做学问更是这样，讲究厚积薄发，讲究长时间的积累。你3个月后再来看这禾苗，都结稻穗了。所以莫急，好事不在急中求，越着急，越会在做学问时面临重重阻力。只有不急不缓，持之以恒，勤学不辍，日久自见其功。

然后爷爷又带读书人到竹篱茅舍外一块大磨刀石前面，说，你瞧瞧为什么这么坚硬的大石头，居然像马鞍一样凹下去？这读书人一看，知道是磨刀石，这次就答上来了，说，天天在上面磨刀，即使是石头也会被磨平。

爷爷听后，点了点头说，是啊，你以前学的知识再多，如果突然间中断不学了，即使以前打的基础像石头那么坚固，但年长月久后，也会因为你的辍学，时间会慢慢把你所学的给磨掉，让你遗忘，就像磨刀之石，不见其损，却日有所亏。所以学问之道，无它，只有持之以恒，用功不辍。

小指月在旁边听后，暗暗点头，他就是这样一步步被爷爷炮制出来的。而这年轻的读书人听后，心头的疑惑像春阳融雪一般瓦解掉了。他向爷爷行了个礼说，多谢前辈指教，晚辈受教了。

> 勤学如春起之苗，不见其增，日有所长。
> 辍学如磨刀之石，不见其损，日有所亏。

读书人琢磨着这两句话，说，我一定会把这两句话刻在书桌旁，放在心头上，作为我的座右铭。读书的问题解决了，这读书人才想起这次来竹篱茅舍主要是来治病的。他继续说，老先生，晚辈不知为何鼻子经常堵塞不通？

爷爷笑笑说，心头有块大石堵住，这肺通气能顺畅吗？读书人和小指月听后都哈哈大笑。爷爷对小指月说，去把细辛粉拿过来。

小指月拿来细辛粉末，吹进读书人的鼻孔中一点儿，读书人猛打了几个喷嚏，鼻塞马上通了，胸中的抑郁好像被一阵风吹淡了一样，高兴地说，这药粉太神奇了。

爷爷把一包细辛粉末送给读书人说，这细辛粉可以吹散你身体的乌云郁闷，但你心头的阳光智慧却需要自己去创造。从容为学，使君子常存远志。

读书人一听，知道老先生是在劝自己要志存高远，这样心中自然郁闷得消，就像山峰越高，空气对流越通畅，越不郁闷，只有山脚下的气机才容易闷塞。所以为人为学，要志存高远。

读书人听后，灵感顿时飞来，他也了解过一些药物常识，于是信口对上一句：厚朴待人，郁李仁敢不细辛！三人听后哈哈大笑。

回到竹篱茅舍后，小指月便问，爷爷，为什么心中郁闷，鼻子会不通呢？爷爷笑笑说，肺开窍于鼻，诸气膹郁，皆属于肺。

小指月听完后，马上在小笔记本上记下：

《普济方》记载，治鼻塞不通，用细辛末少许，吹入鼻中。

肺开窍于鼻，当胸肺气郁时，鼻子通气就不太好，所以可以外用取嚏法打开肺气，也可以内服通宣理肺之药，把肺盖打开，比如麻黄附子细辛汤。

◎ 阴阳道与痰饮消

天气一寒一热，老年人最难受，小孩子也容易感冒着凉。最近天气一降温，小孩子感冒、老年人哮喘的就多了起来。

伴随着一阵咳嗽的声音，一个老汉敲开了竹篱茅舍的门。这老汉须发皆白，拄着拐杖，走起路来颤颤巍巍，好像每走一步都要调一下呼吸，努力一下。小指月看到后，赶紧走过去，把他扶到诊台前。

老汉是地道的农夫，常年冒风淋雨耕作，回来后又喜欢喝点酒，散散风寒。想不到这风寒是散出去了，但酒的湿浊却留在体内。所以说，酒虽然是活血散寒妙物，但也不可以久饮多饮。

小指月问，你怎么不舒服啊？老汉咳了下说，我这胸经常闷，走快点气就喘，晚上经常咳醒，睡不着，现在一副老骨头都没用了。

爷爷一边摸脉一边问，你这咳痰晚上咳得厉害，还是白天咳得厉害？老汉又咳了下说，都厉害，晚上咳起来更难受。

小指月马上反应过来，日咳三焦火，夜咳肺间寒。爷爷又问，你这咳痰吐出来的是浓痰还是清水？

老汉说，都是一口一口的清水，带些泡沫，老吐不干净，吐完了又有。我现在最想的是怎么把这吐痰咳嗽减轻一点，不要那么难受就行了。

爷爷便问小指月说，这脉象病在何脏？小指月摸到是双关脉沉缓，双寸脉不足，便说，心肺阳气不足，脾胃痰湿重。爷爷又问，病性如何？

小指月便说，诸病水液，澄澈清冷，皆属于寒。痰水清稀量多，是寒痰留饮，是脾胃运化水谷功能减退，生出寒饮，凌心射肺，所以胸满咳嗽。

爷爷又问，那该怎么办呢？小指月说，若要痰饮退，宜用姜辛味。

爷爷又说，姜辛味治痰饮之标可以，可以治痰之去路，要治其痰之来源，还可以加进六君子汤。小指月会意，马上把六君子加干姜、细辛、五味子三味药写了下来。其他药物还好理解，在用细辛时，小指月一愣，怎么爷爷用到三钱（9克）呢？会不会听错了呢？便随口说，爷爷，不是说细辛不过钱吗？

爷爷点点头说，你说的没错。如果细辛用作散剂打粉服用，就不要超过一钱，这样比较安全。用于汤剂，如果有寒痰留饮，有病则病受，量大一点，才能温肺化饮，才能把痰饮化开，不然病重药轻，如隔靴搔痒，难以把老痰留饮化掉。

小指月听后，点了点头，原来细辛不过钱是打成粉末，制成药散要慎用。若用汤剂，只要辨证阳虚饮停的，可以加大剂量使用。

这老爷子1剂药吃完，大半年的夜间咳醒症状就消失了，睡了个安稳觉，高兴得不得了。5剂药吃完，气就顺了。

奇怪，这痰饮都跑到哪里去了呢？小指月知道，这干姜、细辛、五味子，温化肺中寒饮最快，寒痰留饮，像清水一样的，老是去不了，是什么道理？

爷爷曾经做个比喻，叫小指月看着外面一摊水，叫他观水，领悟治水饮之法。小指月观了一个星期，才观出一点心得来。原来阴雨天那摊水就多，而且迟迟干不了，一旦阳光普照，那摊水就被蒸干了。人体胸肺中的寒痰留饮，属于阴邪，是阴成形的产物，就像阴雨天有摊水在那里，只有艳阳高照，水才干得快。所以唯制阳光可以消阴翳，把肺脾的阳气振作起来，那些坑坑洼洼里的水，就被蒸发掉了。所以治阴成形，要懂得用阳化气的办法。

而六君子汤就是帮助右关脉濡缓的脾胃阳化气，健运脾胃；干姜、细辛、五味子，帮助上焦心肺胸中阳化气，把胸中停痰留饮蒸化掉，使水谷精微能变成津液，用于正途，而不是变成停痰留饮。

小指月一拍脑袋说，我明白了，为什么老人咳嗽痰多、胸闷，总是阴雨天加重。爷爷问小指月，说说看，你怎么想明白的？

小指月笑笑说，我看到阴雨天，坑坑洼洼里的水老干不了，而阳光明媚的大晴天，水很快就干了。所以老年人阴雨天痰多胸闷，是因为老年人阳气不足，不能蒸化阴寒水饮。

爷爷微笑着点点头说，小指月，学医应该越学越轻松，当你一筹莫展时，要懂得观物取象，懂得到阴阳脏腑的层面来思考。这样不管疾病多么复杂，都可以找到一个好的思路，有思路就有出路，有想法就有治法。

原来爷爷一直在给小指月传阴阳之道，借助这些治病的小招术、小偏方、小验方，让小指月去领悟真正的传统医道。

随后小指月在小笔记本中记道：

江西老中医张海峰在学术讲座《常见恶寒有七种》中说："背心恶寒的，多在老慢支中，凡是有背恶寒都有效，细辛是消除背恶寒的特效药。"因此细辛在咳喘病中的应用，一定要有吐出泡沫样清稀痰、背心冷、苔白、舌质淡胖等临床特征。正如《金匮要略》所说，"夫心下有留饮，其人背寒冷如掌大"才是用细辛的指征。

◎脉道

浮脉唯从肉上行，如循榆荚似毛轻。三秋得令知无恙，久病逢之却可惊……

《濒湖脉学》二十八种脉，虽然小指月背得滚瓜烂熟，脱口而出，但始终心中了了，指下难明。

今天一个妇人过来，拿着检查报告单，说，大夫，我又贫血又头痛，医生说我脑供血不足，血管紧张性头痛，这是怎么回事呢？

小指月摸了摸脉，爷爷也看了一下检查报告单。对于医院的检查报告，爷爷从来都不会置之不理。小指月曾经问爷爷说，我们传统中医把脉就行了，为什么还要看各种报告单呢？

爷爷笑笑说，检查报告单也是一种反映病人体内病机的形式，可参考，但不可执着。可以作为前后治疗对照，也可以作为某些辨证论治的依据。

比如病人贫血，你就可以知道她的脾胃气血生化功能减退。病人血管紧张性头痛，你再把她脉，带点沉紧偏细，就知道她身体有寒凝肝郁。

中西医之间完全可以在某个层面上相互汇通，你要懂得以中学为体，以西学为用，这样就可以用检验报告单，而不会被检验报告单所惑。

小指月把完脉后，还是有点糊涂，他说，爷爷，这个脉怎么又细又紧，重按下去，还没有什么力量，一下子这么多信息，该如何遣方用药呢？

爷爷把完脉，就非常有针对性地问，你是不是平时手脚凉、腰痛呢？这妇人见爷爷一语中的，点点头说，是啊，而且手也痛，冬天脚不暖和，手容易长冻疮。

爷爷点点头说，手足厥寒，脉细欲绝，当归四逆汤主之。若其人有久寒者，当归四逆加吴茱萸生姜汤主之。

不单妇人一愣，小指月更是一愣，爷爷看病怎么看得这么快，一问问到点子上，药方就出来了。我按照十问歌循规蹈矩地问一大堆，都问不出个所以然，反而信息量越大，越是复杂，人就越迷惑，不知道怎么抓主症。爷爷却只需要病人几个症状，方子就出来了。

小指月笑笑说，爷爷，我也要学你这种问两句话就可以开方的本事。

爷爷笑笑说，这两句话是几十年的功底，一辈子的经验。等你经历过无数案例后，博涉知病，多诊识脉，屡用达药。到那时病人一个脉象出来，他身体是怎么回事，都体现在脉里头，你就可以读懂脉要精微。

小指月听后，才觉得医道没有捷径，不是说爷爷口授就可以传下来的。

医道是言语道断、心行处灭的东西。爷爷曾经说，医道至精至微，真正的医道精微非关文字，所有书籍文字都只是渡河舟楫，登山阶梯，指月之手，可以借用，不可以执着。

这时连妇人都惊讶地问爷爷，为什么先生断病如此精准，用药如此到位呢？这些智慧是从哪里来的呢？爷爷真诚地说，来自精准的判断力。

妇人又问，那精准的判断力来自哪里呢？爷爷又真诚地说，来自多年经验的积累。

妇人又问，那多年经验的积累又是怎么积累起来的呢？爷爷又真诚地说，是从无数错误的判断之中吸取教训得来的。

虽然爷爷轻描淡写的几句话，但却在小指月心中掀起了巨大的波澜。这言语背后强大的精神力量，让小指月的智慧一下子又打开了，他好像看到了将来自己如何在医路上不断地走下去。

几剂药下去，妇人头痛、手凉症状大减，再来复诊时，脉象已经好转不少，那种细而无力、带紧之象缓解了，变得缓和、有些力道了。爷爷说，效不更方，再守几剂，以后冬天脚不会那么凉，手也不容易犯冻疮。

小指月便再次向爷爷请教脉道。爷爷说，脉法千般万种，最后都要指归阴阳。不根于虚静者，便为旁门；不归于简易者，即是邪术。大道至简，医道虽繁，然一言以蔽之，曰阴阳而已。

小指月对阴阳始终摸不透，于是再次请教爷爷，何为脉之阴阳？爷爷说，阴成形，阳化气。有形的脉大脉小，脉细脉洪，可以得知病人阴血如何。无形的脉力强弱，可以辨明病人的阳气如何。你看这妇人刚开始时脉细欲绝，脉细者血不足也，故贫血。欲绝者阳气不够，重按无力，乃阳气鼓动力量不足，头为诸阳之会，阳气不上头故头痛。阳主温煦，阳气不达四末，故四肢冷，容易犯冻疮。

小指月听后，领悟道，难怪爷爷用当归四逆加吴茱萸生姜汤，里面用桂枝、细辛、生姜之类强大阳气，治疗脉道力量不够，用当归、白芍、大枣、甘草之类补充阴血，使阴血充足，脉道细小之象变得充盈。这样阴阳相配，对治脉道阴阳不足，所以几剂药下去，病人脉势马上改变，身体立即好转。

爷爷也想不到小指月的反应这么快，这都是小指月长期琢磨、反复参究才得出来的一些感悟。如果没有这些基础，爷爷点破再多，小指月也难以领悟啊！

然后小指月便在小笔记本上写道：

细辛治疗头痛如神。细辛气清而不浊，善于降浊气而升清气，一派阳刚之象，令清阳出上窍。若寒痹，阳虚头痛、腰痛、肢节痛者，非此物不能治。如果脉细而无力者，可以用它来鼓动脉力，但细辛味辛而力散，必佐以补血养阴之药，使脉道充盈，这样气得血养则不散矣，此仲圣创当归四逆汤治脉细欲绝之宗旨也。

从此小指月懂得凭脉用汤方，加减变化药物，懂得用阴阳之道来读懂古人创方的心传。随后小指月在小笔记本中记道：

陆晓东医师经验，北细辛以止痛通窍见长。北细辛辛温发散，入心、肺、肝、肾之经，具有解表化饮之功，主治伤寒感冒头痛、鼻塞流涕等症。临证发现其具有良好的止痛作用，只要运用得当，可广泛应用于各种痛证，尤以治疗痹痛、胃脘痛（腹痛）、虫积腹痛、胸痛、头痛等。因痛见脉弦，弦主风。而其师曾训：治痛先治风，风去痛自平。细辛常用剂量10克，与白芷相须，镇痛通窍，功专力宏，未见中毒现象，古训"细辛不过钱"的戒律并不可畏。

如治陈某，男，19岁，农民，未婚。胃痛史2年。近来胃脘灼痛，呕吐酸水，胃纳不振，大便柏油样，大便隐血试验强阳性，前医投以柴胡疏肝散罔效，疼痛加剧，面色萎黄少华，黑便，泛吐酸水。证属脾胃虚弱，气不摄血。投以北细辛10克，白芷10克，炙黄芪30克，全当归10克，桂枝10克，炒白芍15克，大枣10克，炙甘草6克，白及片30克，海螵蛸30克，4剂。药后胃痛已止，饮食已进，大便转黄，隐血试验阴性。药已中病，前法再进30余剂，症状消失。

重用细辛、白芷等辛散之品，属于阳动之药，往往需要佐以芍药、大枣、甘草等阴柔之物。这样阴阳相得，其气乃行，大气一转，病邪乃散。

◎辛以润之通秘结

一位老汉，久病成医，经常大便秘结，就搞几片大黄泡茶喝，大便马上就通了。所以每次他吃了煎炸烧烤，导致肠中便秘，腑气不通，数日不解大便。他就把家里准备的一大袋大黄，拿几片来泡茶，当天喝当天就通了。但时间一长，大黄要放得越来越多才有效果。到最后，这老汉不吃辛辣烧烤，不喝大黄茶，大便也照样不通。他就慌神了，如果每次大便都要靠大黄来泻，那还得了。

这次吃了大黄也泻不下大便，六七天没解大便，胁下硬满难耐，让他心急火燎，马上敲开了竹篱茅舍的门。

爷爷一把脉，跟小指月说，这就是久用苦寒之药，把实证泻成虚证，脉沉紧，里积不通，外寒束缚，肠道动力都让大黄泻亏了。

这老汉以为自己懂得一点医，有点小聪明，刚开始沾沾自喜，想不到聪明反被聪明误，哪有靠长期用大黄来排便的呢？药不是饭，怎么可以经常吃呢？

无邪可泻，必泻正气。

正气一亏，肠道麻痹。

老汉说，那该怎么办呢？爷爷说，你以后要少吃荤多吃素，阳光底下常散步。不要吃了煎炸烧烤，就窝在那里看电视，这样肠道怎么能动呢？

老汉点点头，这正是他经常干的，吃着烧烤、瓜子，喝着啤酒，看一晚上的电视。这样的不良习惯必然导致大便难排，即使通了也排得不畅。

小指月问，那该怎么办呢？爷爷说，用寒凉药过度导致的问题，要靠温通的药来挽回。但病人肠中有食积，肠道动力又不足，虚实寒热又错杂，可以寒温并用。于是叫这老汉在大黄的基础上再加进5克细辛。

老汉听后说，就加这么点东西，管用吗？爷爷笑笑说，导火索只要一点就管用，不需要多。这老汉只吃了1剂，大便马上畅通无阻，肠道好像一下子给细辛这条导火索炸通了，随后胁下松通，胀痛顿消。

可见肝与大肠相别通理论的效验，肠通则肝着则解。小指月不解地问，爷爷，细辛怎么能通大便呢？

爷爷笑笑说，不是细辛通了大便，而是细辛气盛味烈，疏散上下气机、风邪，无微不入，无处不到，上可以达巅顶，通利耳目，开发七窍，中可以宣散郁结，旁可以达四肢百骸，下可以通肠腑瘀滞，所以细辛内宣脉络而疏通百节，外行孔窍而直透肌肤。凡脏腑寒凝壅滞之象，皆可以辛通开来，把津液带到需要的地方去，这在古籍上称之为"辛以润之"。

小指月第一次听到辛以润之，豁然开悟。他原以为酸甘滋腻之品才可以润泽津液，想不到辛也可以润，他又有点不解。

爷爷叫小指月去对照冬天的树木和夏天的树木，为何冬天那么多水，树木还是干枯，夏天太阳那么烈，树木却那么滋润？

小指月一拍脑袋说，我明白了，用酸甘滋养之品是补其体，用辛温宣散之品是助其用。这细辛就像阳光，可以把水分带到各个地方去，可以气化周身津液，带到脏腑最需要的地方去。所以辛只是一种方式，通过这种雄烈之气，把津液和调于五脏、洒陈于六腑才是目的。

也就是说，同样津液不足，要分两方面来看，一方面是真的津液不足，那就要用白芍、生地黄、当归来滋阴，可以润肠通便。如果身体津液不是不足，而是寒痹太过，阳气敷布功能减退，这时津液就像冰疙瘩一样，呈板结状，不能很好地流通，就会显得相对不足。这时补津液没用，用辛散的办法，令阳动冰消，津液流通，不补之中有真补存焉。

然后小指月马上在小笔记本上写道：

细辛有"辛以润之"的作用。大便秘结，久用寒凉通泻之品，反而加重的，这是寒秘，导致身体有津液都滋润不了，这时肠道就处于呆滞板结状态。用少量的细辛，可以让呆滞状态的肠管活动起来，这样肠道得到动力和津液，通降功能马上加强。故大黄有细辛在前面开路，泻下功用就更厉害。故治疗老年人冷秘、风秘，常可于辨证方中加进少量的细辛，以加强辛润通腑之功。

随后小指月在小笔记本中又写道：

细辛润燥治便秘是 301 医院老中医赵冠英的经验。《本草纲目》云细辛辛能润燥，故小便涩者宜用之。赵师认为细辛为温散药，故治风秘、冷秘者为好。

风秘多素有风病，或风搏肺脏，行于大肠，使传导艰难，遂成便秘。或中风病人，胸中积热致津枯便结，并多伴有眩晕、半身不遂等症，此时赵师往往于祛风药中加入少量细辛，既能加强搜风通络作用，又可通便。如王某，女，诊断为脑梗死，右肢活动受限，乏力头晕，大便燥结难下，以细辛 4 克与黄芪、当归、玄参、地龙、川芎、牛膝等药同用，服药 6 剂，大便通畅。

冷秘为嗜食生冷之物，过用寒冷之剂，伐伤人之阳气，脾肾阳气虚弱，温煦不利，不能生津以润燥，故而阴寒内结，糟粕不行，凝集肠道而大便不下。赵师活用细辛配温阳益气之品，每每服之有效。如刘某，男，诊断为急性心肌梗死恢复期，畏寒乏力，大便干燥，以细辛 5 克，加入生晒参、白术、当归、桂枝、丹参等治疗，服 4 剂后大便解下，畏寒渐轻。

◎外敷肚脐治小儿口疮

竹篱茅舍门外传来小孩的啼哭声，小指月打开门，看到一母亲抱着她的小孩，小孩哭得让人担忧，没完没了。小指月把母子俩领到诊台前。

爷爷问，怎么回事？母亲担忧地说，前两天，我儿发热后又拉肚子，满嘴都是烂口疮，不肯吃饭，痛得哭闹不止，连吃药都没办法。

爷孙俩相互对望了一下，小指月搔搔脑袋，这该咋治，不吃药怎么治病呢？

爷爷笑笑说，既然里面吃不了，我们可以考虑从外面用啊。小指月恍然大悟，说，没错，内治之理即外治之理。

想通后，小指月就把小孩虎口掰开，这是小孩常见的小儿指纹诊法。3 岁以内的小孩，望虎口指纹，更能司外揣内。因为小孩属纯阳之体，非常通透，而且 3 岁以内不太好把脉。所以这种小儿指纹诊法就成为一种诊断儿科疾病的很好的中医诊断方法。

指纹的色泽、浮沉及部位可反映出疾病的性质、病情轻重及邪正盛衰情况。即浮沉分表里，红紫辨寒热，淡滞定虚实，三关测轻重。

正常指纹，黄红相兼，隐现于风关之内。指纹浮现明显者，多为病邪在表；指纹沉而不显者，多为病邪在里。色鲜红者，多外感风寒；色紫红者，多为热证；色青者主风、主惊、主痛；色紫黑者，多为血络郁闭，病情危重。指纹细而浅淡者，多属虚证；粗而浓滞者，多属实证。

指纹显于风关，表示病邪轻浅；过风关至气关者，为邪已深入，病情较重；过气关达命关者，为邪陷病深；若指纹透过风、气、命三关，一直延伸指端者，即所谓"透关射甲"，提示病情危重。

这孩子指纹明显红中带紫，体内有热。这该怎么办呢？爷爷看出小指月的疑惑，便说，为什么有热呢？为什么会发口疮呢？

小指月说，难道是火郁发之？爷爷接着说，先是风寒感冒，毛孔闭塞，然后高热，体内有郁热，想要借口疮来透热外出。所以这种外寒裹住浮火的状态，在治疗时，一要懂得透散外寒，二要懂得引火归原，不能让火发得太厉害。

那用什么呢？小指月说，用敷脐法吧，既可以避免吃药的麻烦，也可以引火归原，打开毛窍。爷爷点点头说，那就用细辛粉醋调敷肚脐吧。

于是小指月便把细辛粉包了五小包，叫这母亲回去后调点米醋，敷在小孩肚脐眼上，可以用风湿膏在外面固定住，一天一包。

这五包药都没用完，只用了三包，小孩就不闹了，口疮也慢慢好了，本来不能吃饭的也能吃了，拉肚子自然也消失了，真是一举而多得啊！

小指月打开《卫生家宝方》，里面记载着这样一句话：治小儿口疮，细辛末醋调贴脐上。真是大道至简，要言不繁啊！

然后小指月马上在小笔记本上记录：

小儿不方便吃药，口疮糜烂，可以用细辛醋调，外敷肚脐。如果小儿高热或者泄泻后，满口疮疡糜烂，不肯饮食，哭闹不止的，用此外敷肚脐法，效果明显。

◎寒温并用治寒包火

小孩的口疮可以用敷脐法来治疗，因为小孩为纯阳之体，身体通透，肌表吸收药物也强，而细辛更是辛味之极者，无处不到，所以容易见效。如果是大人严重的口疮怎么办？

有个大叔，严重口疮溃疡，痛得嘴都不敢张，饭都没法吃。

爷爷看病总是慢悠悠的，不直接跟他谈病，而是问他平时最喜欢吃什么？大叔说，喜欢喝酒，然后搞点油炸花生米做下酒物，每天都离不开这两样东西。

爷爷问小指月，这脉象如何？小指月说，脉沉数，是有郁火。

爷爷又说，你这病以后要少吃这些东西了，脏腑积热很重啊！大便都不太通。

大叔点点头说，是啊，经常两三天都不上厕所，上厕所也拉不干净。

爷爷接着说，你天天吃这些油炸品、喝酒，大便怎么下得来呢？要少吃荤，多吃素。你们喝酒的人都有一个习惯，就是吃青菜少或不吃青菜。长期吃青菜少或不吃青菜的人，口腔就容易溃烂上火。肌肉缺乏蔬菜中的维生素，必定长不好，所以疮口修复缓慢。这时大叔点点头说，难怪我这口疮好了又发。

爷爷说，将来少喝酒，多吃青菜，少吃烧烤，多吃清淡，就不复发了。这大叔点点头，其实病人都知道自己的不良习惯，但就是控制不住。

爷爷又说，像这种寒热不调的口舌生疮、牙龈肿痛之类，该用啥药啊？小指月马上会意道，寒温并用，用《本草纲目》的兼金散，即细辛配黄连。

爷爷点点头，细辛升散，无处不到，祛风止痛，能发散郁火，引黄连直达病所。诸痛痒疮，皆属于心。黄连清心经热火，败毒下行，能直折疮火上炎。就这两味药便可。小指月接着问，剂量如何呢？

爷爷说，一般的等份打粉；如果寒痛厉害的，细辛量可以大于黄连；热痛厉害的，黄连量可以大于细辛。牙龈肿痛、口疮溃疡等各类痛症，都可以随手用之。

这大叔回去后就把酒和油炸花生米停掉了，然后吃这兼金散，3 剂过后，满口疮痛减轻，再服 2 剂，溃疡面完全愈合。

这次大叔用的是内外兼治法，所以取效才这么快。原来小指月给他包了两份，一份是内服，没有打粉的，一份是把兼金散打成粉末，用蜂蜜调了外敷疮口，直接作用于病所。

黄连配细辛，一寒一热，一苦寒直折上炎火势，一辛散发越肌表郁滞，共同起到清火止痛、开郁散热的效果。

然后小指月打开《本草纲目》，找到兼金散，把它记录在小笔记本上：

黄连配细辛，名曰兼金散，专治口舌生疮，牙龈肿痛。李时珍说：此二药，一冷一热，一阴一阳，寒因热用，热因寒用，君臣相佐，阴阳相济，最得制方之妙，所以有成功而无偏盛之害也。

◎ 细辛拾珍

张秉成《成方便读》记载，治胁下偏痛，发热，其脉弦紧。此阴寒成聚，偏着一处，虽有发热，亦是阳气被郁所致。是以非温不能散其寒，非下不能去其积，故以细辛、附子之辛热善走者搜散之，而后大黄得以行其积也。

指月按：积之所生，因寒而生。阳主动，阴主静，所以用细辛、附子，令阳动冰消，佐以大黄，令积化下行。此阴阳配合之妙也。对于寒郁发热者，往往需要寒温并用，其效始彰。

朱宗云经验

老中医朱宗云善用细辛治鼻流清涕。《神农本草经》谓细辛能利九窍。细辛辛香能通鼻窍，味温能温肺。有一些风寒外感病人，常有喷嚏、鼻流清涕的症状，此时若用细辛，即能使症状迅速改善。

张某，感冒 3 日，鼻流清涕不止，且喷嚏连连，清涕日湿手帕数块，由于揩鼻频频，鼻部皮肤泛红，病人不堪其苦。3 日来连用银翘散方，病人虽发热恶寒减，但清涕仍不止。再予原方中加细辛 1.5 克，仅服 1 剂即清涕转稠转少，喷嚏显减，2 剂即愈。细辛治疗流清涕之神效，由此可见一斑。

细辛是否如《神农本草经》所说的久服明目利九窍，必无是理，盖辛散升发之药，岂可久服？话说亦有些道理。辛散升发之药有耗伤正气之弊，但这只是问题的一个方面。临床上若配伍得当，却又另有一番功效。

《本草新编》说："必须佐之以补血之药，使气得血而不散也。"朱氏用细辛治疗过敏性鼻炎，配以黄芪、当归、补骨脂、五味子、制何首乌等补气血、益肝肾之品。服用数月疗效良好，并无耗伤正气之不良反应。

如戚某，患过敏性鼻炎多年，每日晨起打喷嚏几十次，集体宿舍同事戏之曰"起床钟"，鼻流清涕，以致有时用手帕多达十多块。平时畏寒乏力，腰膝酸冷，脉细、尺不足，舌淡红。辨之为肺脾肾虚寒。处方：生黄芪9克，党参9克，白术9克，白芍9克，五味子1～5克，细辛1.5克，生地黄12克，熟地黄12克，栀子9克，川续断9克，牡蛎30克，补骨脂9克，制狗脊9克。本方加减连续服用1个月，病人打喷嚏及流清涕明显减少，两天仅用一块手帕。

指月按：用细辛等阳刚之药，往往需要佐以阴柔之品，这样虽动而不耗，气行而血不散，最得用药之妙。比如当归四逆汤用细辛配归、芍、枣、草，独活寄生汤用细辛、独活配四物汤，此皆得治风亦治血之妙也。

朱春庐经验　独活寄生汤若去细辛疗效即逊

《千金》独活寄生汤，为治风寒湿三气杂至合而成痹之常用方，此方乃八珍汤去白术，以参、草益气扶阳，以四物养营活血，加芎、防、茯苓、独活祛风胜湿，牛膝、桑寄生、杜仲补肝肾而舒筋，桂、辛温肾胜寒，具有解除冷痹致痛的作用。从各药的配伍来看，气血双调，邪正兼顾，对于体虚感受风寒湿邪而腰膝髀枢顽麻冷痛之症，每有卓效。而细辛辛温，以其走而不守，往往舍弃不用，朱氏早年亦有此顾忌，以为扶正逐邪有四物之疏调，已合古人"治风先治血，血行风自灭"之旨，何必再以辛温掺入其间。后读《本草述钩元》论细辛云："究温寒之用……其在至阴之分，虽不伦于补阳诸味，却能就阴分而散寒邪；即至阳之分，虽难比于行气诸剂，却能就阳分而散阴结。阴中阳通，则能资营气而使畅也；阳中阴通，则能助风剂而使行矣……至其能治风湿痹痛，亦由阳虚化风，因之化湿者也。凡阳虚郁风者多化湿，不可不知。"乃悟细辛有温通阴阳之能，可助诸搜风散湿之药以解痹而止痛，固不仅为寒证设也。此后凡用此方均不去细辛，但酸麻重而痛微者其量宜小，痛甚而酸麻居次者用量宜大（3～5克）。因细辛少量则温经，多用则镇痛之功较著也。

指月按：一般痹证以风寒湿为外因，痰浊、瘀血为病理产物，所以会选用辛温发散之细辛、独活、防风等风药，祛逐风寒湿于外。再配以四物汤，一方面调养阴血，一方面使血液循环顺畅，则痰瘀自散。

11. 藁本

◎藁本汤于腹泻

这些年头由于冰箱、温室大棚、防腐剂盛行，所以很多人都能够在一年四季里吃到各种各样的生冷瓜果。他们以为这是条件好，是一种幸福，其实从中医看来，这也是一种健康杀手。为什么这样说呢？

秋冬之际，有个富翁的孩子，吃了几天冰冻西瓜，一直拉肚子，头顶痛，屡治不效，一直缠绵不愈，拖了半个多月。小孩没精打采，神疲乏力，像蔫了的禾苗一样，因为拉肚子泻的是大量的津液啊，津液大量流失，人马上就蔫下来。

所以很多孩子由于长期泄泻，导致脖子都歪了。富翁请了最好的医生，又是止痛药，又是止泻药，止来止去都止不住，难道病重不治，还是药轻不效呢？这名医也没有少请啊！没办法，只好敲开竹篱茅舍的门。

小指月一看，这孩子神色㿠白，舌苔白腻，完全不像富翁家的孩子，倒像贫苦家的孩子，养得瘦骨嶙峋，看来物质条件好，并不代表就能把身体养好。

爷爷问，以前吃的什么泻成这样呢？富翁说，吃了几天冰冻西瓜。

爷爷摇了摇头说，现在的人们少了健康常识，不知道反季节的瓜果对人是弊大于利啊！中医认为，非其时而有其气，邪气也！

不是这个时节盛产的，那就不是最符合你身体需要的。故《黄帝阴符经》说，食其时，百骸理。以后要吃顺季节的食物，这样身体才养得好。

不是说越贵的东西越好，对身体健康真正有帮助的东西，是不论贵贱的。你们看，现在白菜、萝卜上市，还有地瓜，这些远比西瓜能帮助人，你们为什么有健康又便宜的食物不选择，偏偏选择又贵又不健康的食物，吃出病来呢？

富翁听后，重重地点了点头。他才知道自己家里没有健康的饮食观，只知道人云亦云，市场上哪个东西最稀奇最贵就去买来给孩子吃，难怪孩子养得病恹恹的，还不如那些普通人家的孩子呢！

这时爷爷知道健康知识普及出去了，这才谈到如何用药治病。这是爷爷治病的风格，未论用药，先论养生，养生是治其病的来源，用药只是治其病的去路。如果你不堵住病的来源，再擅长用药去给邪以出路，病还是没完没了。

爷爷便问小指月，有哪味药既可以升阳止泻，又可以治巅顶头痛呢？

小指月心中早已了然，笑笑说，唯藁本能上达巅顶，下治胃肠，升阳止泻，祛风解表。巅顶痛，非此物不能除。

爷爷点点头说，那就用藁本汤吧。果然 1 剂知，2 剂愈。

然后小指月马上在小笔记本上写道：

《本草汇言》记载，藁本上通巅顶，下达胃肠。

《神农本草经》记载，藁本主腹中痛，除头风痛。

《邵氏见闻录》记载，夏英公病泄，太医以虚治不效。霍翁曰，风客于胃也，饮以藁本汤而止，盖藁本能祛风湿故耳。

◎ 乡村医生的疑惑

有个乡村医生，带着爷爷的一张处方，敲开了竹篱茅舍的门。

乡村医生说，我不是来看病的，我是来向老先生请教的。爷爷说，请教不敢当，有什么事情但说无妨。

乡村医生便拿出小指月写的一张方子说，为何这个子宫肌瘤的妇人，阴中肿痛，我给她用桂枝茯苓丸，效果不太好，你给她用了效果就好？

小指月一看那方子，就是桂枝茯苓丸加了一味藁本啊。乡村医生说，藁本有治疗子宫肌瘤的作用吗？能够活血化瘀消肿吗？

爷爷摇摇头。乡村医生又问，那为何我用三棱、莪术去破瘀攻坚，都没攻下来，你用这轻轻的藁本风药，却能够起效？

爷爷说，止痛不一定要活血，消瘤不一定要攻坚。乡村医生思维定式，以为活血攻坚是治瘤大法，他不知道为何治疗子宫肌瘤要用藁本？

这时小指月把《神农本草经》翻开，找到藁本那一条，藁本主妇人疝瘕，阴中寒肿痛，腹中急，除头风痛。乡村医生看后说，这除头风痛可以理解，巅顶头风痛，非藁本不能除。但这妇人疝瘕，阴中寒肿痛，就不好理解，藁本不是上达巅顶的吗？怎么能够下入子宫呢？

爷爷说，这个女的是不是坐办公室，位于空调下，而且还穿裙子，喝冷饮，吃水果呢？这乡村医生点了点头。

爷爷又问，这女的你把她的脉，是不是带点浮紧，平时容易怕风头痛呢？这乡村医生又点了点头。

爷爷又说，子宫肌瘤是怎么形成的呢？小指月引《内经》的条文说，积之所生，因寒而生。

爷爷又问，寒邪伤到哪条经络，最容易由表及里，导致积块生成呢？乡村医生说，这子宫属于肾所主，肾与膀胱相表里，应该是膀胱经受寒，足太阳膀胱主表，所以肾的气化不行，才停留积块。

爷爷笑笑说，你自己已经把答案说出来了。乡村医生还有点转不过弯来，说，我怎么还不清楚啊？

爷爷笑笑说，藁本顾名思义，乃草木能抵达人体最高处巅顶，所以它善入人体膀胱经。足太阳膀胱经主表，子宫属于里，空调从表约束毛窍，穿裙子，腰脚受凉，从下往上收引血脉，加之冷饮水果，从上往下冷缩经络，最终两股寒邪会师，都聚到小腹中去，让子宫收缩，排瘀不畅。

所以活血逐瘀，是治其疾病已成；疏散太阳经表寒，不再吃生冷，远离空调、裙子，是治其疾病之将生。治病应该令已成者消去，令将生者不生。

这乡村医生听后，谜团顿解，说，老先生真是慧眼独到，我从未想过从源头上去治疗此病，只想到有肌瘤就是瘀血凝滞，就要破瘀消瘤，殊不知源头寒凝气滞，医生消瘤的速度怎么也赶不上贪凉饮冷，寒主收引，凝滞气血，成为包块的速度啊！

爷爷笑笑说，你明白了这个道理，那你就不拘泥于用藁本了。像太阳经风药的羌活、独活，你用了也有效果，也没错。然后你再去读《神农本草经》，为什么独活下面也写着主风寒所击，女子疝瘕呢？这女子子宫肌瘤、疝瘕和风寒有什么关系呢？为什么人们大都见瘤治瘤，不去考虑瘤子背后形成的真正原因呢？

你看古籍里用最传统的中医思想来看这女子疝瘕和风寒是分不开的，所以用风药来治疗女子疝瘕，往往能起到画龙点睛之妙，人体膀胱经毛窍肌表一打开，子宫留结的瘀滞之气就很容易打散开。

你们懂得诸症当先解表的道理吗？为何说《伤寒论》里的很多经典名方，非独为伤寒所设，各类疑难杂病也可以因此而得治。现在的人之所以越来越用不好中医，是因为大家都跟传统中医的这种朴素思维分离开了。

小指月听后，也大受启发，难怪爷爷用藁本治子宫肌瘤、腹中寒痛，原来妇人经常伤风冷头痛，乃太阳膀胱经气化不利，所以水饮积聚内停，这时下病上取，不看积块看气化，不攻肌瘤而祛寒，这样寒气从足太阳膀胱经往外散，经脉自动松开舒解，浮紧之脉一消除，不仅积血容易排出，腹中疼痛也消失了。

这乡村医生点点头说，看来我要多向老先生学习养生之术，只有懂养生，才知道疾病从哪里来的，才知道如何帮病人截断扭转。不然只在药物学上钻牛角尖，转圈子，再怎么用功，也是治疾病之去路，也治不了疾病之来源。之所以老先生能够治愈平常医生难以治愈的疾病，既在于老先生独具慧眼，用药巧妙，更在于老先生知道这病是怎么得的。

然后这乡村医生再次拜服，说下次有疑惑，必当再次登门拜访，请老先生不吝赐教。小指月在小笔记本上记道：

见病知源很重要，未议药，先议病，不知道疾病怎么来的，就很难把疾病根除。藁本治腹中肌瘤腹中痛，不是去化瘤止痛，而是去提高膀胱经气化功能，使寒气散开，经脉疏通，疼痛自止。

《本草正义》记载，藁本主妇人疝瘕，阴中寒肿痛，腹中急，皆清阳不振，厥阴之气郁窒不升为病，温以和之，升以举之，解结除寒，斯急痛可已，疝瘕可除。而阴虚内热，肝络结滞之疝瘕急痛，非其治也。

◎去头屑止头痒，藁本白芷汤

有个小伙子不太讲卫生，邋邋遢遢，又喜欢吃肥甘厚腻的东西，经常吃夜宵，搞得脸部流油，阴囊潮湿，整个头部发痒，一搔头屑就一大片一大片掉下来。大家看到他都敬而远之，这小伙子因此很郁闷。无奈之下，就要找医生治治头屑。

爷爷跟他说，小伙子，卫生不是靠医生，要靠你自己。用药可以把你的头屑洗掉，不能把你邋遢的习惯洗掉。邋遢的习惯不改，头屑洗掉了，它又会再生。

这小伙子听后，才知道不是全凭医生能够解决掉自己的毛病，还得三分治，七分养。爷爷说，要少吃荤多吃素，这头屑是身体的浊阴，浊阴太盛，导致清阳不出上窍，浊阴降不下来，所以整个头面都是垢积。以后头发也容易脱落，到那时你就知道后悔了。

这小伙子听后说，我以后再也不吃夜宵了。爷爷点点头说，这就对了，晚上消化功能最弱，再加一顿夜宵，那些油垢都消化不了，纷纷往外面泛，心也烦，睡觉也不安，头面也流油。贪吃没有任何好处，还带来诸多烦恼病苦。

小指月说，爷爷，这洗头屑，止头痒，中医有方子吗？

爷爷笑笑说，中医不看病，而看气血，看升降。清阳升上来，浊阴降下去，头屑何来之有？你看他巅顶周围头屑最多，痒得厉害，所以用藁本升清阳。他整个头面油垢重，可以加点白芷，使阳明经脉通降功能加强。用这两味药打粉，睡觉前洒在头发里面，第二天起来后，就用梳子把它们梳掉，连同头屑垢积瘙痒都会一一消去。然后再注意清淡饮食，不吃夜宵，头屑、面部流油就不会有了。

果然像爷爷所说，用了 3 天，这小伙子头屑一天比一天少，面部流油也一天少于一天，没有刻意去用护肤品、洗发水，就靠清淡饮食，加上这藁本白芷散，就把头面流油、头顶皮屑多、瘙痒的症状给消除了。

小指月笑笑说，爷爷，这方子真好，本身藁本、白芷又是风药，巅顶之上，唯风药可到，而瘙痒里头，痒又为泄风之道，用这风药来疏泄止痒，最是巧妙。然后把清阳升上来，浊阴自降，精神都会振奋。

随后小指月便在小笔记本上记道：

《便民图纂》记载，干洗头屑，藁本、白芷等份，为末，夜掺发内，明早梳之，垢自去。

◎治虫与治环境

有个小孩子，浑身上下长疥癣，瘙痒难耐，夜卧不安，哭闹不止。家人给他用各种皮肤膏药涂抹，时好时不好，还用了清热解毒的外洗药，如黄连、黄柏等，好了一阵子又复发。家人还买来各种抗菌杀虫消炎的药水，想不到这种顽固的虫痒疥癣还是没能根治，而且越搔皮肤越是残破，甚至血肉模糊，让人非常心痛。

正好爷爷带着小指月去采药，这家人好像痛苦中看到了一线生机一样，马上迎上去，请爷孙俩到他家里去看看。小指月一踏进门，就觉得这家里怪怪的，很沉闷。然后看到孩子躺在床上，脸色有点暗淡，皮肤疮疡厉害之处还流脓水。这家人便跟爷爷说了孩子前后治疗的情况。

爷爷寻思了一下，便问小指月，你看这个皮肤病为何如此难缠？

小指月也边想边说，清热解毒药用了，外洗方也用了，消炎止痒杀虫剂也用了，难道有这么顽固不怕药的疥癣虫痒吗？爷爷笑笑说，治疗这个病还是那句老话，药治三分，人养七分，你家里孩子没养好。

这家人听了孩子没养好，说，从来没有一个医生跟我们这样说啊！

爷爷这时才缓缓道来，再厉害的杀虫药，只能治虫已经生成，不能绝其未生。

这家人听了还是一头雾水。爷爷指着水池边的一块腐木，说，你看那块腐木为什么老长木耳、老生虫菌呢？

这家人说，因为它放在水池边，所以容易长虫啊，也容易长各类真菌。

爷爷笑笑说，你告诉我，怎么让这块木头不长木耳，少生真菌、虫子？

这家人说，这很简单，把它放在高的地方，让太阳一晒，让风一吹，晒干、风干了，不再湿漉漉的，它就没法再长虫了，也不长真菌、木耳了。

这时这家人还不知道爷爷葫芦里卖的什么药，但小指月已经想到了，他一拍腿说，爷爷，爷爷，你别说下去了，我知道了，我知道了。

爷爷便问，你知道什么呢？小指月说，我知道这个病怎么来的，也知道怎么把这个病去掉！

爷爷故意刁难说，小指月，人家请了那么多的医生，用了那么多的药物，都没敢说治好，你小小年纪，怎么敢口出狂言呢？小指月笑笑说，这不是口出狂言，这是自信，是想通医理后，心中自然有的把握。

爷爷听后说，那好吧，你给这家人出出主意。小指月便说，你家里太阴暗潮湿了，经常窗户紧闭，旁边几棵树木长得太高，太靠近房子，使房子不能得到充足的阳光普照，所以你们的衣服也经常晒得不够干爽。我进来就闻到屋里一股酸腐的味道，可能你们久在这种环境中，闻不出来。

这家人听后，点点头说，是这样的，衣服经常很难晒干，家里确实非常潮湿，可这潮湿和虫痒有什么关系呢？小指月说，湿生虫，无湿虫不生。木头湿腐会长真菌，人的衣服放置处的环境潮湿，就容易滋生细菌。

这家人听后恍然大悟，说得好，说得好！那我们该怎么办呢？

病根找出来了，道理理顺了，治法方药随着就出来了。

小指月说，第一，要把周围遮盖住房子的树枝都砍掉。

第二，要把孩子的床架高一点，高处容易风干，低处容易潮湿。

第三，衣服一定要洗干净，晒透才可以穿。

第四，被子、床铺隔几天要拿到外面去晒。

第五，门窗要常开，使空气对流，潮湿自干。

第六，用一味藁本煎汤，来给孩子洗澡。

第七，孩子穿的衣服、被单也要用这藁本汤一起洗。

这样治起病来不仅考虑到其病邪去路，更考虑到绝其疾病根由。用藁本这味风药来祛除湿邪，唯风能胜湿，湿邪一去，没有大环境，虫就很难再生存了。

半个月后，这家人敲开了竹篱茅舍的门，原来是送鸡蛋过来道谢，说只用这一味藁本，既外用洗澡，也洗衣服，而且遵照小郎中所说的那些建议，很快就日日减轻，夜夜安宁，皮肤疥癣消退，恢复如初。

小指月听后虽然大喜，但这都是理所当然的事，理通了，治疗效果当然是杠杠的，理顺了，药物当然能够立竿见效。

然后小指月在小笔记本上写道：

《小儿卫生总微论方》记载，治疥癣，藁本煎汤浴之，及用浣衣。治虫不治虫要治湿，湿去不生虫，要见病知源，不要只看到局部的虫痒疥癣，要看到人体潮湿的体质，乃至于整个房子和外环境潮湿，这样治环境使病菌难以再生，这才是中医治病的整体观——不治病菌治环境。为何用藁本？藁本乃风药，唯风能胜湿。

◎藁本拾珍

张玉林经验　祖传藁本汤治疗感冒

张氏用祖传藁本汤治疗感冒200例，疗效满意，多在24小时内退热。用药：藁本18克，白芷18克，细辛8克，党参30克，三棱18克，生石膏120克，柴胡12克，荆芥12克，防风12克，制半夏18克，大黄3～12克，煎水分服。高热加黄芩12克；咳嗽加麻黄10克，杏仁15克；腹胀加制川厚朴18克；腹痛加高良姜10克；便溏，大黄改制大黄5克。水煎服。以服药后在24小时以内热退为有效，计185例；超过24小时为无效，计15例。有效率92.5%。

祖传藁本汤一剂多煎、分服，高热时4小时服1次。服药汗出并不多，精神状况佳。虽然大便次数增多，但肠胃舒畅。只要大黄剂量掌握得当，并无不良反应。对外感所致的上呼吸道感染、胃炎、风湿痛、颈椎痛等都收到理想的疗效。方中既有太阳经证的药物，又有少阳、阳明经证的药物，辨证也很简单，无论有无发热，只要有表邪即可应用。

指月按：感冒亦分为多种类型，一般外有表邪，内有积热，用此汤方效果好。此汤方用一派风药走表，再配合大黄、石膏兼清里热，乃表里兼治之法。

12．苍耳子

◎督阳不升与鼻子不通

《本草备要》记载，苍耳子善发散风湿，上通脑顶，下行足膝，外达皮肤，治头痛目暗，齿痛鼻渊。

南方多雨湿，所以冒雨淋水，又招风受凉而得风寒痹证的病人不少。

有个老头儿，早年经常冒雨干活，多年过后，他就开始头痛，鼻塞，腰背酸痛，膝盖也痛，连眼睛也视物昏暗，耳鸣。老爷子这才引起重视，不敢冒雨干活，可病已铸成，经常天气一变化，这些老毛病就复发，这让他郁闷不已。

有句话说，老来疾病都是壮时招的，衰后余孽都是盛时造的。所以意气风发的青壮年，应该谨慎行事，而不是一意孤行。常言道不听老人言，吃亏在眼前。很多老年人经历过风霜，尝过世间病痛的滋味，看问题也比较深刻长远。他们经常嘱咐年轻人刚出完汗，千万不要洗冷水澡；被雨淋湿后，要及时换干衣服，这些极小的习惯，对于健康的影响却是相当大的。君不闻细节决定成败。生活中的小小习惯，决定着你现在乃至将来的大健康。可年轻人往往以为老生常谈而忽略。

这老头儿拄着拐杖，敲开了竹篱茅舍的门。他向爷孙俩诉苦说，这几年头痛，腰痛，四肢也不利索、疼痛，偶尔还抽筋，鼻塞，眼花，耳朵也嗡嗡作响。

这一大堆症状，小指月边记边想对策。这时爷爷说，小指月，这个病该如何用药呢？

小指月说，我看这病，既有风寒束表，也有气血不足，还有经脉不通，甚至还带点肝气郁滞，应该祛风湿，补气血，通经络，调气机。

爷爷笑笑说，他左路脉象怎么样？小指月说，左路脉象郁滞，有点升不上来。

爷爷问，左路脉管什么呢？小指月说，左路寸、关、尺管心、肝、肾。

爷爷问，那还管什么呢？小指月摇摇头，有点想不起来。

爷爷说，还管督脉。督脉乃人体阳气之总督也。五脏六腑阳气升不上来，都要靠这条督脉。督脉能上通巅顶，外开毛窍、鼻孔，督阳不升，则头这诸阳之会，必定会因为阳气不足而头痛，目暗，耳鸣，鼻塞，周身痹痛。你能想到用哪一味药，能够一药而走督脉，解决这诸多病症吗？

小指月想了想，还是没想出来，因为他从来没有听过爷爷说走督脉的药物。

这时爷爷说，病症如同一窝蜂，抓住蜂王莫放松。蜂王入到蜂箱内，周天蜜蜂尽归宗。竹篱茅舍外面就养有几箱蜜蜂，小指月也知道抓住蜂王，所有蜜蜂都会围绕着团团转。所以治病抓主证很重要，射人先射马，擒贼先擒王，用药能够抓主证，就像打击犯罪团伙的主谋一样，其他余孽同伙自然不攻自破。

小指月接着说，爷爷，这一团症状的蜂王是什么呢？爷爷笑笑说，蜂王就是年老体衰，督阳不升，风寒闭表，阻塞清窍。

小指月说，那该怎么用药？爷爷说，一味苍耳子做粥疗。

小指月一听，马上打开《神农本草经》，发现苍耳子主头寒痛，风湿周痹，四肢拘挛痛。这里头讲的不正是这老爷子苦恼的种种痛症，从头到脚，从身体到四肢吗？爷爷真是太厉害了，一味药就把这复杂的病象通通理顺。

然后叫这老爷子回去，用苍耳子和粳米混在一起煮粥吃，如果嫌麻烦，可以把苍耳子打粉，煎汤送服。这老爷子按照这种办法，吃了半个多月，鼻子通了，头不痛了，浑身的痹痛大大减轻，连手脚的屈伸不利也好了。最重要的平时目暗、耳鸣的症状也减轻了，眼睛没那么花了，明显感到脑瓜子也清醒了不少。

《本草纲目》记载，苍耳子善通顶门连脑。

像这样不花什么钱，却把自己多年顽疾治好的简验便廉小偏方，这老头儿得到后，便广为宣传。因为在农村这样的风寒湿痹证的病人实在太多了，只要督脉阳气不升，导致整条腰背颈，乃至于头脑诸窍阳气不透达的各种病症，皆可以用一味苍耳子主之，苍耳子善走督脉，督阳升则周身阳气皆能出上窍，把风寒赶出去。这正是苍耳子走督脉、升阳气、发泄风湿的最好注脚。

然后小指月在小笔记本上写道：

何廉臣说，脑风头痛闭塞，必用苍耳子，苍耳子能使清阳之气上升巅顶。

《太平圣惠方》记载，苍耳子粥，能治目暗、耳鸣，或用苍耳子作散煎服亦效。

◎老道医的心传

小指月不记得有苍耳子走督脉的记载。便问爷爷，这种说法从何而来？

爷爷听后，陷入深深的回忆，说，这还得从几十年前的一件事情说起。关于苍耳子走督脉是一位老道医传给我的。

小指月一震，老道医？从来没听爷爷讲过啊。爷爷说，这位老道医性格孤僻，住在深山老林里，如果人们没有难治的病，不敢轻易去找他。

小指月说，为什么呢？会治病的先生应该人见人喜啊？爷爷说，这老道医常年和麻风病病人在一起，帮他们治病，解除痛苦。

小指月说，麻风病可是一种可怕的传染病啊，病人最后面目全非，痛苦而死。

爷爷接着又说，这老道医善于用一味苍耳子治疗各类疑难杂病，随证加药，如有神助。当时我亲自跟踪了几例镇上的疑难怪病，众医皆束手，我便领他们入山去找老道医。老道医每天专注于炼药，攻克麻风病，对这些常见的疑难怪病看都不看。这些病人千求万跪，老道医却要赶他们下山，他们都不下山，最后实在是真诚感动了他。这几例病他都是用苍耳子治好的。

小指月疑惑地问，都用苍耳子治好的？是什么疑难怪病呢？爷爷说，第一例是头风10年，屡治不效。老道医用苍耳子、天麻、白菊花，1剂知，3剂愈。

小指月一拍手说，妙！苍耳子，按老道医说的走督脉，能把清阳发上头部，使风寒湿痹痛随汗而解。天麻、菊花能平肝息风，使眩晕头痛从前面肝胆而降。这样督升任降，真是巧妙用方啊！

爷爷又说，第二例病人是个妇人，生完小孩后周身瘙痒，几年都好不了。这妇人从来不敢碰酒，一碰酒就痒得更厉害。你想想这老道医给这妇人用的什么方呢？小指月认真想了想，当然想不出来。

爷爷笑笑说，相反相激，就是用酒为药引，把她多年的顽固风疹身痒给祛除了。小指月很是好奇，问，怎么用酒呢？

爷爷接着说，这老道医用苍耳子的花、叶，还有种子，等量打粉，每次用酒送服，数日身痒息，以后偶有复痒，用这种办法都能很快治好。

小指月意犹未尽地问，还有呢？爷爷吸了一口旱烟说，还有第三例，顽固的恶毒疔疮，十多年了，反反复复，百药乏效。这老道医居然只用苍耳子一味，单刀直入，把恶毒疔疮连根拔除了。

小指月着急地问，怎么单味苍耳子能把恶毒疔疮拔除呢？爷爷接着说，苍耳子炒过后打粉，并用黄酒冲服，然后外面用鸡蛋清涂抹疔疮，这样内外一起用力，疔疮被连根拔起，不复发作。

小指月说，还有呢？爷爷笑笑说，还有好几个，以后再慢慢跟你讲。

小指月意犹未尽地问，难道这样就完了吗？爷爷接着说，还没有，当时我亲眼看到效果这么好，于是跑到山里，想拜老道医为师，虚心求教。想不到老道医说，他从不收弟子，叫我收起这份心，赶快下山去吧。

我当时就想，他刚开始不是说不治病，但最后病人一直坚持在那里等，他也不得不治病。天底下没有真诚感动不了的事情，如果你感动不了，说明你的真诚还没有做到位。于是我就在门外一直等老道医的回复，一天，两天，三天，老道医理都没理，还拿扫帚赶我下山，说我影响他钻研医理、药物。第四天我还是没走，下起大雨，淋湿了我全身，那时我又饿又冷，真的很想下山去了。

当时老道医走出门外，跟我说，小伙子，你回去后好好研究苍耳子吧，去想想苍耳子为什么走督脉，研究一下如何通过调督脉而治诸病，将来或许在医道上有点成就。说完后老道医飘然而去，我想可能这个师徒缘分就到此为止吧，因此也只好慢慢下山去了。

小指月恍然大悟，说，原来苍耳子走督脉是出自老道医之口啊，原来爷爷治疑难杂病从督脉论治的思想也是从这里参悟出来的啊！

爷爷笑笑说，人体脑顶清阳只要充足，三花能聚顶，即使得了病，也不至于太重。后来我也翻阅了道藏，阅读了很多道医的典籍，发现真正道医的心传都离不开这一句话，三花聚顶，五气朝元。这也是为何老道医用了苍耳子走督脉，还要用酒发阳气的道理。你以后再慢慢临床实践，还要用身体去内证，或许能够挖掘出更多道医的宝库。本来这番话我想等你长大后再跟你慢慢讲的，但今天既然问到了，也就先给你说说吧！

中国传统的医术之所以自汉唐以来不断走下坡路，是因为大家都重视偏方效验，而忽视医理钻研，更忽视了医道的体证。真的医道不是用口说的，而是用身体体证出来的。

那些巅峰的道医们，比如孙思邈、陶弘景、华佗、葛洪，没有一个不是医道双修、事理圆融、知行合一的。他们既重视自身内在的修养，也重视外在药物的使用，两方面都不可偏废。这样医学攀登起来，就会不断前进，不断高升。所以你想要走一条传统的中医之路，除了把医德和医术并在一起，同修共练外，再无其他。故曰：道非术不行，术非道不远。

爷爷随后又说，指月啊，以后不要只钻进古医籍堆中，要多去体会人间的道德，世事洞明皆医理，人情练达即药物。

指月半懂不懂地点了点头，然后他在小笔记本上记道：

医道最后要借医术来修道修德，道医是要借道德来行医用术，体证医学。

《本草汇言》记载，诸风眩晕或头脑攻痛，苍耳子三两，天麻、白菊花各三钱。

《太平圣惠方》记载，妇人风瘙瘾疹，身痒不止，苍耳花、叶、子等份，捣细微末，以酒送服。

《经验广集》记载，治疗疔恶毒，苍耳子五钱，微炒为末，黄酒冲服，并用鸡子清涂患处，疗根拔除。

◎《正气歌》与苍耳子散

有个小伙子，天天在潮湿的地下室工作，半年后就犯了过敏性鼻炎。头晕头痛，早上起来喷嚏不断，鼻子又痒又塞。由于疾病困扰，注意力不集中，老是出错，因此连工作也丢了，他就更郁闷了。不得已敲开了竹篱茅舍的门。

他才坐在诊台前，就连打了几个喷嚏，看起来好好的年轻人，一点青春朝气都没有。小指月把完脉后说，爷爷，这脉好沉紧啊！

爷爷说，沉主什么？小指月说，沉主病在里，是里阳虚。

爷爷说，紧主什么？小指月说，紧主寒，寒主收引，收引则拘紧，脉道不通，鼻塞不利。

听完小伙子的诉苦后，爷爷寻思一下说，小伙子，你以为你的病是怎么得的呢？小伙子抱怨说，我工作的环境太差了，在地下室，整天见不到太阳，跟我一起的好几个工友也得了过敏性鼻炎，只不过他们比较轻。

爷爷又问小伙子说，人长期在阴冷环境下，少见太阳，会导致鼻塞，鼻流清涕，但为什么同样环境下，有人就不鼻塞，也不鼻流清涕呢？

小伙子跟着说，那是因为他身体强壮，身体比较好呗。小指月想起《内经》说的，正气存内，邪不可干。邪之所凑，其气必虚。

爷爷接着又说，你想想，你这身体不像是先天体弱，为什么会这么容易得鼻炎，畏惧风冷呢？这小伙子想来想去，也想不出个所以然，甚至又猛打了几个喷嚏，真是纸巾不离手，鼻涕赶不走啊！

爷爷笑笑说，要赶走鼻涕，不靠药物，要靠你的正气。正气存内，邪不可干。世人漏精难断，健康难得啊！有人看不健康的影碟，就手淫遗精，小小年纪就精华下漏，所以头部阳气不足，鼻炎反复发作。有人天天十几个小时看电脑、看手机，一直看到深夜两三点，大量的精血都耗费了，这叫久视伤血啊……

爷爷数落了好几种现代年轻人损害健康的恶习，都是在内耗漏失自己的精血，这就是为何营养日益丰富的年代，很多年轻人却弱不禁风。

真是一语惊醒梦中人啊！这小伙子才有后悔之意，因为爷爷说的几样他都沾了，没有一样不是正中自己的种种不良生活习惯。

爷爷知道小伙子已经开始反省了，一个病，不看得病时间有多长，有多复杂，而是首先要看病人能不能真正反省到根结上去。一个人能够从疑难杂病，或者大病重病里头，转危为安，离苦得乐，过上一种高质量的生活，他一定是一个善于反省自己、改变劣习的人。

然后爷爷又提出了一个疑问，究竟是敌人太强大，还是我们兵力太脆弱？决定一场战争胜利的，靠的是什么？小伙子马上说，我军兵力强大，才是胜利的关键。

爷爷点点头说，正气充足，才是不得病的关键。不管干哪个行业，都有不良因素，都有职业病。比如做老师的，容易得慢性咽炎，司机容易腰痛，渔夫容易风湿脚肿，但为何干这些行业的人，有些人却不得这些病呢？

原因是他们正气充足，存正念，去邪念。你如果不改变自己的劣习，那你选择任何行业，都会得那个行业的职业病；你如果纠正了自己的劣习，即使还在那个地方工作，你的鼻炎也可以好。

小伙子听后，信心大增，因为他知道自己可以主宰自己的健康，完全可以通过改变自己的不良生活方式来改变疾病，从此不再手淫，不再熬夜……

这时爷爷知道自己的目的已经达到了，于是便跟小伙子讲解文天祥《正气歌》的序：我被囚禁在北庭（当时元朝在北边，南宋的残余势力在南方抵抗，文天祥是宋臣，不奉元朝大统，故称元朝为北庭），监狱在一个土房里，牢房宽约八尺，长约四寻（一寻为七尺，大概三十尺左右），房中仅有一扇比较低矮的门，窗子也又短又窄，地面低潮，灯光幽暗。

在这炎热的夏天里，各种致病之气聚集在一起。四面的雨水顺着地势流到这里，床和几案都能漂浮起来，这是水气；满地的泥泞经过半日，就会蒸发出水泡而糜烂，这是土气；天气忽然晴朗转热时，房子闭塞，四面不通风，这是日气；在屋檐下用柴烧饭，更加加重了炎热，这是火气；仓内囤积的米腐烂了，臭气逼人，这是米气；囚犯拥挤在一起，发出汗臭腥味，这是人气；厕所、死尸、死老鼠发出各种难闻的气体，这是秽气。这些气累积在一起，遇到的人少有不生病的。

可是我却以屠弱的身体，整日生活在这种环境里，到现在已经两年了，侥幸没有生病，这大概是我有一种修养造成的。而这种修养是什么呢？孟子说：我慎重地培养我的浩然正气。这牢里恶气有七种，而我的浩然正气只有一种，我用这一种浩然正气抵抗那七种恶气，有什么好害怕的呢！更何况浩然之气是天地间的正气啊，于是我做了这首正气歌。

> 天地有正气，杂然赋流形。
>
> 下则为河岳，上则为日星。
>
> 于人曰浩然，沛乎塞苍冥。
>
> 皇路当清夷，含和吐明庭。
>
> 时穷节乃见，一一垂丹青。
>
> ……

爷爷看到小指月和小伙子都听得肃然起敬，便跟他俩说，你们都要好好地把《正气歌》背会。人体有正气，百邪不敢侵。《尚书》曰，敬胜百邪。所以不看你处在什么环境下，而看你心中能否存一股浩然之气，是否有一股恭敬之心。

然后爷爷就给小伙子开了一个苍耳子散，又建议小伙子去找烧锅炉之类的工作，这样以温热来制身寒，再加上服药，双管齐下，过敏性鼻炎就好了。真的是辨证对位，改变恶习彻底，那治起病来取效就比较好、比较快。

然后小指月在小笔记本上写道：

文天祥的《正气歌》要作为医门日诵的第一课。《济生方》中记载，苍耳子散，可治鼻流涕水不止。苍耳子散即苍耳子、辛夷花、白芷、薄荷四味药，打成粉末，每次用葱和清茶泡的水送服二钱即可。

◎苍耳子拾珍

熊廷诏经验

苍耳草熬膏，名苍耳膏。制法：秋季采新鲜苍耳草（连果实，去蒐）1 公斤，清水洗净切碎，置大铁锅内加清水煎熬，过滤取汁，草渣再置锅内加水熬煎滤汁，如此连煎 3 次后去渣。然后将 3 次草汁同置锅内煎熬浓缩，计每公斤鲜草可熬取草膏约 200 克，贮存于小瓷罐内加盖密封。放置干燥处，严禁渗入生水，以便长期保存而不变质。此膏熬成，俨似鸦片烟膏，其气清香，味极苦，治疗麻风、梅毒有效。但服此膏期间禁食猪肉。

曾治吴某，男，40 岁，商人。不能洁身自好，常冶游于花街柳巷，以致染上下疳。日久，皮肤出现红色块疹，并逐渐蔓延溃烂，痛痒难受，日夜不安。因同乡关系，求熊氏诊治。熊氏用自制苍耳膏，令其每次服 6 克，每日早、中、晚饭后各服 1 次，开水送服，7 日为 1 个疗程。再诊时，其溃烂疹块已结痂，未见新发者，而且痛痒亦减轻。如此连服四个疗程，皮肤全部脱痂，痛痒全解。原患下疳亦告痊愈。

指月按：《神农本草经》言苍耳子主"恶肉死肌"，盖风湿去而气血流畅，瘀去新生。但是药膏虽好，总不如洁身自好。与其病来慌手脚，不如病前多预防。如果不改变不良习惯，再好的良药也会助纣为虐。

朱良春经验　一味苍耳子疗湿盛濡泄

用风药治泻，古法早有先例。盖风能胜湿，清气上行，浊邪下趋，脾胃功能恢复，泄泻自瘥。夏秋之季，湿邪浸淫，濡泄多见，一味苍耳子即胜其任，若加入辨证论治方药中，奏效更佳。

指月按：湿盛则濡泄，升阳除湿，其泄自止。《得配本草》讲苍耳子善走督脉，故它不仅主项背挛急，又能升督阳而除周身湿，因为督脉总领一身阳气。

凌云鹏经验

苍耳为常见中草药，其应用范围颇广，民间常以茎叶烧汤洗浴治全身瘙痒及风疹有效。曾遇一妇女，因天花粉引产，出现全身过敏性皮疹，常服扑尔敏，历时 1 个月不愈，询方于凌老，即以本品加野丝瓜藤予之，煎汤洗浴两次而愈。说明治疗药物疹亦有很好效果。

苍耳子能治头痛。曾治一偏头痛病人，月必数发，深以为苦，乃用苍耳子 9

克，枸骨叶18克煎服，半小时后即止，连服3剂，历半年后始再发，仍以原方煎服即效。后即以此二味治疗头痛症大多获显效。盖苍耳子为宣通风邪之品，能上达巅顶，疏通脑户之风寒，枸骨叶为滋阴养血之品，两者相合，寓有潜阳息风之效，可得祛邪固正之功，故不论病之久暂，多能获得缓解。

指月按：风者善行而数变，浑身游走性瘙痒，乃风盛则动的表现。苍耳子既可以祛风，又可以解毒，这样肌表风邪去，毒热解，所以取效。

苍耳子配枸骨叶，是宣散透达之阳药配合滋润养血之阴药，是阴阳相得的对药，比较平稳，这样透风而不伤阴，养阴能敷布。故头部风邪去，脑窍得濡养。

李咸珠经验

苍耳子麻油滴鼻剂系一民间治疗各种鼻病的祖传秘方。据李氏临床验证，此方治疗鼻腔慢性炎症确有一定疗效，对多种鼻病有效率达83.75%。

方法：取干燥苍耳子300克，加生麻油（或花生油）900克（1：3，冷油下药），用文火缓慢煎炸至苍耳子变焦黄色时为止，除去苍耳子，待油冷却后过滤，取油装入滴药瓶（我院用眼科滴瓶）备用。滴鼻药方法：让病人仰卧，每次鼻腔滴入4~5滴油液，约5分钟后坐起，头向前倾数分钟，使鼻顶部药液流向鼻底和鼻前部，以防止油液流入咽喉内。每日滴药2~3次，连续滴药30天为1个疗程。若继续用药，可减少滴药次数或滴数，待症状好转或消失后可间隔滴药或停药。

此药液滴鼻既可解毒、杀菌，又可收敛黏膜，使鼻腔通气、滋润，鼻腔及鼻窦引流畅通，逐渐恢复鼻黏膜功能。此药在厂矿试用，对防治上呼吸道职业性有害气体和粉尘损伤也有一定疗效，有推广使用意义。

指月按：自制滴鼻剂简验便廉，苍耳子带刺，带刺可消肿，可解毒，所以对于各类鼻炎肿胀，堵塞气道，苍耳子可以解毒消肿，以助通气。

李丽斌经验

李某，女，40岁。时值伏天，前来就诊。病人左脚趾及左腿膝关节疼痛一年之久，冬季加剧，平素自觉患处凉，局部不红不肿，喜热，遇热痛减。此次是因雨天蹚水受凉，引起剧痛，蹲起吃力，影响行走。病人以前服用过阿司匹林肠溶片、小活络丸，疗效不佳。经敷用鲜苍耳草250克（脚趾敷100克，膝关节敷150克）后，疼痛缓解，嘱1周后再敷1次。随访病愈，未复发。

指月按：苍耳外敷治疗痹证，是民间经过反复验证的效方，不过必须用新鲜的苍耳草，效果才好。敷药后一般局部会出现大小不等的水疱，这叫发筋骨间毒水。而这些水疱一般不需要处理，能够自行消退，也可用针刺破，挤出浊水。

这种发泡疗法，对各类风湿关节炎有较好疗效。也就是说苍耳能够发筋骨肌肉湿毒、风邪外出。这样风湿去，血脉通利，筋骨屈伸有力，痹痛得愈。不过用药期间，要忌食猪肉，局部不要受凉。

13. 辛夷花

◎ 小指月尝药

小指月最喜欢尝药。爷爷常跟小指月说，学中药要有实证的精神，每一味都要自己去品尝，然后对照书本加深印象。

有一次小指月喝酒喝多了，酒气上攻，把痰浊也往头面鼻子上面带，加上又受了点寒，马上鼻塞不通，头晕晕沉沉的，很难受。

爷爷常对小指月说，要懂得以病苦为医，为药物。不知疾苦，无以为医。医生偶尔生病了，就是锻炼的机会。

小指月马上到百子柜里找药来尝，学张锡纯从单味药试疗效的精神。吃了苍耳子、白芷都不太管用。然后他找到了辛夷花，嚼服吞下咽喉，辛夷花辛散的独特劲力马上把他的脑窍、鼻孔冲开，鼻孔一吸入新鲜空气，头脑马上清醒过来。

小指月高兴地说，我知道为什么辛夷花能通鼻窍了。我这一尝一辈子都记得，它的那股气太冲了，以后碰到鼻子不通的病人，我就用辛夷花了，哈哈！

爷爷看着小指月乐呵呵的样子，说，小指月，做得好，要学好一味药，既要看到、采到，还要能尝到、用到。中医是一门实践性很强的学问，纸上得来终觉浅，绝知此事要躬行。毕竟故纸堆里得来的东西，还不够深刻，如果有了切身的体验后，你用起药来，一辈子都深刻。不用费脑筋去想，凭感觉就知道了，这是实践出来的对药的感情。

好比你没吃过梨子，别人再怎么形容梨子的味道，你还是模模糊糊，可你一旦尝过后，所有形容梨子的用语你都明白了。尝了辛夷花后，诸家本草论辛夷花的记载，你看了就能领悟得更透。辛夷花有一股很独特的气味，而这股独特的气味向头面部散发，开通孔窍。所以《神农本草经》里说辛夷花主五脏身体寒热，风头脑痛，面默。这下小指月真是亲自体会到了。

爷爷说，小指月啊，你看辛夷花能祛风散寒通窍，是什么道理呢？外感寒热，头痛鼻塞，甚至颜面美容，常用辛夷花，取的是辛夷花什么象呢？小指月只尝到了辛夷花的独特味道，他还没想到辛夷花为什么具有如此独特的个性。

这时爷爷说，这辛夷花又叫作木笔花，这花非常奇特，在春天的时候，它把所有的阳气都汇聚在花心上，像道家修炼三花聚顶一样。辛夷花是先开花，而后长叶子，它把一个冬天攒积的阳气都聚在花心上。所以人服了这个辛夷花，整个阳气都有股向上窜、通开鼻子的感觉。真是有其生长环境，必有其独到特性。

然后小指月在小笔记本上记道：

一味辛夷花散乃通鼻窍特效药，专治鼻塞不通气。用法：单剂每用 6～10 克，单独泡汤代茶可用 6～12 克。

◎鼻子通气与学习成绩

有个小伙子，经常头晕，提不起精神，注意力不集中，严重影响到学习，于是他家人就带他来找爷孙俩。敲开竹篱茅舍的门，爷孙俩正在一起下棋，只见爷爷双炮连将小指月，小指月怎么回象挡车都没办法，只好认输。

爷爷说，指月啊指月，你还是喜欢贪小便宜，吃眼前的棋子，虽然吃了爷爷的一车一马，却失去了整个棋局。小指月郁闷地说，怎么老是这样，我明明赢了爷爷好几个子，最后还是在棋局上输给了爷爷。

爷爷笑笑说，这下棋也要有中医的整体观，善弈者谋势，不善弈者谋子。小指月不解地问，爷爷，这是什么意思呢？

爷爷说，医者弈也！善医者必观察脏腑气血经络。不善医者，头痛医头，脚痛医脚，只见树木不见森林，所以治标难治本，治疾病的结果，很难治疾病的原因。小指月听了点点头，爷爷总是善于借平常生活中的小事来比喻医理大道，等爷孙俩把棋收好时，这对父子已经坐在诊台前，恭敬地等候。

爷爷问，怎么回事呢？父亲说，我孩子学习老提不起精神，最近成绩一落千丈，晚上叫他写作业，他就想睡觉，让他睡好觉了，白天上学又打瞌睡。老师来家访时说，是不是晚上没让孩子睡好觉？我说，没有啊，天天都早睡，睡得很好，怎么还老是困倦呢？

小指月马上把起脉来，发现六脉平和，没什么大的问题，只是好像心肺阳气不太足，寸脉有点偏弱而已。小指月就说，爷爷，这是不是头部阳气不足啊？

爷爷连脉都没有把，他似乎早已一眼看穿疾病本质，好像胸有成竹，所以显得漫不在意，轻描淡写地说，小指月，你想他头部阳气为什么不足呢？

这一下可把指月问倒了，这个我怎么知道呢？指月心里嘀咕，但没有说出来。

爷爷这时再跟指月说，一个医生不要只管切脉，应该懂得四诊合参，望闻问切，每一个都不可偏废，你听听这小伙子的呼吸。

爷爷这一提醒，小指月马上竖起耳朵来听，这小伙子呼吸明显有鼻息音，而且鼻子里头好像半通不通，通而不畅。爷爷接着又说，鼻气通于脑。

小指月一拍脑袋说，爷爷，我明白了，这脑袋阳气不够，是因为他鼻子不大通气，是吗？小指月看着这小伙子，小伙子猛点头说，我鼻子有时塞，有时通，经常一只鼻孔塞住，另一只鼻孔通气，有时流鼻涕时就完全堵住了。

小伙子的父亲说，以前医院诊断慢性鼻窦炎，吃了不少消炎药，也没好彻底。

这时爷爷说，这孩子脑袋的问题是由鼻子引起的，鼻子通气不好，脑袋就容易昏沉，所以治脑子要先治鼻子。找到了病根，大家都很高兴，那么该如何用药呢？祛风寒、通鼻窍的药选什么最好？小指月大脑中马上蹦出辛夷花来。他说，我知道了，辛夷花的味道最冲了，我尝过，这一味辛夷花上去，人马上精神，鼻窍通开。

爷爷听后，默许地点了点头，然后小指月就给他们包了一包辛夷花散，叫他们回去用纸巾包些辛夷花，塞在不通气的鼻孔里，然后另外弄一些辛夷花，每次用温开水送服。这样内外结合，通过内服辛夷花散，打开肺盖，肺开窍于鼻，有助于鼻呼吸；然后通过外用辛夷花塞鼻，可以直接把药力作用于病变部位，让鼻窍通开，可以大量地吐纳清气。这样几天后鼻子就通气了，头脑也清醒了，人也有精神了，接下来上课再也没有打过瞌睡。小指月马上在小笔记本上记道：

鼻窍闭塞后，脑袋就会昏沉，只有通开鼻窍，才有助于清醒大脑。人体疾病都是相关的，鼻通气量恢复正常，头脑才会恢复正常。如果鼻吸纳的气不够，头脑怎么会清爽呢？鼻子通气不好，脑袋昏昏沉沉，会影响到学习成绩。在治疗头晕、记忆力减退的病人时，懂不懂得去观察他的鼻子通不通气呢？

《名医别录》记载，辛夷花利九窍，通鼻塞。

《本草新编》记载，辛夷花通窍而上走于脑，治鼻塞诸症引起的头晕脑沉。

《江苏中医》报道，某男，21岁，鼻子时塞时通，流鼻涕，经西医诊为慢性鼻窦炎。辛夷花两三朵打碎，用绢布包住，塞在不通气的鼻孔里，遂愈。随访数月，未见复发。

◎鼻塞三药与辛走肺

有位老婆婆，这一个多月不知道什么原因，失去了嗅觉，连吃饭也闻不出菜的香味，她敲开了竹篱茅舍的门。

爷爷问小指月说，失去嗅觉是哪个脏腑的问题？小指月说，肺开窍于鼻，鼻子是肺的窗户，肺是鼻子的主人。

爷爷说，为什么窗户打不开呢？小指月说，主人力气不够了，打不开。

爷爷说，那该用什么药加强主人打开窗户的力量呢？小指月说，按照四气五味、归经思想，辛走肺，酸走肝，苦能入心，甘可入脾，咸能归肾。

爷爷点点头说，那你想到什么办法没有？小指月上次尝过辛夷花，知道辛夷花有辛开肺郁、冲开鼻子窗户的作用。于是不假思索地说，用一些辛味芳香之品，把闭塞冲开，恢复味觉。爷爷点点头说，那就用鼻塞三药吧。

于是小指月在纸上写道：辛夷花、石菖蒲、皂角，等份打粉。然后把这些粉末交到老婆婆手中，叫她回去用一些棉花包住粉末，塞在鼻孔里就可以了。

老婆婆刚开始塞时猛打喷嚏，后来头脑清爽，眼睛看东西也比以前清晰了。塞了两天后，鼻子能够闻到熟悉的饭菜香味，胃口大开，头脑更是清爽。这样一个多月的鼻子不闻香味就消失了。小指月在小笔记本上记道：

头脑阳气不足时，人会昏昏沉沉，鼻子也会闻不到香味。用辛走肺的思路，选择鼻塞三药，打开鼻窍，头脑清醒，嗅觉灵敏。

《验方新编》记载，治鼻塞，不知香味，用皂角、辛夷、石菖蒲等份打粉，棉裹塞鼻中，即知香味。

◎ 辛夷花拾珍

梁剑波经验

辛夷清肺饮是广东名老中医梁剑波用以防治过敏性鼻炎的基本方。辛夷花、苍耳子各 10 克，白芷 5 克，防风 5 克，路路通 12 克，甘草 5 克，黄芩 5 克，生姜 3 片、大枣 3 枚为引，水煎服。小儿药量减半。

本方系从《济生方》苍耳子散化裁，治慢性鼻炎、副鼻窦炎、过敏性鼻炎有良效。鼻流清涕可不必加减。如鼻流浊涕或黄稠鼻涕，多为肺热，可加桑叶 10 克，金银花 15 克，升麻 3 克，生石膏 15 克。如为阴虚体质，时觉口干鼻烘热者，可减去路路通，酌加玄参 10 克，麦冬 5 克，石斛 10 克。

辛夷清肺饮原属温肺之剂，妙在加黄芩以清三焦之热。据文献报道，黄芩抗过敏之力极强。以主药辛夷花、苍耳子解毒、透脑、止涕，白芷、防风芳香化浊，生姜、大枣和中益胃理脾，配伍还是比较理想的。

指月按：鼻渊，不论急慢性鼻炎、鼻窦炎，都可以用苍耳子、辛夷花、白芷为底方，加减变化，或者打粉内服，皆有良效。此三味药开通鼻窍之功甚效，故又称鼻三药，加苍术、菖蒲，称为鼻五药。因为苍术可以主一身之湿，气味雄烈，开关利窍。菖蒲亦能通九窍，明耳目，出音声。而且《内经》有云，脾胃病则九窍不利。苍术、菖蒲可以去脾胃湿，复中焦健运，则九窍清明。

14．葱白

◎葱管与气郁耳聋

小指月正在研究葱，葱是做菜的佐料，更是中药里头的一味不可或缺的特效药。《药性赋》里说，葱为通中发汗之需。这葱为什么能通中发汗呢？

小指月边琢磨，边拿着葱管凑到鼻子上闻，辛香味直达大脑，令人精神不少。这葱管一捏就憋了，里面是中空的，取一截葱，对嘴吹，这头入气，那头就出气。

小指月一拍脑袋说，我明白了，葱是中空的，中空走表；又是辛温的，辛温之物，发散为阳，善于走窜，中空之品又善于通透。古人云，中空善通表里气。所以，葱管善于发表通阳，真是名实相符啊！

有个病人，跟老伴吵架后，耳朵就闭住了，时而嗡嗡作响，时而听不清楚别人说什么。他很着急，就敲开了竹篱茅舍的门。

爷爷说，小指月，这耳窍气闭咋治？小指月说，爷爷，用王清任《医林改错》的通气散，香附、川芎、柴胡，这三味药最能够通肝胆之气。

爷爷又问，为什么要用通肝胆之气的药物来治疗耳闭气阻呢？小指月说，肝主疏泄，周身气机郁闭都要肝去疏泄调达。胆经循行于人体侧面，绕耳周，所以当肝胆气郁时，耳朵就容易气阻不通。

爷爷听后点点头说，没错，疏通肝胆之气是治疗耳窍气郁鸣响或癃闭的一条捷径，但病人要戒嗔怒。这老人听后，也点点头说，是啊，大夫，每次一生气，我总是耳朵嗡嗡作响，甚至听不到声音。

爷爷说，气得七窍生烟，就是说人一生气，浊阴就会上逆，阻碍清阳，头脑就会不清醒，眼睛会花，鼻子会不通气，耳朵会不灵敏。很多老人家眼花耳鸣，鼻不闻香臭，就是平时生气太多，把浊阴都发到上窍去了，阻闭清窍。

小指月听后，又懂了很多道理，为何生气跟老年痴呆、颈椎病、头晕、视物昏花、耳鸣耳聋等衰退性疾病都分不开。原来生气就是催命符，催人老化。

这时爷爷说，小指月啊，你想想，有没有简捷的招法，不用服药，就可以直接通开耳窍。小指月搜肠刮肚，想了好一会儿，终于想到一招。我记得学细辛时，看到一个聪耳丸，专治耳鸣耳聋，不闻声响，用细辛打粉，糊成丸，然后用棉裹塞在耳朵里，就能把耳窍打开。

《龚氏经验方》记载，聪耳丸治耳聋，用细辛打粉，融黄蜡，做成老鼠屎大的丸子，用棉裹一丸，塞进耳朵，耳窍可通。然须戒怒气，不戒怒气，耳闭难愈。

爷爷听后，点点头说，这招不错，但你能否找到一味不需要用到药房里的中药，直接从家里厨房里就能找到的？这时小指月又陷入了沉思中，他把厨房里常见的调料一一数过来，如生姜、大蒜、葱花、胡椒、辣椒、肉桂、陈皮、山楂、醋、盐、糖……这样转了一圈后，小指月马上露出微笑，锁定了一味最常用的调料，说，爷爷，我知道了，就是葱！

爷爷听后，点点头说，没错，就是葱，既善于发表，又善于通里，发表可以散寒气，解决耳闭；通里可以散郁气，解决耳郁，这样闭郁通开，耳鸣耳聋自愈。

于是小指月就叫老人家回家摘一段葱管，睡觉时塞进耳朵。第二天老人家起床后，耳朵居然通利了不少，嗡嗡作响的声音也减轻了。于是又塞了几个晚上，那种耳朵嗡嗡作响、听不清楚的感觉就彻底消失了。

真是天生一病，就有一药，一物克一物啊！小指月在小笔记本上记道：

天下无神奇之法，只有平常之法，平常之极乃为神奇。如葱管善于通耳窍，生姜善于出汗发表，治风寒感冒等，这些都是老百姓日用而不知的啊！

◎ 弱水三千，只取一瓢饮

小指月看到葱既能治二便不通，又能治拉肚子，觉得这中药世界太广阔了，就像海洋一样，怎么学也学不完，怎么琢磨也琢磨不尽，不禁叹了口气。

爷爷看小指月叹气就知道这孩子又碰到瓶颈了，便说，指月啊，怎么这几天不太进入状态啊？小指月如实说来，爷爷，我看这整本《中药大辞典》就够毕生研究了，还有那山高水深的典籍，再多十个小指月也读不完啊！

爷爷一听小指月的抱怨，就知道这孩子学知识有点学满了。于是爷爷便说，指月啊！我给你讲个故事。有群人旅行，路过沙漠，酷热的天气让大家口渴难耐，于是一个人耐不住咽干口燥，便说，如果有水就好了，太渴了。同行的人都跟他说，忍一下，前面不远处就有湖泊，到时想喝多少就喝多少。果然不久湖泊就出现了，大家都高兴地大口饮水。可是刚才那个一直叫口渴的人，却待在湖泊前，快要渴死了。这时大家凑过去问，这么多水在眼前，你怎么不喝呢？这人气如游丝地说，湖水那么多，我怎么喝得完呢？我喝不了啊！

小指月听后哈哈大笑说，爷爷，你真会逗乐，你是说医海如同湖泊，有那么多智慧之水在那里，只需要饮上一瓢，就可以止渴除烦。如果因为水太多，饮不过来，而放弃饮水，如果因为古籍知识太多，而学不过来，而放弃学习，那真是愚不可及啊！

这时爷爷笑笑说，弱水三千，只取一瓢饮！医海无穷，但得片舟便可随处遨游！看起来越是艰难的事情，越要沉住气，沉住气才能成大器，不要望洋兴叹，看到湖泊不知从何下口。做一个因为水太多而不能饮的愚人，不如做一个只取一瓢饮的智者。小指月听后，如醍醐灌顶，豁然开悟。

◎二便不利与葱

小指月发现《千金方》里记载，食生葱即啖蜜，便作下利。这就是说，吃生葱，再吃蜂蜜，就容易拉肚子。是不是真有此事呢？

小指月到厨房里拿来葱，然后又准备了蜂蜜，这些都是家中常备之物。按照书上所说吃葱和蜂蜜，一开始好像没什么动静，可半个小时后就开始放屁，有便意，上厕所，大便就滑利下来了。古书真的没有欺骗我们啊！所以平时吃葱时，不要随便吃蜂蜜，吃了就容易拉肚子。但中医有时就运用这种看似不良反应来治疗疾病。为什么这样说呢？如果你大便秘结，那恰恰就需要肠道通利。

小指月想通这点，哈哈大笑说，我明白了，原来葱治二便不通就是这个道理。本身葱管善于通气，不管是脏气腑气、毛窍之气、血脉之气，皆可以通开，而蜂蜜善于润肠通便。这样蜂蜜养其真，葱能顺其性，肠道如同增水行舟，刮风顺水，大便很快就滑利。

这时一位母亲抱着她的女儿，还牵着她儿子前来看病。原来这怀抱中的小女孩大便不通三四天了，而小男孩却小便不太通畅，一直腹胀。这该怎么办呢？

小孩吃药不方便，带点苦的就吃不下，只有用点小招法，搞点糖衣炮弹，暗度陈仓，既有治病之效，又可口易服。小指月正在琢磨，爷爷笑笑说，指月啊，你不是尝过葱蜜吗？葱蜜就是治疗小儿大便虚秘的小招法。

小指月马上明白了，于是让这母亲回去后，用葱白三根煎汤，调点蜂蜜，给小孩服用。既甜蜜可口，又能通气机。吃了一次，大便就通畅了。

另外一例就是她的儿子。小男孩最近小便不畅，小腹有些胀。爷爷一把脉说，关尺脉沉紧，乃小肠有寒，晚上睡觉是不是忘了盖被子？母亲点点头说，我给他盖被子，半夜他把被子蹬了。这孩子从小到大就是不爱喝药，也拿他没办法。

爷爷听后说，既然这样，想不喝药治好小便难，我就给你出个小招法。小指月，你说，他这个小便难是怎么回事呢？

小指月马上背出《内经》的条文，膀胱者，州都之官，津液藏焉，气化则能出矣。他小便不通，是因为下焦受寒，膀胱气化不好，水液就不畅，只要把他的下焦暖热，小便就出来了。

爷爷笑笑说，你是怎么知道这个道理的？小指月说，爷爷，我是从那一年我们一起到农家看做酒琢磨出来的。这蒸气要能蒸上来，最后才能从管子里滴出酒来。所以酒又叫琼浆玉液。这酒如果没有下面充足的阳气火力去蒸，就不能由米谷精微气化成精华流出来，所以蒸酒需要热量。同样小便要能够通利，也需要水液气化。身体阳气但有一分不气化，水液就有一分排不畅。

爷爷笑笑说，可以这么思考。地气上而为云，天气下而为雨，靠的是一股阳气，气行则水行，气虚则水停。回去后用葱白三斤捣烂炒热，用布帕包裹，分为两团，趁着热气拿来熨肚子，但又不要烫伤肚子。布帕包凉后，换另外一包。以后晚上不要再踢被子了。

这母亲问，怎么才能让孩子不踢被子呢？这个他自己也控制不住啊？爷爷说，晚餐要吃少，不要吃太饱。吃得太饱，食积堵在那里就要踢被子，一踢被子又容易着凉，这样外面受寒，里面又有食积化热，就会生病，体质就会渐渐变差。

这妇人听后，终于找出原因，而且找到预防之法，高兴地拜谢而去。然后按照爷爷的招法，才烫熨了一个下午，小男孩肚子就不胀了，排出很多小便。

小指月就在小笔记本上记道：

《全幼心鉴》记载，治小儿大便虚秘，葱白三根煎汤调生蜜、阿胶末服。

《普济本事方》记载，治小便难，小腹胀，葱白三斤切碎炒热，用帕子裹成两份，烫熨肚脐下面，边烫熨边按摩，肠中一转气，大小便就会通利。

◎葱粥治痢

最近小儿病人挺多的，这不今天又来了一个。母亲带着她孩子来看病，说，乖宝宝，别怕，这里不打针，不痛。小指月从这母亲关爱的眼神里想到了自己，他一直由爷爷照顾并教育，只顾着读书领悟医道，很少有多余的心思来想自己的身世，自己的母亲又在哪里呢？小指月这一瞬间的想法又被眼前的哭闹声和哄孩子的声音牵引过去了。怎么啦？爷爷关心地问。

这母亲说，孩子这几天拉肚子，便中还带血，是怎么回事呢？爷爷说，是不是吃了难消化的东西，或者吃了凉冷油腻之物呢？

这母亲想了一下说，好像前几天吃了点面饼，又喝了点果汁，那个时候就开始拉肚子。爷爷说，指月，痢疾该怎么治？

小指月说，痢无止法，通因通用。爷爷又问，那该怎么通因通用呢？

小指月说，活血则便脓自愈，行气则后重自除。这母亲听不懂爷孙俩在讲什么，便问，老先生，我这孩子吃不了药，一灌药他就吐，有没有其他办法啊？

爷爷说，指月啊，你看既然吃不了药，有什么好的食疗方法吗？小指月再次搜肠刮肚，想了一想说，有了，有个食疗小方，叫葱粥饮，可以治拉肚子，而且葱本身又有通气解毒，治痢疾的作用。

爷爷听了点点头说，就用这个吧。让这母亲回去后把一把葱切碎，和米一起煮成粥，给孩子吃，既香又好喝，小孩很爱吃。吃葱粥这两天，要远离油腻，吃得素淡。很快小孩就不哭闹了，肚子也不痛了，拉肚子也好了。

小指月马上在小笔记本上记道：

药调不如食疗，特别是小孩不想吃中药的，最好能用食疗方，既好吃又治病。《食医心镜》记载，治赤白痢，用葱一握，切细，和米煮粥，空心食之。

◎伤寒头痛与连须葱白饮

《活人书》记载，治伤寒头痛如破，用连须葱白汤主之。

今年高考刚过，有个中学生，头痛如裂，考完试后仍然不缓解。在医院里一检查，说是血管神经紧张性头痛。开了一些止痛片，管了几天，随后又痛，无休无止。大家都知道压力大，长期熬夜透支精血，就会导致顽固的偏头痛，可这高考已经过了，按道理压力应该减轻了，怎么还头痛不止呢？

于是这中学生敲开了竹篱茅舍的门。正逢暑季，窗外知了声声，烈日烤着大地，整片山林都沐浴在一片阳气之中。

小指月正准备和爷爷一起出去采药，来了病人，只好先看完再走。小指月把完脉说，爷爷，这是浮紧的脉啊。爷爷点点头说，小伙子，你这头痛是受凉了。

小伙子不解地问，大夫，天气这么热，怎么会受凉呢？爷爷说，天气热，不容易受凉，可吹空调、风扇，洗冷水澡，晚上不盖被子，就容易受凉。

爷爷说的这几样，这小伙子每一样都做了。小伙子问，为什么医院说我这是血管神经紧张性头痛。高考的时候，我是紧张过，压力也大，可高考都完了，不再紧张了，怎么还放松不了？

爷爷笑笑说，你学过物理，应该知道有个惯性定律，物质运动有惯性，就像你虽然刹车了，但还会往前跑一段距离。人的精神心理也有惯性，就像一些受到精神刺激的病人，虽然没有再受到刺激，但一段时间内还容易受惊，半夜做噩梦，被吓醒，要过好长一段时间，才会慢慢减轻。

小伙子皱着眉头说，那我这个头痛得靠时间来治哦，那和不治又有什么区别呢？爷爷说，治疗就会好得快，不治就会好得慢。小伙子听了点点头。

爷爷又说，小指月，你看血管为什么会紧张呢？脉为什么会浮紧呢？小指月说，紧为有寒，寒主收引，拘急则紧。所以通阳散寒，则紧脉自去。

爷爷听后点点头说，好，你就找一个能通阳散寒、放松紧脉的药吧。小指月搔搔脑门，说，有了，葱不就可以通中发汗、宣阳止痛吗？

爷爷说，为什么呢？小指月说，《医林改错》的通窍活血汤治疗剧烈头痛，就用葱来做药引。葱能够直达头面，宣散一切寒气瘀滞，使表里气机通畅，经脉松解，疼痛自愈。《本草经疏》记载，葱辛能发散，能解肌，能通上下阳气，故外来怫郁诸症，悉皆主之。肝气内郁，亦可散达之。这样寒热邪气可散，肝中怫郁可解，则正气通，血自和调。

爷爷点点头说，就用连须葱白煮汤喝吧！这小伙子听后，不解地问，老先生，就这么简单？我这病可很厉害，就凭那么点小葱，能管得住吗？

爷爷笑笑说，钓鱼的钩子不需要大，牵牛的绳子不需要长，治病的汤药也不是越复杂越好。你这病是受寒加上里面气郁紧张造成的，你回去后，一方面晚上不要老打游戏，以为是放松，其实是在加重大脑紧张，同时晚上别把空调开得太低，要盖条薄被，风扇别对着吹。不然我帮你把寒邪赶走，气郁理顺，你又把这些病气往自己身上招，那就没完没了。

小伙子听后，既佩服又惭愧，佩服是因为这老爷子跟自己并没有聊太多，怎么比父母还了解自己，自己在家里通宵打游戏，躲在被窝里没让父母知道。这老爷子都知道，难道有通天眼？

其实爷爷看在眼里，明白在心里。小孩就像一张白纸，一看就透，没什么好隐瞒的。就那黑眼眶和那布满血丝的眼睛，而且一进来就打哈欠，肯定是晚上没好好睡觉。头痛，明明高考已经过去了，这痛不减轻还加重，那暑假玩游戏肯定玩得比高考紧张还要过火。

难怪爷爷一直教小指月一定要练达人情，洞明世事。学医看病，有时要学医外医，而不是仅仅抱着书本就能够按图索骥。你不了解病人的种种恶习劣习，你想要从根源上教育之、医治之，那是不容易的。

随后小伙子回去就服用连须葱白汤，服用两天后，脉和紧去，头痛自愈。这小伙子打游戏也节制了，因为他知道自己再这样无休止地玩下去，头痛就会没完没了。还是老先生厉害，姜还是老的辣。随后小指月在小笔记本上记道：

国医大师朱良春巧用葱白解散外感风寒。葱白，辛温而润，是一味发散表邪、宣通阳气的佳品。早在《神农本草经》中，即谓其"主伤寒寒热"。晋代葛洪《肘后方》载有葱豉汤，治伤寒初起，寒热无汗。方中豆豉功擅解表透邪，与宣肺通阳的葱白相伍，对外感初起寒热身痛者，不失为简约速效良方。

朱老用葱白治外感初起，有以下三法。一法，用葱白一握，和米煮粥，粥成加入食醋，趁热食之，可迅速收发汗解表退热之效。此方又名"神仙粥"。盖藉米粥以助胃气，充养津液以益汗源，托邪外出，对老人、虚人之外感发热更为相宜。二法，婴儿感冒，不便服汤药者，用葱白绞汁，兑入母乳或牛奶中，然后放奶瓶中吮吸，服后得汗便热退身安。此用药之巧法也。三法，葱白、生姜各30克，同捣如泥状，临用加食盐少许，布包，对感冒发热病人，涂擦其前胸后背，一日两次，涂后盖被取汗，如适当加热后用，效果更好。此外治法也。

◎皮肉伤损与葱白连叶煨熟外敷

《经验方》记载，金疮折伤血出，用葱白连叶煨熟，或用锅炒热，捣烂敷之，冷即再易，随后血止痛息，数日后不见痕迹。

有位商人带着他的母亲，敲开了竹篱茅舍的门。原来他母亲摔伤了手，虽然没有骨折，但出血、疼痛不止。商人非常关心自己的母亲，怕留下后遗症，便带来给老先生看看。

爷爷看了下这位大妈，见她气色红润，并没什么大碍，倒是这商人一脸沉郁。便说，你妈妈的伤是小事，以后注意一点就行了。回去用葱白连叶，用锅炒熟，捣烂敷在上面，冷了再换，很快就好了。记住，这期间不要碰冷水。

商人叹了口气，爷爷说，不必太为你母亲的伤感到悲伤，你母亲看了也会过意不去。商人摇摇头说，我不是感伤我母亲，而是感伤我兄弟。

爷爷问，此话怎讲呢？商人又叹了口气，说，我在外面经商，算是搞出了点名堂。一回家却发现我的兄弟们把家中所有田产、房宅都分光了，却把老妈留下来让我照顾。原来这商人不是为钱财而叹气，而是为兄弟之间的感情而伤心。

爷爷听了哈哈大笑，连小指月都不知道爷爷在笑什么，商人更是一脸茫然。

爷爷接着说，你能分到唯一的妈妈，就是你最大的福气啊！在这个世界上，你知道有多少人愿意舍弃自己的田产、财富来换回跟自己妈妈再多相处一段时间都不可能啊！要是你兄弟连唯一的妈妈都没有留给你的话，你才真正该悲伤了。

这商人听后，高兴地笑了，谢谢老先生教诲，我差点弄糊涂了。我得到的是最宝贵的妈妈！这母亲听后感动得流下了眼泪。

照顾老人，不是一种义务，而是一种福气啊！随后商人回去后，就用葱白连叶炒熟，帮老妈敷伤口，不久什么痕迹都没有了，真是妙方啊！

小指月不解地问爷爷，这小招法从哪里来的呢？爷爷回忆起往事，说，爷爷曾经在军队里做过军医，经常会碰到跌打损伤，或骨折，或出血，在当时缺医少药的年代，不可能随手都能拿来药物，所以就要去研究一切可用之物来帮忙疗伤治病。后来我翻阅诸家本草，才得知这个办法。军营里碰到一般的外伤出血，随用随效，简验便廉，哪个军营里没有葱白呢？所以哪个军营里都可以疗伤止血。

小指月听后恍然大悟，原来爷爷这么寻常的招法也是苦心钻研出来的。

《本草纲目》记载，有人骑马跌倒伤到指头，血出淋漓，李时珍用葱白带叶炒熟后敷之，随即痛止血住。过几天后，伤处恢复，不见痕迹。有一官员亦得到这一方子，碰到马车撞伤没有气绝者，皆用此方，活人甚众。

小指月又在琢磨，为何这葱白连叶炒熟后敷在伤口上，既能够止痛，又能够迅速修复伤口，还可以让伤后不留瘢痕。

爷爷接着说，葱白善于解表，金疮也是表皮破损所致，风邪最容易侵入，所以伤科第一方总少不了解表的风药或者发散寒气的药品。葱白又善于疏通气血，有助于局部新陈代谢，这样局部气通血活，疼痛自止，新陈代谢加强，瘢痕消失得更快。随后小指月在小笔记本上写道：

赵志医师采用葱白热敷治疗腰腿足等关节扭伤，取效满意。方法：取葱白适量，切碎，用文火炒热，趁热取出，外敷于扭伤关节部位（注意不要烫伤皮肤），半小时后取下。一般外敷一次即可痊愈，重者在 24 小时内再用上法外敷一次。共观察 265 例，其中腰椎关节扭伤 82 例，腿关节扭伤 65 例，足关节扭伤 118 例，扭伤时间均在 24 小时内，皮肤无红肿，但关节屈伸疼痛，活动受限。兼有关节脱位者，应先复位再治疗。251 例经外敷一次而痊愈；14 例外敷一次疼痛明显减轻，外敷两次痊愈。用药后 3 日随访，无一例复发。

◎葱有散结通络下乳之功

小指月看到《本草纲目》里记载葱有通乳汁、散乳痈的作用，便有点疑惑，我怎么看到爷爷很少用葱来通乳汁、散乳痈呢？王不留行、路路通、穿山甲，妇人服了乳长流。我只听过这些药物可以通乳汁，很少听过用葱来通乳汁的。

爷爷笑笑说，葱是有散结通络下乳之功。葱通乳汁，主要是外敷，而不是内服。就像治疗小便不通一样，把葱捣烂外敷，然后用热水袋去温熨，这样就可以散结通络下乳，专治乳汁瘀滞不下，乳房胀痛。

小指月说，那乳痈呢？爷爷说，不仅乳痈，其他的各种痈疮肿毒，用这葱白外敷法，都有解毒散结的作用。小指月听后一乐，说，太好了，那以后看到各类疮痈肿毒，老百姓家中都有良药，就不需要到处找药了。

爷爷笑笑说，是啊，平常之药，用到极致，没有不神奇的。小指月又喜欢问为什么了，他说，爷爷，为什么无名肿毒疮痈可以用葱呢？

爷爷哈哈一笑说，你得明白一般疮痈的机制。小指月说，疮痈是什么机制呢？不就是一团脓血吗？

爷爷笑笑说，说的没错，大凡疮痈，多因气机不畅，逆于肉里，瘀腐成脓，所以应该服用通气活血之品，令气血流行，疮痈自散。

小指月听后点点头说，难怪用这葱外敷法可以治疗一般的疮痈气血凝滞。葱本来就有通中发汗的作用，又可以解毒，葱有一股特殊的芳香之味，芳香能行气血，使气血流行，局部气通血活，何疮之有？

爷爷又笑笑说，很多疮痈是因为怒气而得的，特别是乳痈乳肿，因为肝气郁结，再加上化热化火，才会长成痈肿。郁者达之，你把郁气疏解后，疮痈很快就散了。这葱白又是善于入肺经的妙药。《内经》里说，诸气膹郁，皆属于肺。

小指月听后点点头说，原来可以这么理解。爷爷又说，葱管外实而中空，人的肺脏也是外实而中空。葱管善于通理肺部气机，肺主皮毛，大凡肌表气机壅塞，都是一派里实之象，以葱管空通之象对治之，恢复局部气血空通流动之感，那么气滞血凝的各类痈疽疮疡自然慢慢溃散。

小指月听后豁然开悟，好像这葱的功效神韵一下子全都印入脑子里了。葱能外敷通乳汁，散乳痈，消无名疮痈肿毒。大凡痈疽疮疡，皆由气滞血凝所致，是一团里实之象，以葱辛温芳香之气，可以引气通血，令气通血活，疮疡自散。

随后小指月在小笔记本中记道：

葱白味辛性温，功能发汗解表，散寒通阳。郝现军医师临床发现葱白连根须同煎具有通乳作用。盖葱白多窍，味辛善走通，具有活血作用，故能通达乳络。郝氏治疗缺乳时，常用葱白连根须五根。

◎葱白拾珍

孙连金经验　葱蜜膏治疗骨质增生

葱蜜膏为孙师治疗骨质增生祖传秘方，临床应用疗效显著。葱白性味甘温，其功能发表散寒，温中通阳；蜂蜜性味甘缓，生用具有消炎解毒止痛之功。二药配用，蜂蜜可借葱白发汗之功达到活血化瘀、消肿止痛的作用。

用法：将葱白放到大火上烤熟后，再把烤干的外皮扒去，捣制成葱泥，再放适量蜂蜜，调匀敷在患处，24 小时更换一次，一般治疗 2~4 天，疼痛消失，活动自如。临床治疗数百例，有效率达 90％。此方适用于一切顽痹，尤对骨质增生引起的疼痛不止、活动受限为佳。

指月按：小单方功效不小，蕴含的医理不小。葱是中空顺其性之品，蜜乃滋润养其真之物，两者组合的葱蜜膏，能令不通处得通，不荣处得养，这样常见不通则痛、不荣则痛的病机就被解除了。

梁振山经验　葱白、白胡椒治疗小便不通

梁振山老中医用葱白、白胡椒敷脐治疗小便不通12例，皆获痊愈。方法：葱白一根（约三寸），白胡椒七粒，共捣烂如泥填敷肚脐上，盖以塑料薄膜，胶布固定。一般敷药三四小时后见效。

指月按：葱白和胡椒都是温通助气化之品。膀胱者，州都之官，气化则能出矣。所以小便不通，因寒加重，气化不利的，用之遂通。

李光远经验　葱汁治疗鼻衄

葱汁味辛，主散。《本草纲目》记载："取汁入酒少许滴鼻中，治衄血不止。"李氏多年来用棉球蘸湿葱汁塞鼻治疗鼻衄不止，均一次治愈，其效甚验。方法：取鲜嫩葱叶一根，剖开，用干净棉球放葱叶内膜上蘸葱汁，或用棉球反复摩擦葱叶内膜，使葱汁渗湿棉球，然后塞入出血鼻孔，即可止血。曾治血液化验有其他原因者，亦获同样疗效。

指月按：正如生姜治水火烫伤，葱汁也可治鼻衄出血，这些民间效验方随手可取，乃日用生活、居家保身之小窍门也。

15. 鹅不食草

◎不花一分钱治好鼻息肉

《本草纲目》记载，鹅不食草上达头脑，而治顶痛目病，通鼻气而落息肉，内达肺经而治痰喘鼻炎，散疮肿，通入肝经而能除翳明目，治胬肉攀睛。

有一妇人，因为老公做生意亏了本，家里负债累累，便天天郁闷，没精打采。久而久之，居然鼻塞不通，头晕头胀，到医院一检查，鼻息肉。这可怎么办？做手术也要一笔钱啊，但又不得不治病，她第一时间想到了竹篱茅舍。

这妇人敲开了竹篱茅舍的门，跟爷爷诉苦，说自己鼻子不通气，鼻息肉，头晕头胀，而且又没钱买药，有没有一种办法可以不花钱又治好病呢？

爷孙俩相视而笑，在乡村里治好病，那不是高手，真正要少花钱，又能治好病的那才是高手，才能真正体现中医的精髓——简验便廉。爷爷问，小指月啊，你看她为什么鼻子会长息肉？

小指月把完脉后说，肺开窍于鼻啊！爷爷又问，肺怎么了？

小指月笑笑说，《内经》里说，诸气膹郁，皆属于肺。肺气郁闭久了，鼻子就会堵塞而不通气，所以经常郁闷的人，容易得鼻炎，或者长鼻息肉，总之，鼻子通气状况不太好。爷爷说，有没有一味药，既能打开肺窍，消掉鼻息肉，还能够不花一分钱就能得到呢？

小指月笑笑说，爷爷，这就是我们这段日子经常到外面采的鹅不食草。

爷爷说，为什么叫鹅不食草呢？小指月说，这味药辛温，归肺、肝经，它那股辛散的冲鼻味，别说鹅闻了要绕道而行，就算是人闻了，都避而远之。但正因为这股独特的味道，可以把一切闭郁的肝肺气机打通。

爷爷便说，你认不认得鹅不食草啊？这妇人听后说，这个怎么不认识，田边山脚到处都是。爷爷就说，那就好办了，你的病可以不花分文就治好了。

这妇人听后说，真的吗？爷爷说，但你要配合好。

妇人说，我怎么配合呢？爷爷说，莫再担忧你丈夫商场上的事，到时得了抑郁症，别说鹅不食草搞不定，就算花再多的钱也治不好。这妇人听后点了点头。

然后她回去就在路旁采了鹅不食草，把鹅不食草捣烂塞鼻孔内。经过几天的外敷法治疗，鼻息肉居然萎缩脱落了，鼻子恢复了往日的通畅。

随后小指月在小笔记本中记道：

单味鹅不食草捣烂，塞鼻孔内，可以治疗鼻炎鼻不通气、鼻息肉。

张石光医师用鹅不食草治疗鼻息肉效佳。取鹅不食草鲜品适量捣烂取汁，滴于鼻息肉上，每日数次，连续治疗1～2周，直至息肉变小乃至消退。

中医学认为鼻息肉是肺经感受风湿热邪，蕴久成痰成瘀所致。鹅不食草有通窍行气、化瘀解毒之功，故用于治疗鼻息肉，临床疗效较好。

◎ 愁！愁！愁！目内生翳膜

有个老阿婆，她大女儿卖伞，二女儿卖扇。两个女儿生意不错，衣食也无忧。而这老阿婆虽然没有什么生活上的烦恼，但却天天有操不完的心，担不完的忧，老是独坐在那里唉声叹气。久而久之，双眼昏黄，目内长翳膜。这可该咋办呢？

听说老年人长翳膜严重的话要动手术，老人家想到要在眼睛上动手术，就吓得心惊胆战，吃睡不安。该怎么办呢？老阿婆就在她两个女儿的陪同下，敲开了竹篱茅舍的门，抱着试一试的心态找中医瞧瞧。

爷爷把完脉后，看她肝气郁结得很厉害，便问，两个女儿这么孝顺，你又担忧纠结什么呢？老阿婆愁眉不展地说，两个女儿都很孝顺，我没什么好担忧的，如果担忧的话，就是记挂她们的生意。

爷爷接着说，指月啊，你想为什么操心太多会眼生翳障呢？小指月说，肝开窍于目，肝郁日久，目必为之屏蔽，年轻人郁闷容易近视，老年人郁闷目就容易长翳膜。所以十个目长翳膜的老人家，有八九个心情都很郁闷。

老阿婆苦恼地说，我这个能动手术吗？爷爷笑笑说，动手术能拿掉你眼中的翳膜，能拿掉你胸中的忧郁吗？大家都想听听老阿婆胸中究竟有什么忧郁。

老阿婆疼爱地看着她两个女儿，叹叹气说，哎，说来也挺让人烦的。大女儿卖伞，小女儿卖扇，下雨时我就担心小女儿扇卖不出去，晴天时我就担心大女儿伞卖不出去，总之，每天起来我就看天，下雨时我就担忧小女儿，晴天我就担忧大女儿。爷爷听了哈哈大笑，周围的人都不知道爷爷笑什么。

爷爷接着说，你为什么不懂得反过来想呢？下雨时，你就高兴大女儿伞卖得好；出太阳时，就高兴小女儿扇卖得好。这样天天高高兴兴，没有哪天不快乐的，有什么好担忧的呢！这时老阿婆也笑着说，我真是糊涂了，快乐日子不过，老是钻牛角尖，今天得到老先生的开示，心中真是宽慰不少啊！那翳膜该怎么办呢？

爷爷看到时机已经成熟了，说，水到渠成，瓜熟蒂落。只要心中的忧虑解开，翳膜也就好治了。于是叫她们回去后把新鲜的鹅不食草捣烂绞汁，分成两份，一份加点冰片点眼睛，一份用鹅不食草塞鼻，双管齐下。结果目中干涩而痒、昏花而暗的症状一天天地减轻，最后眼中翳膜自落，恢复了往日的清明。

爷爷吟了一首诗：

> 自身有病自心知，生病还得心自医。
>
> 心若静时身亦静，心生还是病生时。

小指月笑了笑，也吟道：

> 愁！愁！愁！目内生翳膜。
>
> 今日不解忧，他日病痛多。

随后小指月在小笔记本中记道：

《本草纲目拾遗》记载，去目翳，用鹅不食草捣烂塞鼻中，翳膜自落。

《广西民间常用草药》记载，用鹅不食草捣烂取汁，煮沸澄清后，加一点冰片调匀，点眼睛，可治疗胬肉攀睛。

《本草纲目》记载，鹅不食草治眼生翳膜，大抵如开锅盖法，常欲使邪毒不闭，令有出路，凡目中诸病，皆可用之。点眼配上塞鼻，可以聚其力，效果更神奇。

◎单味鹅不食草熬糖浆治久咳

咳嗽、食积、发热是小儿最常见的三大病症，如何让小孩不咳嗽、不食积、不发热呢？这里头的道理很深，小孩得病，绝不是因为药吃得少而得，大都是家里的饮食、教育方面出了问题。

这时伴随着门外孩子不断咳嗽的声音，竹篱茅舍的门被推开了。一对父母带着年幼的孩子来找爷爷。这孩子左边拿着一瓶饮料，妈妈手中还拿着一只雪糕。察色按脉，小指月看了下这孩子㿠白的脸，又把把脉。

爷爷说，小指月，你能从孩子的咳嗽里头听出什么呢？小指月说，这应该是个风寒咳嗽，肺脉闭郁，吐痰清稀。

孩子的父母说，我们找了很多医生，一个咳嗽治了一个多月都治不好。小指月看了孩子以前吃过的处方，怎么都是止咳化痰、清热解毒的呢？明明一派风寒，怎么还用凉药？爷爷笑笑说，药若对证，三五天就好了。

这夫妇听了都觉得爷爷口气未免太大了，我们不知找了多少医生，没有一个医生敢打包票说三五天就能治好咳嗽。

爷爷看出他们夫妇的疑惑，便说，你们看到的咳嗽是咳嗽，我看到的是饮食不节，你们看到的是孩子身体的病，我看到的是你们家庭教育出了问题。

这对父母疑惑地问，难道家庭教育和孩子生病有关吗？这真是闻所未闻啊！

小指月笑笑说，那你们真是孤陋寡闻了！爷爷接着说，小孩脾常不足，这饮料和雪糕一下去，脾胃不会好。脾胃不好，肺的抵抗力就差。唯土能生金，母能令子壮，保护好脾胃，咳嗽才能够根治。这一言真是正中要害。

夫妇俩都点点头说，找了这么多医生，没有一个医生说孩子脾胃有问题，都说咳嗽治肺，一直在治肺，只有老先生你说要治脾胃。确实我们家的孩子，偏食挑食，正常三餐时胃口不好，平时吃零食就胃口大开。

爷爷笑笑说，现在家里条件好的人，反而把孩子养得像个豆芽菜，家里条件不太好的，不怎么给孩子买零食的，反而把孩子养得健健康康。钱财不是越多越好，用得不好，反而会买来疾病，你不买零食，孩子能吃到零食吗？

这父母又说，可孩子经常撒娇啊，不给他吃他就哭闹。

爷爷又笑笑说，撒娇的孩子是因为父母没有教育好，而不是孩子的问题。10岁以前，孩子的问题，基本都是父母教育和饮食的问题。好的孩子是父母一手培养出来的，不好的孩子也是父母一手宠出来的。

这父母听后还是有些为难，他们觉得孩子太难教育了。爷爷便说，如果你孩子要去玩火，你会去阻止他吗？这父母听后果断地说，当然阻止了！

爷爷又说，如果你孩子要跑到池塘边去玩水，你会去阻止他吗？这父母听了后果断地说，当然阻止了！

爷爷又说，如果你孩子要去拿热水瓶玩，你会去阻止他吗？这父母听了后果断地说，当然阻止了！

爷爷又说，如果你孩子拿着电线插排去玩，你会去阻止他吗？这父母听了后果断地说，当然阻止了！

最后爷爷点了点头，又说，既然这些大是大非道理你们都懂，为什么还不断骄纵孩子，让孩子生病呢？难道这生病就不是一件大事吗？难道骄纵扭曲性格这样的事情，就比烫伤、火烧还要小吗？难道你们对孩子近前的安危关心，对孩子终生的身心健康就不关心吗？

这父母听后若有所思，爷爷说，零食养病不养命，勿以恶小而为之，勿以善小而不为。你不要以为小小的坏习惯就纵容他，小草不拔，长大了就会祸害庄稼，小恶习不除，随便吃零食饮料，长大了就会祸害健康，勿以恶小而为之啊！

这父母听后惭愧难当，马上果断起来，一个把饮料扔出去，一个把雪糕扔出去。这孩子本来还哭闹着，因为父母经常宠爱纵容他，这时看到父母认真严肃的样子，居然一下子像乖乖猫一样听话了，不再哭闹。

这父母这才领悟到，不是孩子撒娇要吃零食，而是做父母的压根儿没有一股正气，上梁不正下梁歪，你若纵容孩子，孩子就病恹恹，你若以身作则，正道执行，孩子反而肃然起敬，无话可说。爷爷的一番话，在这父母脑中炸开了，这父母马上从长远来考虑，知道接下来该怎么做了。

然后爷爷就叫这对父母回去采点鹅不食草，熬成糖浆给孩子吃。想不到第二天晚上就不咳了。他们以为这鹅不食草的单方太厉害了。

只有爷爷和小指月知道，鹅不食草治疗久咳只是治标，不再给孩子零食饮料等各种伤害脾胃的东西，也不给他吃撑吃饱，这样养好脾胃，才是治疗咳嗽的根本。脾胃的气血才是祛除咳嗽的后力支援。所以一边养护好脾胃，一边借助鹅不食草打开肺窍，咳嗽很快就好了。随后小指月在笔记本上写道：

治小儿顽固病，既要看到五脏六腑，也要看到背后的家庭教育、饮食，零食养病不养命，无知的爱等于伤害。真爱小孩的父母，应该懂得把正知正见教给孩子，并且自己身体力行，让孩子去效仿。

单味鹅不食草熬糖浆治久咳，治寒气闭肺的久咳特效。《本草纲目》记载，鹅不食草，其气辛熏，不堪食，鹅亦不食之。由于这种草味道极其刺激，连鹅都敬而远之不敢食，但它却是打开肺盖的良药。肺开窍于鼻，所以诸气膹郁，鼻息不利，或肺闭久咳，用之无不宜，以辛能走肺故也。

16. 胡荽

◎开胃的香菜

胡荽就是香菜，最初称为胡荽。据唐代《博物志》记载，公元前119年西汉张骞从西域引进香菜，故初名胡荽。后来在南北朝后赵时，皇帝石勒认为自己是胡人，胡荽听起来不顺耳，下令改名为原荽，后来演变为芫荽。

由于它有一股特殊的香味，能够开胃纳食，这股香气还有点冲鼻，肺开窍于鼻，可以微微发散风寒以解表。《齐民要术》中已有胡荽栽培技术和腌制方法的记载。它的嫩茎和鲜叶有种特殊的香味，常被用作菜肴的点缀、提味之品。

这几天小指月老觉得打不起精神，没什么胃口，不知道是不是书看多了，思虑过度，劳伤脾胃啊，看来得放松一下，别把自己的弦绷得太紧。

今天早上他醒来时，发现爷爷做好了粥，而且还有一盘香菜，好久没有吃香菜了。本来没胃口的，一看到香菜，口水都出来了，真想好好吃一顿。一盘香菜，爷爷还没夹几筷子，就让小指月一扫而光。

爷爷笑笑说，怎么样啊？见你这两天胃口不太好，一见到香菜就狼吞虎咽。

小指月明白爷爷早就看出来了，所以特地备了香菜。爷爷今天应该很早就起来到野外去采香菜。早知道我也早点起来，跟爷爷一起去，无奈这脾胃不争气，脾胃一虚，整个人就困倦，老想睡觉。

小指月一有点身体不适，爷爷总是在饭菜里弄点这弄点那，不怎么吃药，身体就自动好了，其实爷爷用心良苦，完全是寓药于食，这是最高明的中医。

把医道用在日常饮食之中，让你在吃饭之中，不知不觉中调好身体，心情愉悦。难怪古代说一个不懂得医道的厨师是没法进御膳房的。一个精通医道的厨师，知道如何按照节令来给皇上调配饮食，让皇上食用后身心健康。

所以中国最厉害的宰相，也是最厉害的厨师，他叫作伊尹，他写了《汤液经》，凭借着调配汤液的功夫，领悟到了阴阳之道。真是治大国如烹小鲜。所以医圣张仲景写《伤寒论》时就参阅了伊尹的《汤液经》。

小指月就很纳闷，他在想，为什么别家小孩动不动就生病，自己从小到大，好像很少生病，从小到大，好像很少因为病而吃药，倒是经常主动尝药，为的是想知道梨子味道，亲自去品尝而已。

殊不知小指月有这么好的身体，主要跟三方面原因有关。

一是从小这孩子心性淳朴，非常专一，专一的人不容易累，不容易得病。

二是从小到大，爷爷都很重视监督小指月练功，站桩打坐，甚至经常还要挑水、砍柴，充足的体力劳动，让他筋骨拉开，经脉疏通，寻常的水谷精微很容易就被身体消纳炼化。

三是即使偶有小恙，或鼻塞，或没胃口，根本不需要吃药，爷爷总是在田间地头采些香菜，或从厨房里端出一碗热腾腾的姜枣茶，这样既开胃又可口，不知不觉，这些小毛病，就像小草一样随手被拔掉了。小指月还没感觉到什么，他的病气其实无形之中已经让爷爷用食疗之法赶出去了。

一个家庭，如果父母懂得一些常见的中医常识，不仅孩子幸福，整个家庭都是幸福的。因为孩子偶有小恙，比如胃口不开，你可能一碗香菜就让他开胃消食；冒雨淋水，受点风寒，可能一碗姜葱汤就一汗而散；晚上踢被子，受凉了，肚子痛，或者月经期痛经，一碗姜枣红糖山楂茶，味道说有多好喝，就有多好喝，效果说有多快就有多快，马上气行寒散，病痛得消……

所以说中医是人生最大的保险，是家庭幸福的基石。

然后小指月在小笔记本上记道：

一味香菜乃治疗食欲不振、消化不良的绝妙食疗方。《日用本草》记载，胡荽即香菜，善消谷化气，通大小肠结气，治头疼齿病，解鱼肉毒。

◎何以香菜能开胃消食

小指月在琢磨，为什么自己食欲不振，一闻到这香菜的味道，马上就胃口大开，很想吃东西？这香菜究竟有什么过人之处，它是如何吊起人食欲的，又是如何帮助脾胃消磨水谷，化大小肠结气的呢？

小指月仔细地盘腿静坐，去慢慢品味香菜的特殊味道。他发现这种野生的香菜和平常家里种的香菜完全不同，家种的香菜大家当菜吃，很平常，但若论开胃健脾，这香气远不如野生的香菜那么浓郁。这野生的香菜带有一股野劲，就像一般的家禽和山上的野味一样，完全不可同日而语。

而且爷爷采的野生香菜，最大的特点就是越嚼味道越浓，本来鼻子有点堵塞的，一下子就被冲开；头脑有点不清醒的，一下子精神就振奋；胃口不开的马上打开，真的这么厉害。小指月想着想着便说，我明白了。

爷爷在那边听到，说，小指月啊，你明白了什么呢？小指月说，我明白香菜为什么能发散风寒、开胃消食了。

爷爷说，那你跟爷爷说说吧。小指月说，香菜辛温香散，有一股清阳之气，清阳出上窍，清阳发四肢，清阳开腠理，不仅肺、鼻被打开，毛孔也被打开，所以可以治疗风寒感冒初起。用香菜煎汤，给受了风寒的小孩泡脚或洗澡，可以帮助发散风寒，以解表治感冒鼻塞，或者皮肤湿疹瘙痒。

爷爷又问，那为什么能开胃消食呢？小指月说，这就是一般解表药很难做到的。前面我仔细研究过，既能发汗解表，又可以开胃消食、行气和中的，就数紫苏了，现在又多了一味香菜，而且它们两个还有一个共同的特点，就是都可以解鱼蟹毒。这就是为什么平时做鱼蟹时，都喜欢放点香菜或者紫苏之类来调拌，这样吃了后，既有开胃进食之功，又无鱼蟹饱胀中毒之弊。

爷爷笑笑说，你还没说何以香菜能开胃消食呢？

小指月接着说，这香菜顾名思义，就是芳香醒脾之菜，听它名字就知道它是干什么的。人体的脾胃就喜欢芳香，所以古书里说，芳香能醒脾。它能够让疲倦、食欲减退、精神不振的人振作起来，食欲增强，我自己最有体会了。经常过度用脑读书后，到野外去采药时，我就喜欢抓把香菜放在鼻子上闻闻，而且采药归来后，总喜欢拌上一小碗香菜吃，这样越吃越神清气爽，胃口大开。看来芳香醒脾这个道理，我经常都在体证啊！

◎芳香醒脾与过犹不及

这几天爷爷没去采香菜，小指月自个儿采了一大堆回来，天天吃。爷爷在暗笑，为什么呢？难道这香菜吃多了还会中毒吗？几天后，大量吃香菜的小指月觉得浑身酥软无力，连走路都有点轻飘飘，说话都有点中气不足，就好像漏气的皮球一样。虽然胃口一样大开，一样很能吃，但就是身上没劲。

这让小指月大感不解，于是他主动把香菜停掉了，结果气力就恢复了。

小指月不解地问，爷爷，难道这香菜吃多了会让人没力气吗？怎么爷爷不早点阻止我呢？爷爷笑笑说，不是香菜使人没力，而是任何药物都有一个度，过了就不行，有句成语叫过犹不及。

小指月说，过犹不及？香菜这么好吃，吃多了还会出问题吗？爷爷笑笑说，如果香菜真的可以当饭吃，饭桌上香菜才放那么一点，不是香菜价格高，大家吃不起，到处都有，何必吝啬呢？

小指月说，那是为什么呢？爷爷接着说，这香菜芳香之味，能够很好地醒脾开胃，但如果服用多了，就变成发汗、开毛窍了，这时就不是在开胃消食，而是把你周身的汗孔打开，让你的气透出去，你有没有体会啊？

小指月经爷爷一提醒，一拍脑袋说，是啊，爷爷那天搞一点香菜给我吃，我很开胃、很舒服。可这几天我吃了大量香菜，却发现很容易出汗，动辄汗出，原来香菜大量服用容易使毛孔泄气出汗。

爷爷听后，点点头说，这就是用药的秘诀心法。对于小孩麻疹透发不畅的，我们就可以用这香菜配合柽柳，去帮助他发表透疹。但平时没有麻疹，也没有感冒风寒，这样大量服食香菜就会耗气，这叫没邪可散，势必耗散正气。有病则病受，无病则人受。

小指月听后，心中对药物剂量的领悟又深了一层。他慢慢地咀嚼爷爷这句话，无邪可散，势必耗散人体正气。随后小指月大声说道，我明白了，爷爷，这几天大量吃香菜后觉得没劲，容易疲乏，原来我的气都通过毛孔发散掉了，真是芳香过度，反而有耗气之弊啊。所以以后用芳香醒脾开胃的药，也要小心慎用，不要过度啊，过犹不及。难怪爷爷只给我吃一次，而不是天天吃，看来我也太贪吃了。想要满足口腹之欲，反而招来病。

爷爷听后，知道小指月明白了这个中药不传之秘在于剂量的道理，香菜量小开胃消食，量大发表透疹。偶尔吃吃可以增进食欲，如果长期大量地吃，却会因为芳香行气过度，而让人疲倦，所以这香菜只能作为饮食调味之品，而不可以作为主食长期吃。同时小指月也明白为何爷爷做菜的时候，从不放过多的香料，甚至让小指月饮食清淡，因为长期吃过多的香料调料，虽然能够暂时醒脾开胃，但却会让脾胃更加疲惫，所以香料调料可吃但不可多吃，偶尔可吃，不可以餐餐必吃，即使是酱油、味精也一样，不能依赖它们。

爷爷又说，不偏不倚，谓之中医，中医不仅是中国传统医学，它也是世界的医学，是符合中道的医学。过犹不及，适可而止，才是真正中医之道。即使是小小的香菜也一样，现在人们为什么那么容易得病，因为很多人要么不吃，要么就狠狠地吃，要么偏食，要么挑食。四书五经里说，中庸之道没有传下来，已经很久远了。聪明的人往往做过头，愚笨的人往往做不够，这都不是真正的养生之道。

然后小指月在小笔记本上写道：

拥有一颗平常的心，吃什么都是香的。老想要吃香喝辣来开胃醒脾，最后没有什么食物你能吃到好味道，而且还会把脾胃搞坏。如果降伏不住贪欲，那么你很容易就因为正常的三餐吃饭就吃出病来，因为你很容易偏食或者过食了。

随后小指月又在小笔记本中记道：

名老中医文琢之认为，芫荽不可常服。芫荽又名胡荽，一名香菜，为薇科植物，蜀人多喜佐牛羊肉服食，能够开胃化食。不知此物辛温香窜，多食则有害，故古人有多服损人精神之告诫，病人服之则身软。久食令人多虚，引发痼疾。

凡有狐臭、口臭、龋齿、脚气、金疮者，皆不宜食。阴虚火旺之人食之无异服毒，故芫荽不宜常食或多用。在临床实践中，每见疮疡缠绵加重或复发者，由于喜食芫荽引起者不少，故不可不慎。芫荽虽不宜常内服，但遇小儿麻疹未透者，用布包芫荽趁热外熨，透发之力颇强。若无芫荽，用西河柳外用亦佳，因西河柳亦具辛温香窜之力耳。

◎ 胡荽拾珍

朱小南经验 芫荽熏气法治恶阻

有些严重的妊娠恶阻病人往往药入即吐，甚至见药闻味即吐，长期厌食，以致影响营养吸收，形体消瘦。对此类病人，朱老采用祖传熏气法：取鲜芫荽（俗名香菜）一把，加紫苏叶、藿香各 3 克，陈皮、砂仁各 6 克，煮沸后倒在壶内，壶嘴对准病人鼻孔，令其吸气。因芫荽性辛温，含挥发油，有强烈的异香气，功能宽胸和胃，定逆顺气，悦脾醒胃。病人闻此芳香之气便会顿感舒适，数分钟后即可进易消化的食物。一天熏气数次，熏后可少食多餐。此法对于严重妊娠恶阻，药食难进者，亦可应用。

指月按：用这种熏蒸之法，不仅能够治疗妊娠恶阻，对于一般的鼻炎或感冒，也可用之。因为肺开窍于鼻，主皮毛，辛开鼻窍，通肺气，则皮毛开合如常，风邪自散。一般对于感冒初起，效如桴鼓。

17. 薄荷

◎薄荷煎汤洗漆痒

孙思邈说，薄荷煎汤，能洗漆疮。

今天入山采药归来，小指月觉得身上很痒。他就说，奇怪啊，爷爷，以前从来都没有这样瘙痒难耐过，这是怎么回事呢？说完搔了前胸搔后背，搔哪里哪里痒，然后身上起了一片片红红的搔痕。

爷爷在后面看着小指月搔来搔去的样子，便问，怎么样啊？小指月说，爷爷，不知道是不是刚才我摸了那种奇怪的树，摸完后浑身就痒了？

爷爷说，那是漆树，我刚才都跟你说不要碰了，你又不相信。小指月苦笑着说，我也是一时好奇，碰了就会痒，哪有那么奇怪的树呢？于是我就摸了几下。

爷爷笑笑说，不听老人言，吃亏在眼前。小指月苦笑着说，那该怎么办呢？

爷爷说，你说为什么痒啊？小指月寻思了一下说，皮肤过敏。

爷爷说，中医不讲皮肤过敏。小指月接着又说，皮肤毛孔被漆树伤后，毛窍闭塞，那些毒汗不能往外排。

爷爷听后点点头说，应该找一味药，把你肌肤的毒汗排出来。爷孙俩边走边往路边看，看哪味药是可以疏散风毒而止痒的。

在一条小溪旁边，长着一丛郁郁葱葱的植物。小指月跳过去，摘了叶子一闻，好香啊！爷爷笑笑说，就是那薄荷！

小指月采了一把薄荷并揉烂，在自己手脚痒的地方擦了起来。想不到擦哪里哪里就不痒，哪里就凉快。怪不得绝大部分清凉油、驱风油里，治疗蚊虫叮咬、瘙痒难耐的，都少不了薄荷。很快手脚瘙痒减轻了，但身上还痒，怎么办？

爷爷说，采点回去洗澡就好了。小指月急忙采了半药篓，赶着回去熬水洗澡。

小指月烧起火，水一沸腾，就把这薄荷叶丢了下去。爷爷就在旁边说，指月啊，这薄荷入药有什么特点呢？小指月说，应该后下啊。

爷爷又说，那你现在准备怎么样呢？小指月一下子明白了，赶紧把火撤掉，利用锅中的余气，把锅盖盖紧，让薄荷在里面一焖，香气就大出。等水慢慢凉后，小指月迫不及待地把水舀出来，就洗澡去了。洗哪里哪里舒服，洗哪里哪里清凉。洗完那种瘙痒的漆毒症状就全消了，真是天生一物克一物啊！

然后小指月在小笔记本中写道：

《药性论》记载，薄荷能发毒汗。薄荷通过打开毛孔，疏泄瘀堵，所以痒可止，热可消，汗可排，毒可解，漆毒可愈。

◎蜜蜂蜇伤与风团瘙痒

《必效方》记载，治蜂虫蜇伤，用薄荷捣烂贴之。

一个老师带着几个学生敲开了竹篱茅舍的门。原来他们一起去春游，不小心碰了蜂窝，学生们都被蜜蜂蜇了，又痒又痛，很多学生都哭了。有些学生就在父母的带领下去找医生，剩下这几个学生在老师的带领下来到了这里。

小指月看后搔搔脑袋，想出点主意，想不到爷爷早已在那边捣薄荷叶了。原来昨天采的薄荷叶没用完，爷爷正在把剩下的薄荷叶通通都捣成泥，一会儿一大盘薄荷泥就端了上来。

爷爷笑笑说，你们哪个被蜜蜂蜇得最厉害，先来吧。只见一个学生卷起衣袖，指着他的肘部说，老爷爷，我这里被蜇了个大包，又红又肿。

然后爷爷就把一团薄荷泥敷在上面。这学生说，好清凉啊，感觉好像没那么痛了。其他学生听了都纷纷围过来，叽叽喳喳地说，我也被蜇到了。

爷爷便吩咐小指月和老师一起帮学生敷薄荷泥。一会儿一盆薄荷泥快用完了，大家被蜜蜂蜇伤的地方都感觉一片清凉，稍后就热退肿消，很是舒服。

爷爷接着说，以后带孩子外出春游，不要到太深的山里去，这次还好碰上一般的小蜜蜂，如果你碰上大马蜂，一群大马蜂蜇下来，可能就回不来了。

老师听了点点头，然后他又问，老先生，我这手臂经常瘙痒，抓哪里哪里痒，医生说是荨麻疹，吃了一些抗过敏的药，但就是没根治。

爷爷把脉后说，你这脉浮，浮主病在表，还是一个清阳不出上窍，不达四肢肌表，晚上睡觉要少吹空调。你是不是吹空调后，手臂还露在被单外面呢？

老师听后点头称是。爷爷说，问题就在这里。小指月，你说为什么会痒呢？

小指月马上引用《伤寒论》的条文说，以其不能得小汗出，身必痒。这是说身体不能出点小汗，就会瘙痒难耐。本来正常情况下皮肤肌表要排泄很多废弃物，可空调的发明，以及人们贪凉喜冷的习惯，每天会少排很多汗酸，这些汗酸郁在肌表，皮肤就容易瘙痒。如果当作过敏治，治来治去，不把这些毒汗排出来，就不能根治。只有打开肌表毛窍，让毒汗排出来，身体才能真正舒服。所以夏天要少吹空调，以免闭门留寇，要多晒太阳出汗，给邪以出路。

老师听后点点头说，中医真厉害，不仅能治病，还能找出真正的病因。我知道以后该怎么办了，要少吹点空调，多运动出汗。然后爷爷便开了两味药，就用薄荷配上蝉蜕，等份打粉，每次用温酒送服3克。

这老师吃完药后，又加上晚上少吹空调，白天多运动出汗，3天后就不再瘙痒了，接下来几个月都没有复发过。几年的老毛病几天治好了，不是中医中药多么神奇，而是找到了病根，自己懂得养生，靠运动打开汗孔，不留下汗酸代谢物，身体就很通透，风痒就排泄出去了。

小指月问，爷爷，为什么这两味药还要加酒来送服呢，不是说瘙痒要少喝酒以免刺激吗？爷爷笑笑说，是要少喝酒，但少喝酒并不代表不能用药酒。薄荷、蝉蜕，是不是很轻飘的药物啊？

小指月点点头说，轻如羽毛！爷爷又说，治上焦如什么呢？

小指月说，治上焦如羽，治肌表也如羽。凡脉浮者都可以用质地轻疏的药物，把肌表浮风疏泄出去。爷爷又问，那用酒是什么道理呢？

小指月说，酒能快速地升清阳，散寒气，开腠理。爷爷点点头说，没错，借助酒劲，可以很快地把薄荷、蝉蜕发散风邪、疏泄腠理的力量打出去，使清阳能更快速地出上窍、走肌表，这样毛窍一开，瘙痒便止。

小指月一拍脑袋说，爷爷，我明白了。过年的时候，爷爷不是带我去看放烟花吗，我觉得这酒应该是放烟花的那股动力，一下子把烟花打到高空去。而这薄荷、蝉蜕在很高处四散开，使皮表的郁结毛孔张开，把身上的郁毒宣散开，就像烟花在空中炸开后就烟消云散一样。爷爷听后微微一笑，点了点头。

这时小指月马上在小笔记本中写道：

《永类钤方》记载，治风气瘙痒，用薄荷、蝉蜕等份为末，每温酒调服一钱。

◎薄荷解肝郁

《药性论》记载，薄荷去愤气。

有个妇人一进竹篱茅舍，就喋喋不休，说自己眼胀痛，口干，心烦，睡觉也不好，还有乳腺增生、颈椎病，胃口也经常不好，还腰酸，膝盖骨痛。

爷爷说，这么复杂的病，你到医院看过没有？这妇人说，看遍了，每个科都看了，也检查了。有的医生说我没病，但我浑身都不舒服。有的医生说我是胃病，但吃了胃药也不好。你说这是怎么回事呢？

爷爷笑笑说，你脾气不太好吧？这妇人说，我脾气很好啊！

爷爷说，那你婆婆怎么样呢？这妇人听后说，婆婆一天到晚唠唠叨叨，最是烦人，都是些鸡毛蒜皮的小事，好像老跟我过不去一样。

爷爷笑笑说，会做媳妇无恶婆。妇人大倒苦水说，怎么可能，任谁在那家中，一天到晚听那些絮叨话，没有不烦躁得七窍生烟的，我都恨不得马上分开来住。

这时爷爷笑笑说，你静下来听听有什么声音吗？这妇人根本没有在意周围有什么声音，仔细地听听，没有听到什么特殊的声音。于是说，你这里环境很清静，很好啊，没有什么吵闹声。

爷爷再次笑笑说，你再听听，再仔细听听。这妇人才凝神认真地听，说有几只蜜蜂的声音。爷爷又说，还有呢？

那妇人又仔细地听了听，窗外蝉鸣声怎么这么大，刚才怎么没注意。爷爷又笑了笑说，你再认真地听。

这妇人又说，池塘外面好像偶尔有一两声蛙叫。爷爷又说，再听听！

这妇人说，还有风吹芭蕉叶的声音。爷爷笑笑说，这么多杂音，你如果通通都往心里装，你会烦死，可你为什么进来没有抱怨这些杂音呢？

这妇人听后笑笑说，我没在意它们啊！爷爷听后哈哈笑着说，但自无心于万物，何妨万物常围绕！

这妇人听后居然有种豁然开悟的感觉，她从婆婆身上好像看到了将来自己也是那样，将来自己媳妇会不会这样抱怨我呢？我是不是应该不要在意这些声音呢？不要再抱怨呢？这样来回琢磨了一会儿，便豁然开悟，说，老先生，谢谢你的教诲，我知道怎么办了。

随后爷爷给这左关脉弦硬郁结的妇人开了1剂逍遥散，里面就含有薄荷。这妇人回去吃完药后，脾气大好，眼不胀，心不烦，胸不闷了，而且膝盖不痛了，胃口也大开。跟婆婆的关系也变得融洽多了，整个人好像变了一样，街坊邻居都觉得不可思议。

《医贯》记载，以一方治其木郁，而诸郁皆因而郁，一方者何也？逍遥散是也。方中为柴胡、薄荷二味最妙。

是谁改变了她呢？是逍遥散，还是她自己的觉悟，或者说是兼而有之？这里头只有爷孙俩和那妇人最为清楚。

小指月问，爷爷，为何逍遥散如此厉害？爷爷笑笑说，不是逍遥散厉害，而是人肝气郁结太可怕了。你说说肝气郁结会出现什么病症呢？

小指月便想了一下，说，肝开窍于目，肝气郁结，眼睛容易胀痛。肝经上达巅顶，肝气郁结，容易头痛头晕。肝经布胸胁，肝气郁结，胸胁容易胀满，容易乳腺增生。肝胆经循咽喉，肝气郁结，咽喉容易长梅核气、咽炎。肝主筋，肝气郁结，气机不疏泄，筋骨得不到充分的气血荣养，不荣则痛。肝经下络阴器，肝气郁结，妇人痛经，男子前列腺也容易出问题。肝木能够疏脾土，肝气郁结，气不疏泄，脾胃就不好，不想吃饭，容易胃痛。肝木能生心火，木郁便会化火，所以肝郁的人容易心烦、失眠。肝木为肾水之子，肝郁太厉害，就会子盗母气，煎熬肾水，导致肾亏腰酸……

爷爷笑笑说，可以了，可以了，把一个肝郁吃透，你就可以治疗很多妇科杂病。这些杂病看起来像网一样，可网眼就是肝郁那一点，抓住这个网眼，整个网都可以提起来。治疗妇科杂病，不懂得疏肝解郁是行不通的。

然后小指月大受启发，在小笔记本上写道：

《本草新编》记载，薄荷不特善解风邪，尤善解忧郁，用香附以解郁，不若用薄荷解郁之更神。薄荷入肝胆之经，善解半表半里之邪，较柴胡更为轻清。

◎异病同治话薄荷

《医学衷中参西录》记载，痢疾初起夹外感者，宜用薄荷，散外感之邪，即清肠中之热，其痢自愈。薄荷又善消毒菌，除恶气，一切霍乱痧证，以薄荷为要药。

天气热，几个民工搞了几瓶酒，晚上就在树下畅饮了一番。他们觉得屋里睡觉太热，不如干脆在外面过夜。于是他们就在草地上睡觉了。凉风吹过来，非常爽快，躺在这大地的怀抱里，一整天的疲劳，纷纷随风而消。

第二天早上起来后，有的民工牙痛，有的鼻塞咽痛，有的拉肚子。他们本来就经济不太宽裕，所以没有去医院，而是跑来竹篱茅舍。因为他们听说，茅舍里的老先生既能治病，而且能够花很少的钱，把病治好。

小指月——把过脉后说，爷爷，怎么这么奇怪，他们这几个人脉象都是浮中带数？爷爷笑笑说，同机不同病，可用相同药。

小指月就琢磨，该用什么药呢？爷爷说，在外面露宿伤了风，又喝了酒，用油炸花生米下酒，所以外风里热，风气包裹住里热，出不来，怎么办呢？

小指月说，其在皮者，汗而发之！爷爷又说，是辛凉发表，还是辛温发表呢？

小指月说，脉若浮紧，当辛温发表。脉若浮数，当辛凉发表，用薄荷。

爷爷点点头说，你们回去就采些薄荷叶煎水，牙痛的可以煎浓点漱口，鼻塞、咽喉痛的可以慢慢咽下，拉肚子的可以直接服用，还有一个耳朵痛的，可以用新鲜的薄荷绞汁滴耳朵，眼睛红肿的用薄荷汤洗眼。以后不要再喝酒后露宿了，到时候脖子歪了、面瘫了都不知道是怎么回事。

他们听后才知道大家都是贪凉饮冷、露宿草地惹的祸，晚上风冷露水重，加上体内酒毒与油炸之物，两种病因加在一起，就变成了风热。

他们回去后马上按法施行，上午用了药，下午基本都好了。真是药若对证一碗汤，有病早吃好得快。

小指月说，我现在终于明白什么叫异病同治了。爷爷说，那你说说看。

小指月说，异病是表面的病象不同，同治是里面的病机一致。爷爷又笑笑说，这个解释还不够通俗易懂。

小指月琢磨了一下说，有了。就像电源总开关切断了，外边路灯不亮了，就像鼻塞、牙痛、眼睛红赤、皮肤瘙痒；里面电灯不亮了，就像咽喉不舒服、拉肚子。一旦通电，灯都亮了。用薄荷辛能发散，凉能清利，把风消掉，把热散掉，一旦气血对流，就像通了电一样，眼睛红赤、牙痛、鼻塞一下子就好了，还有咽痛、拉肚子也随着好了。

爷爷听后，笑笑说，这就有点像老百姓的中医了。

然后小指月就在小笔记本中记道：

《本草再新》记载，薄荷消目翳。

《明目神验方》记载，薄荷煎汤洗眼，治眼中红赤痛。

《本草纲目》记载，薄荷利咽喉，治口齿诸病，治瘰疬疮疥，风瘙瘾疹。

《新修本草》记载，薄荷治恶气，腹胀满，霍乱，宿食不消，下气。

《普济方》记载，治血痢，用薄荷叶煎汤单服。

《闽东本草》记载，治耳痛，鲜薄荷绞汁滴入。

◎薄荷拾珍

董平医师以单味鲜薄荷治疗重症病案 3 例，效佳。

魏某，男，83 岁。因发热 3 日不退，上门求诊。症见壮热，口微渴，头痛目眩，面赤气粗，咽喉肿痛，小便短赤，舌红苔黄腻，脉滑数有力。证属风热外感，湿热交蒸。治宜疏散风热，利湿祛邪。取鲜薄荷一株（约 50 克），沿根剪断，以净水去杂质，掐寸段，置锅中，放水三杯（约 150 毫升），煮沸离火，微温频服，取微汗、小便频止。第二天汗自出，小便勤，全服后脉静身凉，痊愈。

葛某，男，21 岁。症见身热灼手（体温 38.9℃），腹痛拒按，晨起下痢 9 次，赤多白少，里急后重，纳呆腹胀，面萎黄，神情差，口臭味秽，舌红苔黄厚腻，脉洪滑而数。证属外感时痢。治宜疏散外邪，祛湿止痢。取鲜薄荷二株（约 100 克），方法同上，邪祛痢止。

景某，男，7 岁。其父母代诉：发热 1 周，病因不明，各项检查均正常，往返儿童医院多次。今在儿童医院注射针剂后刚到家发热又起，求诊治。症见身热如炭（体温高于 39℃），呼吸急促，啼哭，神烦，唇闭，二便不爽，脉数且急，恐有动风之势。急取鲜薄荷一株（30～45 克），用法同前，佐白糖少许。1 小时后随访，患儿服药后，汗微出，小便通利，大便下如羊粪，病愈。

指月按：薄荷辛香透达，不可久煎，所以一般煮沸即离火，稍焖片刻，香气大出，即可饮服。如果煎煮不当，疗效折半。如果加在汤剂里，薄荷应该后下。不要以为小小薄荷非常平常就忽略之，天底下并没有什么神方奇药，平常的药用到极处，自显神奇。

18．牛蒡子

◎风温咽痛牛蒡子

《医学启源》记载，牛蒡子消利咽膈。

《广济方》记载，治喉痹，牛蒡子、马兰子二药捣散，空腹以温水送服。

天气转凉时，风寒感冒就多。最近天气转热，风热感冒咽痛的病人开始多起来。

有个中学生，这几天咽喉肿痛，发热，头痛，不得已只好请病假。家人带他敲开了竹篱茅舍的门。爷爷问他，家里饮食最近怎么样，有没有吃煎炸烧烤啊？

家人摇摇头说，没有，将近考试，就怕影响到孩子身体，所以饮食都很清淡。

不但没吃煎炸烧烤，还经常煲一些清汤。

爷爷把完脉后说，脉浮数，浮主表，数为有热，如果没有饮食辛辣烧烤的话，这咽喉很难肿痛啊！小伙子，你再仔细想一下，有没有在外面吃什么辣条子、炸鸡腿之类的？这小伙子看着父母，低下了头。

大家马上明白了，父母生气地说，给你零花钱不是给你买病的，每次都是这样，把身体吃出病来，又耽误了学习。

现在的很多年轻人，容易得咽炎、扁桃体炎，一旦有炎症，马上就送往医院输液，发热、炎症刚刚消退，没多久又重新来过。各种抗生素、消炎药，不断更新换代，却抑制不住疾病的反复。所以有些父母甚至动了把孩子扁桃体切掉的念头，干脆让身体不报警，不再咽喉肿痛。

爷爷说，摘除报警器不是明智之举，脏毒不通过咽喉或肛门发出来，闷在身体里面反而会成为大患。然后爷爷说，小指月，银翘散。

指月随手把银翘散写了出来。

银翘散主上焦疴，竹叶荆牛豉薄荷。

甘桔芦根凉解法，风温初感此方施。

小指月说，这牛是什么呢？爷爷说，是牛蒡子。

小指月说，牛蒡子就是疏散风热、利咽膈的。爷爷点点头说，银翘散是风热感冒或风温初起的良方。病人脉浮数，最容易见咽喉肿痛。牛蒡子在这里能够疏利咽喉肿痛，它辛散可以外解风热，又苦寒可以内清热毒。像这样辛散、苦寒集于一体，能升能降的药物比较少，你要好好研究一下这味药，将来有大用途。

爷爷接着又说，如果嫌煎汤药麻烦，去买维 C 银翘片，吃了也管用。这家人是中医的铁杆爱好者，他们说，煎药不麻烦，这汤药才来得快。

他们抓了药回去，第一剂吃完就不发热了，第二剂吃完咽喉肿痛也减了。

小指月问，爷爷，这中药能不能治根呢？爷爷笑笑说，小指月啊，你太天真了。你想想，感冒咽痛，有哪个医生说吃药后就保证一辈子就不再感冒咽痛呢？

小指月摸摸脑袋说，这倒也是。爷爷说，病是自家生，还需自家医。你要看到咽喉肿痛有风热束表在里面，所以知道用银翘散来给风热毒邪一个去路。但如果饮食不注意，吃香喝辣，吃油炸食物，天天吃，火很快又烧起来了。点火容易救火难啊！谁能保证森林不起火灾？小指月听了，隐隐能读懂爷爷的心。

爷爷是希望大家都能够一起学养生，只有真正学会养生，有了健康的观念，才能够在源头上减少疾病的发生。这比疾病已经发生了，再匆匆忙忙去找医生要更高明。所以《内经》里说，上工治其未萌，中工治其已成。

然后小指月在笔记本中写道：

中医儿科大家刘弼臣治咽喜用牛蒡子。刘老常谓"利咽润化需牛蒡"。牛蒡子性寒，味辛苦，具有疏散风热、宣肺透疹、解毒利咽的作用。临床多用于风热感冒、咳嗽痰多、麻疹、风疹、咽喉肿痛、痄腮、丹毒、痈肿疮毒，主要是取其性寒。刘老独辟蹊径，提出牛蒡子还有利咽润化之功，故治疗风热感冒等引起的咽喉肿痛，经常可以看见刘老用牛蒡子，且临床疗效确切。

◎无肉不欢的富翁

有个富翁，餐餐无肉不欢，家里只要一餐没有三盘五碟，堆满鸡鸭鱼肉，他就会大发脾气，跟家人说，我难道连肉都吃不起吗？这样家人只有顺富翁之意，一日三餐，都有鸡鸭鱼肉。富翁几年之间，就吃得肠肥肚满，腰粗脖子短，一下子重了几十斤，他还以为人有福气才发福，还以吃得肥满为荣。

有一天，吃完一桶炸鸡翅后，他就去睡觉，而且把空调开到十几度，他觉得这样才舒爽。想不到一觉醒来，脖子肿胀难受，手一触立马缩回来，碰都不敢碰，太痛了，他以为是上火了，没在意，就叫家人搞点泻药来吃。这泻药吃下去，肚子是泻了，但脖子肿痛不但没减，反而还加重了，不要说是吃饭，就连喝水吞东西都痛苦难耐，这该如何是好？再这样下去，不会病死也会被饿死。

这富翁一下子请了几个镇上的十来个医生，一起前来为他诊病。这些医生各有各的看法，有的怀疑脖子长了肿瘤，有的说是痰食化热，有的说会不会是其他恶病转移，还有的说是简单的淋巴结肿大。众说纷纭，莫衷一是。

这富翁听得头都大了，我请这么多医生过来，是要你们为我分忧，解我病苦，你们怎么一个个争得面红耳赤，这该听谁的好呢？大家纷纷都说，听我的吧，听我的吧。富翁气愤地说，你们都说听我的，听我的，你们谁敢打包票治好我的病，我就给你们重重赏金，如果治不好的话，我让你们连医生都当不了。

这时堂中鸦雀无声，没有一个完全有把握治好富翁的病。大家虽然都想争功邀赏，但这病会不会是个定时炸弹呢？搞得不好，反而把自己炸得粉身碎骨，倒没必要犯这个险。愤怒的富翁把他们都赶走了，这该怎么办呢？

病还得治啊，不然水都喝不了，咽喉又干燥疼痛，吞口唾沫都痛得皱眉。在家人的建议下，富翁就雇了几个人，坐着轿子，抬到竹篱茅舍。

爷爷察色按脉后，得知一些发病的情况，便说，这个病我没法治，你请回吧！

小指月听后，大吃一惊，爷爷从来没有畏惧过疾病，怎么会突然后退了呢？

这富翁冷汗一下子出来了，原本气焰有些嚣张，他以为老子有钱，什么医生我都请得起，但一个医生接着一个医生都没办法。而且竹篱茅舍的先生非常有名望，他都说没办法，难道我会在这个病上栽跟斗？

这个富翁没有走，他想问清楚这个病为什么没法治。爷爷叹了口气说，当年医学祖师扁鹊立六不治，其中有一条叫骄恣不论于理者不治。就是说，不讲理的人，你想治都治不好。

这富翁笑笑说，老先生，我最讲理了，我如果不讲理怎么可能赚到这么多钱。

爷爷摇摇头说，赚钱讲的是商场的理，可这养身子讲的可是医学的道理，隔行如隔山，你懂吗？这富翁颐指气使，很少有人质问他懂不懂的，可自己确实又不懂，只好说，请教老先生是什么医学道理？

爷爷知道富翁已经有所收敛了，便说，《内经》曰，膏粱厚味，足生大疔。那些经常吃肥甘厚腻、大鱼大肉的人，身上容易长疔疮痈疽，而脖子或咽喉肿毒，也属于痈肿。所以治痈肿第一条道理，就是吃素。对于所有长热毒痈疮的人，饮食都要吃素。你能做得到吗？做不到就是不讲理，不讲理就别找我看。

这富翁听后一愣，觉得爷爷讲得句句在理，实在没办法反驳，咬咬牙说，我怎么做不到？为了治好病，吃斋念佛我都做得到。爷爷知道自己的激将法已经取得初步成功，这种人说话往往一言九鼎，说一不二。然后爷爷说，还有第二条理。

富翁问，那是什么呢？爷爷说，你没有资格坐轿子上我竹篱茅舍来。

富翁哈哈大笑说，谈资格，我最有资格，我可以雇十顶轿子抬我上来，我可以叫他们一整天抬我到各地去，只要我想去哪里，都有轿子跟着我，区区坐轿子的资格，我怎么没有呢？

爷爷又笑笑说，不是跟你讲钱，有钱可以坐轿子，只是外在的条件，你若讲养生的道理，讲这内在身体的修养，那就不是钱的问题，如果有钱就可以不生病，那皇帝就不需要太医了。

这富翁听后点了点头，老先生说的确实句句在理，没什么好反驳的，便说，那老先生认为我为什么没有资格坐轿子呢？

这时候富翁的语气谦虚了不少。唯虚而能容，你如果不能先让一个人谦虚，那么你讲的话，他就会当耳边风，就像倒水一样，一个在高处，一个在低处，这水怎么能够从低处往高处流呢？所以爷爷处处用讲理来折服富翁。

这时爷爷才缓缓道来，保养身体最重要的是两个理，一个是管住嘴，一个是迈开腿。你现在天天大鱼大肉，管不住嘴，而出入又必坐轿子、汽车，根本没有通过运动手脚来把身体的营养赘肉炼化消耗掉，这样过多的营养停留瘀积在身体里面，就会长痈疽、脂肪瘤、包块。这富翁听后点了点头。

爷爷接着又说，居家是讲究量入为出，这是家庭开支的道理。而养生讲究的是量出为入，你身体往外付出得少，又缺乏锻炼出汗，稍微热点，就把自己冻在空调房里，不让脂肪燃烧，这些脂肪都变成瘤子，长满脖子、肚子了。现在长在脖子、肚子上是小问题，将来长在肝上、肾上，难道要把肝、肾切掉？那人也毁了。

这富翁听后，点头如捣蒜，说，老先生教训的是，这做生意、持家是一个道理，我懂，但你讲这些养生道理，我却第一次听，确实不懂，但现在听起来却句句在理，无可反驳。

爷爷点点头，他知道富翁这种人很豪爽，你讲得在理，他句句听你，于是跟他说，你得减减肥了，腰带长寿命短啊，这不是骂你，这是真正的医理。每天你要运动五公里，不是请别人抬你，而是你自己走，你能做到吗？

富翁想了下，好像有点为难，但想到自己的病，便说，我能！

爷爷说，小指月啊，开牛蒡解肌汤。小指月随口把方歌背了出来：

> 牛蒡解肌翘丹栀，夏枯荆薄石斛玄。
>
> 疏风清热又散肿，牙痛颈毒皆可医。

原来这汤方专治头面风热或颊项痰毒、风热牙痛等，能解肌透热，化痰消肿。

这富翁吃了 3 剂后，咽喉渐渐开通了，肿痛也减了大半。他又按照跟爷爷的约定，吃素一个月，并且每天走五公里路，想不到咽喉肿痛一天比一天轻，身体一天比一天舒服，以前上楼梯都喘气，现在一口气上二楼、三楼，如履平地。

一个月吃素，并且运动下来，让富翁减去十来斤赘肉，他高兴得不得了，哈哈大笑说，姜还是老的辣，这中医还是老的神啊！

原来这富翁还没有想明白，这药方只治好他三分的病，而管住嘴、迈开腿的养生，却治好了他真正的病根。

◎大头瘟与普济消毒饮

每当上一年冬天不太冷时，第二年春天常有各种各样的温热病，要比平常多得多。爷爷看到最近天气开始转温热，就叫小指月把去年秋天在野外采的牛蒡子拿出来。

小指月不知道爷爷要干什么，叫小指月去采薄荷，晒陈皮，还购买僵蚕、玄参、桔梗等比较难采集到的药物。爷爷一般很少提前配药，配药都是要因人而异，没有看到病人、见到疾病怎么能配药呢？小指月有点不懂。

过了一周后，山脚下来了好几个老师，连同校长也过来了。小指月看他们着急的样子，就知道学校一定出了什么事。果然校长说，最近又开始流行猪头风。

小指月不知道什么叫猪头风。爷爷说，猪头风就是常说的大头瘟，又叫大头天行，两边腮帮子红肿热痛，严重的眼睛肿得睁不开，而且这种大头瘟还会传染，学校里一两个学生得了，过不了几天很多学生都会得，有些严重的会伴随睾丸炎症，会影响到生殖系统。如果不及时截断扭转这种病势，就会很麻烦。

爷爷点点头说，这大头瘟我知道，你们就把这些药拿回去熬水给学校的孩子喝，已经犯病的就多喝点，还没犯病的可以少喝点预防一下。

这校长激动地说，我代表全校的老师、家长、学生们感谢老先生了。爷爷笑笑说，都不是第一次了，还客气什么。原来前面还有好几次大头瘟流行，都是靠爷爷用药截断的。

这校长拿药回去，过了几天，他又来了一趟竹篱茅舍，带来了好几本学校的课本。原来这次校长不是上来请药的，而是为了答谢爷爷，他特地给小指月送来了一系列的教材。他不知道小指月早已经熟悉这些书了，但小指月还是很喜欢，毕竟里面还有一些图画。

小指月在校长走后，便问，爷爷，你给学生用的是什么方子啊？怎么那么多药？爷爷笑笑说，这是中医里面解毒打击面最广的普济消毒饮。

小指月说，这大头瘟用普济消毒饮？爷爷说，只要是舌红苔黄，脉数，头面红肿热痛，都可以用，有病则治病，没病则防病。

小指月听后点点头说，我明白了，里面有牛蒡子，牛蒡子就是专门治面目浮肿的，可以疏风散热解毒。可我不明白为何爷爷能够算准最近要流行大头瘟？

爷爷笑笑说，将来你也可以，去年过了个暖冬，大地封藏不是很好。《内经》里有句话叫冬不藏精，下句是什么呢？小指月说，春必病温。

爷爷说，就是这个道理。小指月说，我明白了，原来爷爷早就知道了，没有告诉小指月，以后我也知道了，过个暖冬后，第二年肯定要流行温热病，要多备些疏散风热、解毒之品，这牛蒡子以后得多收集一些了。

然后小指月在小笔记本中写道：

《药品化义》记载，牛蒡子能升能降，力解热毒。味苦能清火，带辛能疏风，主治上部风痰，面目浮肿，咽喉不利，诸毒热壅，马刀瘰疬，颈项痰核，血热痘疮，时行疹子，皮肤瘾疹，凡肝经郁火，肺经风热，悉宜用此。

◎牛蒡子拾珍

姜际生经验

姜氏临床经常用牛蒡子为主治疗头痛，收到满意效果。经临床观察，头痛不论新久，只要具有下列特点之一的，便是牛蒡子的适用范围：头痛兼有发胀感觉；头痛牵引眼珠作痛；头痛发作时，精神困顿，嗜睡；偏头痛兼有胀感。凡具有上述特点的头痛又兼有便秘者尤为适宜。

应用牛蒡子治疗头痛，多单独使用，或根据病情配伍一二味药物，牛蒡子的用量极为重要，一般须用 15～21 克始效。用量小时，效果多不明显。用时需将牛蒡子炒，捣碎，水煎服。牛蒡子有滑肠通便作用，故对脾寒便溏的头痛病人忌用。

张某，女，成人。头胀痛多年，痛时嗜睡，且牵引双眼作痛，记忆力减退，影响工作，经用中药和西药治疗均不见效。就诊时神志正常，脉沉弦。根据病情分析系肝经郁热所致，治宜宣疏肝经郁热，用牛蒡子 21 克，水煎服。服 2 剂后，头痛明显减轻，眼亦不痛，服第三剂时因睡眠不好，头部又感觉疼痛。继续服药治疗，随访效果良好，基本治愈。

指月按：牛蒡子能疏散头部风热、肝热，又能清痰下行，润肠通便，所以凡是肝经郁热上扰，伴随痰浊不降，这时通过牛蒡子清头通腑，使浊阴出下窍，清阳不会被风热、痰浊干扰，头部自然恢复清明。所以《药性赋》说牛蒡子疏风壅之痰，是一味清肝化痰、通腑下浊之药，可以减轻头部痰热压力。

丹东市第二医院用一味牛蒡子治愈数例脑疝，从中总结出牛蒡子对降颅内压有显著作用。曾用牛蒡子配合温胆汤治愈一例头风，西医诊断为蛛网膜下腔出血。法库县孤家子医院眼科治疗青光眼的方剂中亦重用牛蒡子，收到良好效果。

指月按：牛蒡子既能上清，又可下通，是清上通下的良药，所以不管眼压高，或者脑压高，它都可以通过引浊阴出下窍而缓解胀满，令压力减消。

《普济本事方》记载，牛蒡子散（牛蒡子、新豆豉、羌活、生地黄、黄芪）治风热或历节攻手指，作赤肿麻木，甚则攻肩背两膝，遇暑热或大便秘即作。

指月按：牛蒡子毕竟是凉利之药，对于热痹效果良，特别是痹证兼有咽痛、便秘的。它既能利气通络，又可利咽止痛，还能利肠通便，可谓一举三得。唯独这味药质地坚硬，所以炒香后要打碎，这样煎汤时才能充分发挥药效，否则炮制不佳，必定导致效用不彰。

邹永祥经验　牛蒡子消积滞止流涎

邹氏常将牛蒡子按胃肠动力药用于临床，发现其在儿科消积滞、止流涎的作用不容忽视。曾治一3岁男童，因厌食、拒食就诊，脐周切痛，口角流涎，舌质红、苔白腻少津。家长已在家喂服过成药保和丸、山楂丸，未效。遂予单味牛蒡子10克，嘱炒至表皮焦黄后，加水300毫升，煎至150毫升后吞服前药，其余代茶饮。次日复诊时称腹胀解除，主动索食，并且持续半年之久的口角流涎亦告解除。随访2个月有余，腹胀及流涎均未见复发。

在前例患儿治疗取效的启发下，又治一4岁小儿，以断续口角流涎2年就诊，已多处求治未效。双侧口角流涎，口角及下颌部皮肤表面潮红糜烂，舌质红，苔薄黄，脉滑。证属脾不运湿、津液失控所致。处方：牛蒡子10克，白术10克，茯苓10克，甘草5克。仍将牛蒡子炒焦后，诸药共煎代茶饮。2剂告瘥。

需要注意，牛蒡子有滑肠作用，用于前症时应将其外皮炒至焦黄，这样对脾虚便溏者亦可放胆使用。剂量一般以10克左右为宜。

指月按：涎水也是痰饮的表现，《内经》讲，头痛耳鸣，九窍不利，肠胃之所生也。通过消除肠胃壅滞，复其健运，那么九窍的病变都会减轻。而牛蒡子善于下滑肠积，上降痰浊，所以口角流涎随着腹中浊阴下行而内收。

19．蝉蜕

◎蝉蜕的七大功用

> 垂緌饮清露，流响出疏桐。
> 居高声自远，非是藉秋风。

小指月一边吟着这首咏蝉的诗，一边跟着爷爷在野外的森林里捡蝉蜕，原来蝉的幼虫羽化时脱落下来的衣服就叫作蝉蜕。小指月边捡蝉蜕，边在想蝉蜕的各种功效，疏散风热，利咽开音，透疹止痒，退翳明目，息风止痉，止小儿夜啼。这么多作用，如何从这小小的蝉壳子里体现出来呢？

爷爷说，蝉潜伏在地底多年才钻出地面，脱下衣服，谓之蝉蜕。这蝉蜕是甘寒的，你放在手里一掂，轻如纸。

小指月便说，本乎天者亲上，本乎地者亲下。这蝉是天上飞的，它脱下的衣服又质轻，所以很明显应该是归肺经，走上焦肌表。由于它是凉性的，所以它是疏散肌表风热的药，风热感冒可以用它。

爷爷又说，这蝉蜕是一个中空脱落之象，蝉白天声音极其嘹亮，又是入肺经的，肺直接通气于咽喉，所以咽喉部如果有瘀浊挡道，影响到声音，使声音沙哑，甚至失声，就可以通过蝉蜕这个脱落之象，令咽喉部浊阴脱落下来，使咽喉恢复中空，声音恢复嘹亮之意。

小指月又说，透疹止痒，为何麻疹不透、风疹瘙痒可以用蝉蜕？而且我发现爷爷喜欢用蝉蜕配合薄荷，治疗各类风热皮肤瘙痒。

爷爷笑笑说，是啊，两个药物都善于疏散上焦风热，都质轻上浮，都能开肺盖。肺主皮毛，肺盖一开，皮毛的风热透出去，自然疹消痒止。

小指月又说，这个明白，但蝉蜕归肺经，它又如何退翳明目的？爷爷说，蝉自始至终都以肝木为生，所以蝉蜕归肝经，附于木体之上，又是一个脱落之象，而且质地轻飘，所以善于走肝经，借着轻飘之性，上达于清窍眼目，然后利用这个脱落之象，把眼目中的浊阴翳障脱下来。

小指月又说，那息风止痉呢？爷爷说，蝉蜕入肝，它偏于凉，能够凉肝，凡肝经热盛风动者，或者小儿惊风抽搐，可以用蝉蜕来息风止痉，凉肝退热。

小指月又说，蝉蜕止夜啼，小孩晚上啼哭不安可以用，是何道理？

爷爷说，蝉白天鸣叫最为嘹亮，蝉蜕可以利咽开音，蝉晚上安伏一声不响，蝉蜕能够让小儿夜啼安静下来，此大自然造化之理也。白天阳出于阴，应该动；晚上阳入于阴，应该静，而且小儿夜啼大都伴随有惊吓，胸膈中有郁热，这蝉蜕正好能够息风止痉，透散胸膈中烦热。

小指月又说，为什么《名医别录》里说蝉蜕还主妇人生子不下，可以引产？

爷爷点点头说，对于孕妇，偶有风热感冒，要慎用蝉蜕，毕竟蝉蜕乃一个脱落之象，善于引产，引子下脱。它不仅善于脱眼中翳膜，治皮肤瘙痒，甚至咽喉里的浊阴，进而五脏六腑里的瘀浊，不能透脱的，都可以考虑用蝉蜕。

小指月听后，把这蝉蜕的一系列功用都牢记于心。每次跟爷爷到外面采药，都大有收获，收获的不仅仅是药材，更多的是知识，当然还有很多灵活的悟性。

随后小指月在小笔记本中记道：

老中医滕宣光善用蝉蜕治疗儿科杂病。滕氏先师周慕新老先生，每用蝉蜕、浮萍、山川柳透发麻疹。周师曰："透疹外出，非蝉蜕不发。"弱冠之年，学浅识短，认为淡薄质轻之品，焉可良效。独诊遇麻疹患儿，故意不用蝉蜕，只以浮萍、山川柳观其疹粒透与不透，经试 2 例，果见不透。请教周师，周师曰："此以皮走皮也。"后又遇麻疹、猩红热均用蝉蜕、浮萍，1剂宣发，2剂疹透。悔不该不听师言，自之误也。盖蝉蜕气清虚，味甘寒，轻浮而发痘疹，善除风热，疗皮肤疮疡、瘾疹。李时珍曰："治皮肤疮疡风热当用蝉蜕，治脏腑经络当用蝉身，各从其类也。"可见蝉蜕透疹之力非一般。与薄荷相伍能助薄荷发汗散风热，滕氏治风热感冒，蝉蜕、薄荷同用，汗出快，退热速，减去蝉蜕则效欠速。

先师治疗婴儿红眼病，难于服药，常用蝉蜕一个碾碎，黄连1.5克，挤其母乳汁浸泡3~4小时，以乳汁点入眼内，每用必捷。蝉性善蜕，故治风热目翳。20世纪60年代初去房山巡回医疗，见有小儿患眼结膜炎者甚多，限于缺医少药，承师之验，按法治疗亦取良效，可见蝉蜕疗目疾之功。

1988年应山东荣成中医院之邀，医疗休养，见沿海地区多有湿疹患儿，浸淫成片，溃烂流水，氧化锌类药物不效，用蝉蜕三个（碾碎），黄连3克，香油30毫升，将药浸泡1日，棉棒蘸油外涂，多例患儿二三日即愈。本院中医王老先生，其孙2岁，颊部湿疹糜烂，持续2周，涂药3日立愈。次年秋季又有幼儿患湿疹，沿用此方，因当时蝉蜕脱销，只用黄连，疗效却较缓慢，后在他地购来蝉蜕加入，效又明显，可见蝉蜕以皮治皮之验，却有如此卓效。

治小儿夜啼及失声儿童，滕氏用蝉蜕治愈已不胜举。

《临证用药经验》记载，治夜啼惯用蝉蜕肚壳七只，灯心草70厘米，白茯苓7克，睡前煎服头煎，翌日上午煎服二煎。治小儿心经有热，面红肢暖，口中气热，恶见灯火，仰身而夜啼者。只须2剂，屡用屡验。

◎蜕变

爷爷看小指月对着蝉蜕发呆，跟小指月说，指月啊，你看树上的蝉，声音多么嘹亮，多么风光啊！

小指月说，是啊，整个夏天都是蝉最灿烂的季节，而且天气越热，它叫得最响亮，好像全然不怕这酷暑一样。越是酷热难耐，它的精神就越是振作。

爷爷点点头说，智慧越苦越明，精神越用越出。小指月在咀嚼爷爷这句话，发现爷爷说话总是耐人寻味，不仅现在琢磨不透，就算是琢磨几天，都有得琢磨，而且琢磨一辈子都琢磨不完。

这时爷爷又说，小指月啊，你别看这蝉风光无限，可一到秋季来临，它就凋落了。小指月点点头说，可它依旧无所畏惧地唱歌。

爷爷接着又说，指月，你知道这蝉从土中爬上来，唱歌能唱多久吗？

小指月不是很清楚，爷爷便说，就那几个月。这蝉在地下埋藏了几年，甚至十几年，一直蛰伏修炼，为的就是有朝一日能响亮枝头，在酷暑中与天地争辉。

小指月第一次听到这蝉还得在地下蛰伏几年之久，这太不可思议了，不觉对这位非常能沉得住气的朋友肃然起敬。把每一味药当成你的朋友吧，那么你在用它时，它就会为你两肋插刀。小指月从来不把药物当成平凡的草木，而是把它们当成自己知心的朋友，所以琢磨每一味药都非常专注、亲切。

爷爷接着又说，这蝉不仅要经过长时间的蛰伏，而且还要经过五次痛苦的蜕变，没有这五次脱胎换骨、撕心裂肺的脱壳，这蝉也不能有所成就。

小指月听后，更加肃然起敬，他原以为这蝉只需要蜕一次壳就够了，想不到它要蜕五次，经过五番生死的挣扎，极限的考验，最终才得以升华。

这时爷爷便跟小指月讲王国维所说的人生三重境界。昨夜西风凋碧树，独上高楼，望尽天涯路。衣带渐宽终不悔，为伊消得人憔悴。众里寻他千百度，蓦然回首，那人却在灯火阑珊处。

小指月听爷爷用凝重的声音诵出这三句诗文，马上打起精神，他知道爷爷很喜欢这三句诗文，因为这就像一个人成就的过程。

寻思、苦索、顿悟，这是治学的三重境界，同时更是人生修炼的三重境界。

人只有反复地通过修炼升华，通过历事炼心，才能够最终学有所成，才能够最终做一个有用于社会的人。

◎ 小儿阴肿

《世医得效方》记载，治小儿阴肿，蝉蜕半两煎水洗，加内服五苓散，即肿消痛止。

在采集蝉蜕回来的路上，一农妇叫住了爷孙俩，请他们到家里喝杯茶。爷孙俩进屋后，这妇人很热情地招待。她说，老先生，又得麻烦你了，我这孩子这段日子阴部肿胀，老是好不了，晚上还经常喊痛。说完那妇人就把孩子带出来，然后脱下孩子的裤头，果然睾丸周围肿胀，一边大一边小。

爷爷说，小指月，你看小儿阴肿是怎么回事呢？小指月说，应该是毛窍闭塞，水湿不能排出。爷爷点点头说，有什么快速的好招法？

小指月正在寻思。爷爷说，就用我们刚才采集的蝉蜕，煎水外洗阴部。如果好不彻底，再服用五苓散。小指月倒出一小半的蝉蜕，给这妇人，教他拿去熬水，给孩子洗洗。爷孙俩就回竹篱茅舍去了。

第二天妇人就来道谢说，昨天洗了，今天就没有再肿，还没有吃药，效果就这么好。小指月听后，乐呵呵的，因为他又得到一个经验，就像小孩在海边捡到一个漂亮的贝壳那么高兴。小指月在他的小笔记本上写道：

孟宪兰经验：蝉蜕可除风消肿疗水疝。小儿水疝即睾丸鞘膜积液。小儿肝常有余，多因哭闹、惊恐致肝气逆乱，疏泄失常，气机郁滞，三焦气化失司，水湿停聚，循肝经积于阴部而发病。常用蝉蜕 30 克水煎外洗热敷，一般 3 日可愈。

王桂茹经验：蝉蜕可治阴肿。阴肿之证，乡村男童病人居多。先辈秦伯未在《中医临证备要》中说："阴囊肿或连阴茎包皮通明，不痛不痒，多因坐地受湿，以小儿病人居多，用蝉蜕五钱煎汤洗涤。"证之临床，屡获良效。

如 1990 年初夏曾治一男童，4 岁。其母发现其前阴皆肿，状若水铃，其他如常，急来就诊。诊见阴茎连同阴囊悉肿，全身无寒热，局部皮温不高，触之不痛。予蝉蜕 20 克煎汤，得药液 500 毫升，嘱其患处先熏后洗，每次 20 分钟，每日 2 次，仅用药 1 天，阴肿即消退如常。

◎风热失音汤

《现代实用中药》记载，治感冒咳嗽，失音，蝉蜕一钱，牛蒡子三钱，甘草一钱，桔梗一钱五分，煎汤服。

高考刚完，有个中学生在跟同学们聚会的时候，熬夜 K 歌，又吃了不少油炸鸡爪，结果第二天醒来就有点咳嗽，他以为是感冒了，吃点感冒药没好，反而加重了，声音沙哑，再过两天，居然说话都说不出来。

这时家人才开始着急，感冒鼻塞咽痛，这还好说，如果说话都说不出来，这就有点严重了。于是他们敲开了竹篱茅舍的门。

爷爷笑笑说，小伙子要爱护自己身体，熬夜 K 歌，再加上油炸鸡爪，哪一样不是消耗阴分，使人上火的。这小伙子听后，才知道自己放纵得太厉害了。

爷爷慈祥地说，生病不是上天惩罚你，而是身体给你踩踩刹车，教你不要过用你自己的身体，要懂得爱惜。

这小伙子第一次听到有人居然感恩生病，原来他最讨厌疾病了，每次生病不是打针就是吃药，搞得他非常烦，恨不得通通把病魔歼灭掉，就像得扁桃体炎后就想切掉扁桃体，得阑尾炎后就想割掉阑尾。

但爷爷不这样认为，病是身体在自救，是给身体踩刹车，就像车子要上路，首先要检查刹车系统有没有坏，不然容易出事故。人有本能，生病就是一种保护自己的本能，如果你无休止地暗耗身体，却又不生病，那才可怕呢！有的年纪轻轻就猝死在健身房或者电脑旁，这是不得病则已，一得病便是大病重病。

这小伙子听完爷爷的解说，以前对疾病恐惧、讨厌、排斥的心，通通都没有了，就像你会对你车子的刹车系统讨厌、排斥吗？没有刹车系统，谁来为你保驾护航。没有适当地生生病，你怎么知道自己是不是过用透支身体了呢？如果你没有感冒，咽喉也没事，继续熬夜，把吃煎炸食品当成家常便饭，到最后自己得了绝症都不知道是怎么得的。

这小伙子的父母听后也频点头，本来他们要负担起教育孩子的责任的，结果很惭愧，做父母的教不好，还要做医生的来教。

这时小指月把完脉后说，爷爷，这是一个浮数脉，风热感冒，咳嗽失声。

爷爷笑笑说，那就用风热失声汤吧。于是小指月便在淡黄的宣纸上写上：蝉蜕、牛蒡子、桔梗、甘草。开了3剂，这孩子吃了2剂后，就咳嗽止，声音恢复了正常。肺开窍于鼻，肺气通于咽喉，肺气一打开，咽喉、鼻都为之通利，声音为之恢复，呼吸为之顺畅。随后小指月在小笔记本中记道：

亢泽奋医师善用蝉蜕饮治失声。卒然失声或嘶哑多因外感、情志忧患等所致，常规多以小量蝉蜕配伍其他药物，但疗效较缓，药物繁多，病人用之不便。亢氏独取蝉蜕一味大剂量用之，屡试屡效，治愈多人，可谓药简效高。用量及服法：取净蝉蜕18克，加少许冰糖，以白开水泡之代茶饮，每日1剂。一般服2~3剂即愈。凡因外感、情志郁怒等所致卒然声音嘶哑均为"金实不鸣"，此方只适用于此证。对于诸如喉癌、肺癌、声带麻痹、脑血管意外等所致失声当另作他论。

◎ 蝉蜕拾珍

刘名声经验　大剂量蝉蜕治痉

刘名声老中医经验：临床无论哪种原因引起的抽搐，在方药中加入大剂量蝉蜕，疗效很好。张居运医师效刘师之法，临证中凡见四肢抽搐、角弓反张、口噤不开，如西医的破伤风、乙型脑炎、流行性脑炎、癫痫等病出现抽搐，在方药中均投大剂量蝉蜕，疗效甚佳。剂量一般在50~100克，多与僵蚕、天麻、全蝎等解痉祛风之药配合应用。几年来张氏用大剂量蝉蜕治疗新生儿及成人破伤风，共治疗80余例，功效卓著。一般无需配合西药。少数重症病人配合西药。

刘某，女孩，6天。小儿发育差。近日不肯吮乳，发热，不时啼哭，今早突然四肢抽搐，口吐白沫，每次持续1~2分钟，稍有动静即发抽搐。诊为新生儿破伤风。治宜祛风通络解痉。处方：蝉蜕50克，僵蚕5个，全蝎4个，蜈蚣大者1条。水煎2次，每次煎1小时，药液混合浓缩至150毫升，上、下午各服1次。如抽搐无法口服可改用鼻饲法。3剂后抽搐次数大减，有动静时不再抽搐，仅小发作一晃而过，已能吮乳，体温降至正常。疗程6天，共服蝉蜕300克，无不良反应。随访2年无复发，小儿体健。

张某，女，20岁。因割麦不慎割破左大拇指，于伤后第八天高热抽搐，呈苦笑面容，诊为破伤风。投单味蝉蜕120克，每日1剂，水煎2次，共取药液600毫升，上、下午分2次口服。服2剂抽搐止，发热减轻，连服6剂痊愈。

指月按：破伤风或者小儿温热抽搐，都是极其危险的病症，必须及时对证用药，才不至于引起生命之危。蝉蜕药性平和，息风止痉之功神奇。如若土虚风动的慢惊风，必须配合培土，这样才能令肝木不动。

徐善元经验　宣癃汤治疗产后尿潴留

宣癃汤系老中医徐善元经验方，胡坚医师用本方治疗产后尿潴留68例，全部获得痊愈。用药：蝉蜕30克，生黄芪、益母草各15克，肉桂5克，麦冬、当归、王不留行各10克，车前子12克（包煎）。一般服2～3剂。服药后4小时内即能取效者8例，4～6小时内排尿者19例。11例已插入导尿管排尿者，其中9例先撤管后再服中药取效，2例边插管留置导尿边服本方，候取效后再撤管。

指月按：中空善通表里气，蝉蜕是蝉壳，乃中空之物。张锡纯称其善利小便，又能够解除尿道括约肌痉挛。中空走表，同时蝉蜕又能走表启上窍、通下窍，符合提壶揭盖，上窍开下窍自通之理。这叫欲利其内者，必先宣其外。故产后尿潴留或手术后难以自主排尿，在导尿的同时配以中药，必可大大提高疗效。

焦君良经验　蝉蜕治慢性腹泻

焦氏临床体会，在慢性腹泻辨证方中加入蝉蜕一药，往往可收到理想效果。回忆这一经验来自临床偶得。2年前在门诊遇一老年女性病人刘某，慢性腹泻7年余，服用多种中西药物不效。2个月前因家事纠纷，情绪不畅，而致腹泻加重，日登厕十余次，大便溏薄，带有黏液泡沫，伴有消瘦乏力、烦躁、失眠等症。辨为木旺克土，以痛泻要方加减效不著，后又反复调整处方，仍无起色。一日读《临证指南医案》，见叶天士云，久泻乃"阳明胃土已虚，厥阴肝风振动"一语，遂有所启发，便在前处方中加入具有祛风解痉平肝作用的蝉蜕20克，先3剂小试之。3日后病人欣喜来告，服药第二天腹泻次数减为2次，第三天大便已正常，并告7年来第一次出现这种情况。

此后每遇伴有精神情志症状的腹泻病人，均加入此药，多有疗效。并自拟蝉蜕平泻汤（蝉蜕 20 克，徐长卿 12 克，柴胡 6 克，防风 6 克，乌梅 10 克，合欢花、皮各 15 克，莲子肉 15 克，地榆 20 克，苦参 20 克）作为基础方，可随证加味施治。1992 年以来，以此方为主治过敏性结肠炎、功能性腹泻以及其他类型的慢性非特异性腹泻病人 300 余例，疗效可靠，收到不治泻、泻自止的效果。

指月按：蝉只饮树汁，津液运化功能极强。蝉封藏于地下，出达于树上，能于土中升发清气。夫清阳在下，必生飧泄。蝉蜕为壳，更能引清气达表，而不致下陷为泄。同时蝉蜕又能止痉，凡情志波动之象，皆如风雷之震动，故腹中泄泻可看成一种痉动之象，所以可用蝉蜕解痉。

张光灿经验　蝉蜕治麻木

张氏初学中药时，师承民间老药师。凡有肢体麻木久治不愈，师即嘱其用蝉蜕为末，每服 3 克，用酒送下，日三服，或佐以当归、川芎，或佐以全蝎、防风，不过数种，常获良效。问其故，师笑而不答，或曰此偏方也。后张氏如法治疗 31 例病人，总有效率达 93%，证明蝉蜕确有治疗麻木的作用。

张某，女，60 岁。1 年前患中风，后遗左半身麻木，虽四处求医，多方治疗，然麻木如故，特来求治。前医所用，多为益气活血、化痰祛风之剂，乃予蝉蜕 12 克，当归 9 克，乌梢蛇 10 克，川芎 9 克，5 剂，水煎服。尽剂后，上肢麻木已减，下肢如前，以上方加地龙 10 克，以引药下行。又 5 剂，下肢麻木亦减，依上方稍事出入，调治月余麻木得除。

指月按：《诸病源候论》记载，风不仁者，由荣气虚，卫气实，风寒入于肌肉，使血气行不宣流。其状，搔之皮肤如隔衣是也。蝉蜕配合养血之品，能把气血敷布到肌表，同时使风邪外排，得以气血濡养，麻木之感自然便消失了。

王锦槐经验　蝉蜕治疗失眠

王氏外祖父系早年乡土名医，曾予家母口传蝉蜕治疗不寐之妙用。后经临床验证，屡试屡效。

王某，男，21 岁。患神经衰弱已数载，夜难入寐，寐则多梦易醒，甚或彻夜不眠。曾经中西药治疗，疗效不佳。诊见面白无华，消瘦乏力，饮食无味，四肢不温，舌苔薄白，脉虚软。诊为心脾两虚。初以归脾汤加减 3 剂，健脾安神未效。旋用单味蝉蜕 3 克，加水 250 毫升，武火煮沸后再文火缓煎 15 分钟，取汁饮用。病人当夜即安然入寐。继守是法，巩固治疗半个月，旧恙若失。嘱其清心淡泊，少思寡虑，食养尽之。随访三载，脸色红润，神气大佳。

李某，女，34岁。患不寐已8年许，夜间经常昏蒙，似睡非睡，日间常头昏目眩，精神委靡，健忘，心悸，纳食无味，舌淡、苔薄白，脉细弱。予蝉蜕3克，煎如上法，每晚顿服一次，服3剂寐已安。继续服用1个月以巩固疗效，后诸症俱消。随访5年，病未再发。

临床经验证明，蝉蜕不但能治小儿夜啼，更善疗成人失眠，其养心安神之功卓著，且性味平和，价格低廉，诚可推广应用。

指月按：药物平常，价格低廉，不可小瞧，虽然栀子豉汤能够清胸膈郁热，治疗虚烦难眠，而蝉蜕更效捷。蝉的空壳，能够廓清胸中郁热，小剂量质清，又善于走上焦，使神清气爽，其寐立安。同时蝉白天快意高歌，夜晚定静无声，符合天地阴静阳动之道。

陈关根经验　蝉蜕止咳

张辉医师早年随师祖陈关根先生抄方，见其治咳嗽，无论风寒、风热，皆用蝉蜕，而且用量5～10克不等，疑而问之，他讲："蝉蜕能止咳嗽，特别是喉痒之咳，有迅速止喉痒而愈咳嗽的作用。"查阅古籍，少有此记载，方知此法是师祖独得之秘。此后，治疗咳嗽，在辨证基础上常加入蝉蜕一药，即获良效。

如治一患儿，柯某，男，3岁。外感咳嗽5天，以后半夜为重，略觉咳不出，涕清微白，苔白、舌质淡红。为外感风邪，肺失宣肃。处方：荆芥、防风、薄荷、桑叶各5克，甜葶苈子、桔梗、甘草各3克，前胡8克，浙贝母、连翘各7克，黛蛤散10克，2剂。药后诸症皆减，唯咳嗽不愈。问其咳时有喉痒状，遂以蝉蜕10克，单味煎汤服，当晚便好转，仅轻微咳了两次。再进1剂，病愈。

指月按：肺法象天空，外实而内虚，蝉蜕亦外实内虚之象，中空善通，所以善通理肺气，肺气通理，不止咳其咳自止。故《此事难知》曰，大凡治病，先调其气，次疗诸疾。蝉蜕治咳，正调其气也，恢复肺空通之象。蝉蜕不独恢复肺空通之象，肺朝百脉，肺与咽喉同系，故咽闭肺郁，管窍不够空通，不论是风湿痹证、慢性肾炎，或者水肿胀满等病症，皆可巧借蝉蜕之象以治理之。

刘云山经验　蝉珍散治夜啼

夜啼是婴幼儿常见病，教科书往往将其分为三型：心热、脾寒、惊恐，用药繁杂。刘老认为，初生小儿脏气清灵，易拨易应，用药繁杂，恐伤脾胃，故他在数十年的医疗实践中总结出了蝉珍散治夜啼。其组成是：蝉蜕7个，去头、足，大珍珠1克，水煎服。药精量少而效宏。他在临床，凡遇心热夜啼加灯心3寸为引，遇脾寒夜啼加茯神20克，遇惊恐夜啼加钩藤钩3个，煎水频服，疗效满意。

曾治宝鸡某记者之子，哭闹不安20余天，通宵达旦，经多家医院检查，不是说孩子无病，就是给些药，服后仍哭不止。万般无奈，求治于刘老。处方只用蝉蜕7个，去头、足，嘱其回家水煎频服。家长疑虑道："我抱着孩子跑了不少医院，还从未见过只给这么几个虫壳就能治病？"刘老诚恳而耐心地解释，该家长半信半疑地拿着药走了。3天后他抱着出生后40多天的孩子，携同家人，专程前来感谢刘老，逢人便说："真神！"原来他抱着试试看的态度，给孩子煎药喂服，没想到几十天的夜哭郎，竟奇迹般地治愈了。刘老临床，无论什么疾病，只要伴夜间睡眠不安，均加用蝉蜕7个，去头、足，往往效果理想。

指月按：小儿夜啼，大都心经有热，当然也有食积发热引起的。只要是心经有热，用蝉蜕就能够迅速廓清胸膈中郁热。如果有食积，还得治病求本，对因治疗，方为上策。同时孩子的养护也很重要，若要小儿安，三分饥与寒。如果不知养护，过饱过暖，也会导致疾病变化多端，徒用良药无效。必须从养生方面下手，方显高招。

20．桑叶

◎兔子眼与桑叶

猪头风刚刚流行不久，居然又开始流行起红眼病来。很多学校的学生眼睛都红得像兔子一样。原来这也是一种流行性传染病。一个班里，有一两个人得红眼病后，其他抵抗力稍微差一点的很快就会传染上。农村里甚至认为望一眼都会传染上，搞得大家人心惶惶，好长一段时间都不相往来。

这种红眼病在古代叫作天行赤眼，也是"冬不藏精，春必病温"的一种。

有个老师带着三个学生一起前来，三个学生眼睛都红得像兔子一样，又肿又痛又干涩。像这种病一般都是专病专药，非常特殊顽固的才要加辨证论治。

爷爷和小指月到竹篱茅舍外面采桑叶，一会儿就采来一大袋子。一般农村人认为庭前屋后不太适合种桑树，认为"桑"跟"丧"同音，有点忌讳。但爷爷却哈哈一笑说，民间风俗习气，有些有道理，比如端午节喝雄黄酒，重阳节喝菊花茶。而有些却是无稽之谈，像这桑树浑身都是宝，只有救人之功，何谈伤人之弊。小指月，你说说，桑树有哪几宝呢？

指月笑笑说，桑叶可以清肝明目；桑枝可以走上肢，止痹痛；桑椹可以降到肾中去，补益肾精；桑白皮可以入肺，泻肺平喘，治肺热咳喘。爷爷听了点点头，这就是为何爷爷并不忌讳在篱笆周围种治病救人的桑树的道理。

爷爷把采好的桑叶送给老师说，你们回去把这桑叶熬水，熬滚就好，不要熬太久，然后让大家喝一小部分，剩下的拿来洗眼睛，每天洗三五次就行。

老师回去后安排大家按法操作，两天后红眼病蔓延的势头就止住了，班里的学生每天都喝上几杯桑叶水，也没有发生新的红眼病病例。

爷爷说，桑叶真是个宝啊！小指月马上在小笔记本中写道：

《养素园传信方》记载，洗天行时眼，风热肿痛，目涩眩赤。铁扇子（桑叶）二张，以滚水冲半盏，盖好，候汤温，其色黄绿如浓茶样为出味，然后洗眼，拭干，隔一二时，再以药汁碗隔水炖热，再洗，每日洗三五次。

一味桑叶乃红眼赤眼之特效药也。肝开窍于目，桑叶能清肝明目。

◎降雨播种治脱发

《医级》桑麻丸：治肝阴不足，眼目昏花，咳久不愈，时发目疾，皮肤燥涩，大便干结。嫩桑叶（去蒂，洗净，晒干，为末）一斤，黑芝麻（淘净）四两。将黑芝麻擂碎，熬浓汁，和白蜜一斤，炼至滴水成珠，入桑叶末为丸如梧桐子大。每服三钱，空腹时盐汤、临卧时温酒送下。

小指月读《本草纲目》，发现桑叶居然可以治劳热咳嗽，明目，长发。为何桑叶可以帮助长头发呢？它适合哪种类型的人？小指月有点想不明白。

有个白领，头发稀疏，敲开了竹篱茅舍的门。他说，老先生，我怎么经常掉头发，一掉就掉一大片。

小指月把完脉后说，爷爷，这脉往上冲得很厉害啊，上实而下虚？爷爷看了看这白领，便说，我看你进来到现在，神都没有定过，非常焦虑。

这白领听后点点头说，没办法，工作压力大，稍微干不好，老板就要发脾气。

爷爷说，工作是工作，身体是身体，怎么能够因为工作而耽误身体呢？你找工作是为了让生活更好，而不是为了找到好工作，而让自己焦虑、生活不好，这样的工作不是真正的好工作。

那白领点点头说，确实，我这几年天天加班，虽然业绩不错，但人越来越累，搞得力不从心，晚上经常睡不好觉，要吃安定，医生说我焦虑。

爷爷笑笑说，你这不完全是焦虑，主要还是心神没有好好地休息过。这白领接着问，那么如何让我心神好好休息呢？我也想啊！

爷爷叹了口气说，不容易啊，透得名利关，方是小休歇，透得生死关，方是大休歇。到我这里来的病人，多多少少都带点焦虑，因为他们所愿不遂。

　　这白领听后说，什么叫所愿不遂呢？爷爷笑笑说，就是想要房想要车，想要更大的房，想要更大的车，这样欲望膨胀，自己的身体跟不上，就只有不断地透支自己的身体，最后生病起于过用，把身体精气过用耗没了，疾病就找上门来了。

　　这白领听后点点头说，先生所言极是。我也读过一本书，叫《彼得原理》，书里就讲到一种社会现象，人总是被透支，做那些超越自己能力的事。能力大，责任大，也透支大。

　　爷爷听后点点头，看来西方的认识和中国古代的认识也有异曲同工之处啊！这白领便进一步问，老先生，我应该如何缓解我的焦虑呢？

　　爷爷说，两个办法，一个是提高你的智慧能力。这白领听后说，这个我已经用到极致了。

　　爷爷笑笑说，还有一个你没有用到呢！白领便问，是哪个呢？

　　爷爷说，另外一个就是把你的欲望放低一点，放到知足状态，放到淡泊状态，唯淡泊可以养心机，唯寡欲能够化焦虑。你都不多索求了，那你的精神自然就松弛缓解下来。

　　这白领也不是傻瓜，一点就透，马上神色就不同。他跟爷爷说，谢谢先生指点，接下来我这掉头发、腰酸、皮肤干燥的问题，有没有药物可以辅助治疗呢？

　　爷爷说，你能这样认识就好了，药物只是辅助你走向健康，真正的健康大道是要靠自己去走的。你平时大便怎么样？

　　这白领说，平时没什么便意，经常坐办公室，一坐就是一上午，不在厕所蹲很久都排不出来，而且大便干结难下，三两天才一次。

　　爷爷点点头说，你这病既有皮肤干燥，又有肺脉上亢焦虑，明显是心脑意识和上焦拔肾水津液太厉害。另外又有腰酸、大便干结。中医认为肾主二便，腰为肾之府，而肾又主水，下焦肝肾精水都往上调，所以腰肾亏虚腰酸，肠道水津不足，大便就干结。

　　小指月听后点点头说，爷爷，看来这所有病象都是一个病机引起的。爷爷笑笑说，能够用一去统领众病象，这就接近道了。

　　小指月接着说，这是一个肺脉上亢、肾水亏虚之象，上亢的肺脉把皮肤烧得干燥，头发也容易脱落，这叫肺主皮毛。这上亢不降的肺脉，就像沙漠不断地蒸发地表的水，上亢抽用地下的津液，又少降雨，久而久之，沙漠地表植被少而干枯，而地下水源也不足。

这白领听后，大吃一惊，说，真是名师出高徒，强将手下无弱兵啊！这小郎中小小年纪，居然分析我的病理如此清晰，让我醍醐灌顶，豁然开窍，我知道接下来该怎么办了。小指月便问，怎么办呢？

这白领笑着说，少用脑，少看电脑，这样就等于少拔精水少消耗。早点睡觉，养好肾与腰。爷爷听后说，很好很好，养生为主，治病为辅，靠自己调整生活作息为主，服用药物为辅，这样主辅配合，何患疾病不除。

小指月早已经把药物写在纸上了，原来就是鼎鼎有名的桑麻丸，治疗肝肾不足，毛发脱落，皮肤干燥，大便不畅。而这桑麻丸就只有桑叶和黑芝麻两味药，制成丸子。这白领回去后，果然早睡，减少熬夜，重视身体，又服了一个多月的桑麻丸，头发居然渐渐长得茂密起来，而且既乌黑又亮泽。

单位里的同事看后都大吃一惊，问哪里有这么好的药？大家都有不同程度的脱发或白发，甚至发枯黄，花多少钱，都想要把这药买回来。

这白领跟同事讲了自己的经历后，同事们听后感慨地说，看来健康不是靠金钱可以买回来的，如果可以用金钱来买，靠药物来维持，那有钱人都不生病了。而事实上恰恰相反，越有钱，生活越不知节俭，欲望越不知节制，身体就越差，脾气就越大，疾病就越复杂。所以不是因为疾病难治，而是因为没有过一种简单规律的生活。在这个焦虑纷扰的时代，心头原本的平静都到哪里去了呢？

小指月问，爷爷，这桑麻丸治这类脱发效果真好，怎么就两味药就能如此厉害呢？爷爷笑笑说，指月啊，你还没有参透这简单方里的大道。

小指月说，什么大道啊？爷爷说，古人设计处方都是相当谨慎的，能流传下来的古方都不简单。

小指月马上凝神静听，因为爷爷特别重视的东西都是医道里的精华。

这时爷爷才缓缓道来，指月啊，你看一个荒漠，寸草难生，你说要具备什么条件，才能够尽快把荒漠改造成绿洲？小指月说，这简单啊，第一就是要有水，水是生命之源，得降雨，没有雨水，不要说荒漠寸草不生，就算是良田想种庄稼都难。爷爷听后，点了点头说，那第二个条件呢？

小指月笑笑说，那当然是去播种了，上天给了雨水，后面就要靠我们人为的努力，只有雨水，不去耕耘播种，照样颗粒难收。有了雨水，不去植树造林，荒沙还是荒沙，所以第二个条件播种很重要。

爷爷听后，哈哈大笑说，那你明不明白古人是如何设计桑麻丸的呢？小指月愣了一下说，爷爷，你都没说完，我怎么知道？

爷爷又哈哈大笑说，我怎么没说完呢，该说的我都说了。小指月一拍脑袋，高兴地惊叹道，爷爷，我明白了。这古人实在太厉害了，爷爷如果不点破小指月，小指月估计想一辈子都想不明白啊！

爷爷笑笑说，指月，你明白了什么呢？小指月说，播种要靠肾，降雨要靠肺，因为肺就像天空，居于五脏最上，外实而中空，能吸纳天气，为水之上源，能通调水道，降雨就靠肺，就靠天空。

爷爷听了又点了点头，小指月接着说，这播种靠的是肾，肾主生殖，主封藏，你看种子都是埋到地下生根发芽的，所以要乌须黑发，必须要吃补肾的药，而补肾的药有很多，比如熟地黄、何首乌、黑芝麻、黑豆。

爷爷故意问道，为什么这里不选择熟地黄、何首乌呢？小指月说，熟地黄、何首乌都是切碎的一块一块的根茎，虽能够养阴，但不是种子，黑芝麻一粒一粒的，每一粒都饱含着生发之气，都是一团完整的生命体。

爷爷又说，那黑豆也是一粒一粒的，为什么不用黑豆呢？小指月想了下说，黑豆跟黑芝麻比，比黑芝麻更大，不如黑芝麻那么细小，而且一把黑豆撒下去，就种一点，一把黑芝麻撒下去，种一大片。所以这黑芝麻虽然小，但不可轻视。就像种树一样，种十棵跟一千棵、一万棵那是不同的。如果说一把黑豆只能种几十棵，那么一把黑芝麻起码有几千个籽，多子多生发，助肾主生殖之力更强，而且满头都需要长头发，这需要多少生发的种子之力呢？

爷孙俩相互对视，哈哈大笑，这时爷爷就用一句话总结说：降本流末，而生万物。这不单是天地间的自然之道，人的身体也是自然之身，也符合人体之道。人体心肺之气下降，肝肾之气上升，这样升降回环，中焦脾土为载体，从中斡旋，百病不得生焉。

这时小指月又说，爷爷，这桑叶就像肺，入肺能肃降肺气，行云布雨，对于心肺脉势亢盛，脑子静不下来的，又焦虑，皮肤也干燥，大便涩结的，可以用它，叫降本流末。黑芝麻是寻常的食疗之品，色黑入肾，又是种子，能传宗接代，并且诸子皆降，它在加强降本流末的同时，又能够以种子的身份来生发万物，同时这黑芝麻又富含油脂，更能够润肠通便，润泽毛发。这样桑叶降下来，黑芝麻补到肾里头，如此邪热之气往下肃降，清阳之气往上升腾。《清静经》曰：降本流末，而生万物。这样邪浊日降一分，正气日进一分，头发便日长一分。

爷孙俩再次相视而笑。有很多无尽的医道，根本不是言语所能表达，只能在微笑之中去领悟。小指月在小笔记中写道：

老中医龚士澄经验，桑叶可治阴虚久咳或血少眼花、脱发。胡僧桑麻丸，为嫩桑叶 500 克，晒干研为细末，黑芝麻 120 克，擂碎，熬浓汁，和入蜂蜜 500 克，再熬至滴汁成珠时，掺桑叶末为丸，每服 9 克。龚氏则简化为桑叶 500 克，芝麻 250 克，同研成粉剂，和匀，瓶收，每日 3 次，每次取一汤匙，加白糖少许，用开水调成糊状，吞食之，用治肝阴不足之眼目昏花、肌肤干燥。

曾治张某，男，43 岁，素嗜香烟，常年咳嗽少痰，视野昏蒙，略感眼球干涩，眼科检查无实质性病变，服鱼肝油胶丸无改善，遂来求治。龚氏令服桑麻粉 2 个月，后来复诊，不仅视力改善，伴随多年之咳竟意外痊愈。因想，此必桑、麻二物清滋润燥之功。以后用于多例干咳日久者，也同样收效。

◎ 一味桑叶止盗汗

《医学心悟》记载，思虑过度，以致心孔独有汗出者，桑叶经霜第二番叶，带霜采阴干，或焙为末，米饮调服。

《丹溪心法》记载，桑叶焙干为末，空心米饮调服，止盗汗。

竹篱茅舍来了一位僧人，是寺庙里的禅堂法师，专门参禅讲法，辩才无碍。但不知为何近两年经常出虚汗。爷爷把完脉后说，老法师，你这身体倒没什么，就是少阴心脉亢盛，过度用了心意识啊！

僧人点点头说，先生所言极是，老衲半辈子参禅悟道，阅读古代典籍无数，对于各类禅门语录如数家珍，但为何老是在向上一指之时苦参不透。

原来这老法师虽然在众学僧前博学多才，说法无碍，但说的仅仅只是佛学知识，而不是真正自己的心得，讲的是前人的智慧，而不是自己心中流露出来的见地，所以甚是苦闷，久而久之，心中便狂乱不止。

爷爷一把脉就知道了，这是过用了心意识。便说，指月啊，你说为什么心肝火旺，就容易汗出呢？小指月说，心在液为汗，心主神志，神志上越太厉害，就会迫汗外出，神静则汗收。

爷爷又问，那为何肝火旺也会迫汗出呢？小指月说，肝主谋虑，谋虑过度，肝热鼎沸。木热则流脂，未有见肝热而不汗出者。

这老法师听后大吃一惊，说，老先生调教的弟子居然如此出众，一语指中老衲要害。老衲便是思虑太多，内有生死之事，不能了脱；外有寺院俗物纠缠，不能解放。爷爷哈哈一笑说，风来疏竹不留声，雁过寒潭不留影。法师者，于法自在也，终日俗物纠缠，终日逍遥法外。

老禅师听后若有所悟说，老衲虽然一生阅读经典无数，但想不到老先生早已非凡。老先生每天看病课徒，亦当费心思不少，居然如此超脱，不滞于物，真是羞煞老僧。爷爷说，不敢！不敢！出家者，在形式上是出房宅之家，入山林道场，在实质上却是出烦恼之家，入清静道心。

这老僧点点头说，我时常以经典教诲弟子，想不到我所能说的，我并不能行啊！爷爷又说，佛法大义，非关文字，经典指月，舟楫而已。

老僧听后感慨地说，老先生请继续讲下去。这时房子里有一只蜜蜂，不断地嗡嗡作响，飞来飞去都撞在窗纸上，隔着透明的窗纸可以看到大好的阳光，但这蜜蜂以区区微小之力，就算是撞它千百回也撞不破窗纸。

爷爷出神地观察那蜜蜂，问老法师说，法师啊，你看蜜蜂为什么出不去呢？

老法师笑笑说，这很简单啊，一层窗纸挡在那里，它当然出不去了。如果它肯绕个弯，从大门口，空空无物所拦之处，振翅一飞就出去了。

爷爷听后点点头，占了一首诗说：

> 空门不肯出，投窗亦大痴。
> 百年钻故纸，何日出头时。

这老僧听后，脑袋如同被炸开一样，豁然开悟，以前种种执着偏见，想从钻研故纸典籍里头领悟佛法大义的心一下子就放开了，感觉到此时此刻连呼吸的空气也无比清新，一下子神清气爽。

于是老法师肃然起立，双手合十，深深地向爷爷弯下腰。阿弥陀佛！老先生才是人天法师，为我拔除障道藩篱，扫清阻路瓦石啊！爷爷说，不敢不敢。

然后给这老僧开了一味桑叶，叫这僧人拿回去焙干，研成粉末，用米饮送服。这僧人如法炮制，喝了几天后，晚上烦热、盗汗的症状就如烟消云散，而且心中从来都没有如此安宁过。

小指月说，为什么桑叶止虚汗如神呢？爷爷笑笑说，因为他放下了心中执着。

小指月笑笑说，爷爷，你不是经常说医者要执着于医道，禅者要执着于佛法吗，你不是说做一行要执着于一行，要痴迷于一行吗？爷爷笑笑说，没错，我是这样说过，书痴者文必工，艺痴者技必良，医痴者术必精，法痴者思必巧。

小指月说，这样痴迷执着不是很好吗？爷爷说，指月，这痴迷执着只是一时的，不是究竟彻底。执着刚开始是一种进步，但到一定程度，执着也是一种阻力，如同过河乘舟，舟楫是一种帮助，但过河后还背着舟楫那就是一种负担。

小指月说，我就想不明白了，爷爷说不要执着于邪恶，不要养成不良的生活习惯，为什么连正义的东西都不要执着呢？爷爷哈哈大笑说：

邪来烦恼至，正来烦恼除，邪正俱打却，是名真清净。

无念念即正，有念念成邪。邪正皆是念，何须有执着。

小指月还是听得半懂不懂，但他还是小笔记本上写道：

《夷坚志》记载，严州山寺有一游僧，形体羸瘦，饮食甚少，每夜就枕，遍身汗出，迨旦衣皆湿透，如此二十年无药能疗，期待尽耳。监寺僧曰：吾有药绝验，为汝治之，三日宿疾顿愈。其方单用桑叶一味，乘露采摘，焙干碾末，每用二钱，空腹温米饮调服。或值桑落时，干者亦堪用，但力不如新采者。桑叶是止盗汗之药，非发汗药。《本经》盖谓桑叶主治能除寒热，并除出汗也。恐人误读作发汗解。故表而明之。

民间常用桑叶焙干为末，空腹温米饮调下治盗汗。中医大家谢海洲曾用于小儿体弱，睡后汗出，头面如洗，选桑叶 60 克焙干研细末，每晚睡前米汤送服 5～10 克，不及一周，盗汗竟除。实践证明桑叶辛凉宣透，为小儿盗汗首选药物。

◎一花一叶二子汤治头晕目眩

《山东中草药手册》记载，治头目眩晕，桑叶 9 克，菊花 9 克，枸杞子 9 克，决明子 6 克，水煎代茶饮。

高血压是一个时代病，需终身服药，不是因为高血压难治，而是人们很少正视血压高的真正原因。

有个老爷子退休后，闲着没事干，就天天对着电视看节目，而且桌子上放了大量的花生米和瓜子，他最喜欢边吃零食边看电视。以前上班时没时间看，现在退休了，时间非常充裕，爱怎么看就怎么看。他觉得这种日子过得实在是舒服，经常看到晚上一两点，影响了家人休息，家人意见很大，他就买了一条带长线的耳机，别人睡觉时听不到，他照样可以乐滋滋地看电视。

不知道血压为何一直高，换了一种又一种的降压药都降不下来。这老爷子每天除了坐在屋里看电视，就是到医院里面量血压，服降压药。刚开始头晕目眩，用降压药还管得住，后来越吃越耐药，越吃越顽固，头就眩晕得厉害，搞得眼花耳鸣，不要说是看电视，就连正常的生活都受影响了。他不得不开始到处寻医问药，医生开了各种降压药，明明血压降下来了，还是烦躁失眠，腰酸腿软，视物昏花，眼睛还经常胀热。他听别人说，中医能治本，于是就敲开了竹篱茅舍的门。

爷爷按惯例，察色按脉，左右脉相互对比，甚至双手把脉。除非有特殊情况，爷爷很少双手把脉。或者两边的脉不对等，爷爷才会进行双手把脉，鉴别比较。

爷爷点点头说，指月，你把把脉，看看这两边的脉有什么不同？小指月仔细地凝神静气，号完脉后说，爷爷，这脉象左寸脉浮取不到，右寸脉却实大，左边清阳升不上来，右边浊阴降不下去啊，怎么左右脉象差别这么大呢？

爷爷笑笑说，没错，就是这脉象。左路不升，右路不降。右路不降，浊阴上亢，肺胃脉独大，就容易得咽炎、食管炎、胃炎，容易牙痛。这老爷子听后说，真神啊，大夫，我就是经常牙痛，咽喉不舒服，还有老胃病。

爷爷接着又说，这左路脉不升，乃清阳不能朝顶，容易头晕目眩，记忆力减退，右路不降，浊阴上亢，只有清阳之气才能让人清爽。这老爷子听后说，对，我就是头晕，现在还在晕，老是忘事，昨天看的电视节目，今天全忘光了。

小指月又说，大肠好像还不太通畅。这老爷子说，怎么这么神啊，爷孙俩都是高手。我就是三天两头才一次大便，而且在厕所一蹲就半个小时，但排不干净，起来后头脑晕沉，难受得要死。

爷爷接着说，那你退休了，平时都干些什么呢？这老爷子随口说道，我除了在家里看电视，吃花生，嗑瓜子，啥都没干啊！

爷爷便问，那你晚上看到几点啊？这老爷子有点不好意思说，看到十二点多。

爷爷笑笑说，你这病问题就出在这里。你想要治这病，得听我三句话，这三句话你如果做不到，这个病我就没法治，你就可以下山去了。

这老爷子拍拍胸脯说，为了治病，别说三句话，三十句话我都听，你有什么好药贵药，尽管给我开吧！爷爷笑笑说，用钱财能够搞定的都不是真正的难事，真正的难事绝不是用钱能搞定的。我看你可能做不了，还是回去吧。

小指月心中暗笑，爷爷又在上演一幕激将戏。像这些比较单纯、脾气直爽的人，你叫他干什么，他非得跟你杠上不干，而你一旦把他的豪气激出来，他就非得跟你杠到底。爷爷笑笑说，出入战场千百次，胜千敌，不如胜一己，你就是控制不了你自己，就是约束管不住你自己。

这老爷子听后一头雾水，气愤地说，老子想到哪就去哪，退休后没有领导管，难道我还管不了我自己，你就有话直说吧，哪三句话，我还有做不到的吗？

爷爷清了清嗓子说，做得到，你的病就好得快，你可要听清楚哦。第一句，不看电视。第二句，不熬夜，九点准时睡觉。第三句，不吃任何煎炸烧烤的零食。

这老爷子原本以为什么天大的事，原来样样都是自己日常生活中最喜欢干的小事，这小事想割舍又割舍不了啊。但话已出口，上门既然请医生看病，就要听医生的话，这叫请师从师。老爷子还算豪爽地说，我做得到，你尽管开药吧。

爷爷只念了四味药，桑叶、菊花、枸杞子、决明子。这老爷子看了说，我这病这么复杂，你就给我开这么点药，这是什么方呢？

爷爷笑笑说，这叫一花一叶二子汤，专治你肝中阳气上亢，又能平息你头晕目眩，还可以帮你润肠通便。这老爷子听后，哈哈一笑，有这么厉害？

爷爷说，这是一个煎水茶饮方，你平时煎好药，可以用来泡茶，口干了就喝。这老爷子说，我经常口干，喝水都不解渴。

爷爷笑笑说，你试试这个泡茶方，就可以解渴了。果然一个月以后，这老爷子兴冲冲地跑来，我专门来感谢你们。

小指月回忆了一下，笑笑说，我记起来了，你有没有做到那三点呢？这老爷子哈哈一笑说，怎么没做到呢，我不仅做到了那三点，还加了三点。

小指月好奇地问道，哪三点呢？这老爷子说，不看电视，常看花草，我在阳台种了很多花草；不吃瓜子，多吃木耳，我听说木耳能软化血管；不熬夜，多散步，我现在天天到公园，还有周围的山下散步。

小指月说，那现在怎么样呢？老爷子笑笑说，好得很，头也不晕，眼也不红，牙也没再痛过，本来两三天一次大便，也排不畅，现在每天一次大便，自动就有便意，两三分钟就搞定。而且腿脚越来越轻快，那天我上来气喘吁吁的，今天我上来大气都不喘一个。

小指月点了点头，这老爷子呼吸深长了很多，不像那天那么短促。这老爷子又哈哈一笑说，最重要的是我没有吃降压药，血压居然恢复正常了，早知道这样，我那几年就不吃那么多苦药了。

这老爷子高高兴兴地回去后，小指月才问，为何这四味药效果这么好呢？

爷爷点点头说，药物是有一定效果，但最大的效果不在于药物，在于老爷子是个言出必行、言出必践的人，说到做到，所以身体就好得快。

小指月疑惑地问，爷爷，你说的那三点好像很平常，连我都知道，为什么他做了效果就那么好？如果这样的话，很多高血压不就都可以控制了吗？

爷爷笑笑说，指月，你真天真，3 岁小孩子知道的道理，70 岁老头子未必做得到。高血压要控制不难，难的是这心猿意马要控制才真不容易。

小指月若有所思地咀嚼着爷爷讲的这句话，他还是想了解这方子的道理。

爷爷便跟指月说，指月，你看这老爷子刚来时是不是大便不通，肝阳上亢，火热上炎呢？小指月点点头说，是啊，而且还存在阴虚的情况。

爷爷点点头说，没错，久视伤血，加上长期熬夜看电视，肝中藏血都被耗没了，所以火气就往上亢，导致眼红咽痛，牙也不舒服，还头晕目眩。而长期久坐不动，加上瓜子、油炸花生米让他肠道津液消耗得更厉害，更加动不了。肝别通于大肠，大肠能够帮肝排泄化解压力，大肠如果都不通了，那肝火攻上头面来就像箭一样快。

小指月点点头说，难怪爷爷用决明子，既能平肝，也能通肠。爷爷又问，那枸杞子呢？

小指月说，这枸杞子既能养肝，也能明目。爷爷又问，那桑叶、菊花呢？

小指月说，这就太简单了，桑叶、菊花平抑肝阳，清肝明目，把上亢的肝火肝气降下去。所以他眼睛很快就清亮，不红肿了，头也不晕了。桑、菊二药完全解除了他长期用眼过度、被电视辐射搞得眼中胀热的弊端。枸杞子把他肝中的阴血补回来，解除因为长期熬夜、过度用眼透支的肾精、肝血。决明子润通肠道，解除被油炸瓜子、花生米燥结了的肠道板结干硬状态，使板结干硬状态变得润滑。

爷爷听后，这才满意地点了点头，因为小指月已经把药性和人性，把用药和养生打成一片了，这样就能够见病知源，也能够用药治本。

小指月在小笔记本中记道：

《重庆堂随笔》记载，桑叶息内风而除头痛，止风行肠胃之泄泻，已肝热妄行之崩漏，胎前诸病由于肝热者，尤为要药。山东名老中医孙朝宗认为："桑叶少用则清肺，多用则平肝泻肝，因桑得其星之精，其主风，风气通于肝，故桑叶善平肝风、泻肝热。"临证中每每重用桑叶30～60克，治疗肝热风旋之目昏头胀、耳鸣头摇、项强抽搐及木火刑金之咳嗽、咯血等症。

付某，女，43岁。16年前汗出受风致四肢关节隐痛，紧束不利，甚则半身沉重，时常胸闷心烦，头昏头痛，脘满纳呆，平日怕惊易恐，常逢风雾天加重，舌暗红、舌体胖、苔白，脉弦细。多年来以神经官能症多方治疗，效差。孙师谓："经曰：风气通于肝，今病人内有肝风脾湿，故相随之而作，风雾来则肝风起，脾湿升，故病重；天气晴，外风息，则体内风湿也消而病轻，病如风云遮日，时晴时阴。"治取周慎斋之和中饮意，以平肝疏风，健脾和中。处方：桑叶50克，酸枣仁30克，当归10克，白芍10克，柴胡10克，防风15克，陈皮20克，法半夏20克，茯苓20克。上药水煮两遍，共取汁500毫升，和合再煮，取汁400毫升，每日分2次温服。上方连服10剂，诸症减半。续以上方加减调治，断续服药月余，告愈。

◎桑叶拾珍

《串雅外编》记载，用桑叶七片，每日洗之，治眉毛脱落，胡须脱落。《串雅内编》之"黑发仙丹"则用熟地黄、万年青、桑椹、黑芝麻、山药、南烛皮、川椒、白果、薏苡仁、白术、生首乌、五味子、乌头皮、胡桃仁配伍，以桑叶为君，治脱发、白发。

指月按：对于血热脱发用桑叶，正合病机，故《石室秘录》《千金方》里也有桑叶治头发不长的记载。如《千金方》治头发不长，用桑叶、麻叶煮泔水沐之。

民间以霜桑叶阴干制枕，能治头晕目糊，安神入眠，确有效果，早开药枕之先河矣。（《中国名老中医经验集萃》）

指月按：霜桑叶得霜降后平肝泻肺之力更佳，江浙一带治热性病喜用霜桑叶，以其经霜后凉血清热之力更著。所以对于木火亢盛、刑克肺金者，以霜桑叶金秋之气肃降下行，则心安神定，有助入眠，也能减轻高血压引起的头晕目眩。

国医大师颜德馨认为桑叶引经入肺。临床治面部色素沉着，用血府逐瘀汤清营化瘀，佐以桑叶（桑白皮）引经入肺，取肺主皮毛之义。治急慢性肾炎，常以桑叶或桑白皮为使，引经入肺以畅水源，有利于利尿退肿；治老年性便秘，用桑叶宣畅肺气，有利更衣，此法多验。

指月按：面部色素沉着，乃肌表不能降本流末，桑叶可以助肺主皮毛，肃降下行，使色素浊阴能出下窍。至于各类肾炎，亦需要降金生水，肃肺利膀胱，而桑叶正能澄清肺之水之上源，有助于利尿下行。而便秘虽病位在大肠，而大肠与肺相表里，桑叶降肺归肠，有助于脏邪还腑，对于秘结生热者，用之良。

21.菊花

◎挑灯火与添灯油治眼疾

结庐在人境，而无车马喧。

问君何能尔？心远地自偏。

> 采菊东篱下，悠然见南山。
>
> 山气日夕佳，飞鸟相与还。
>
> 此中有真意，欲辨已忘言。

这是爷爷最喜欢的一首归田园诗，爷爷选择在这里建造竹篱茅舍，也是有归田园之志，落叶归根。人老了，心中自然向往山林。

每年到金秋之季，小指月最喜欢跟爷爷去采菊花，不仅因为菊花漂亮，而且这菊花可是一味非常有用的中药。

有个老人家头晕目眩好几天了，眼睛容易风吹落泪，最近视力减退得厉害。赶紧到处找医生看，医生说是白内障，要做手术，又说身体缺乏维生素，要吃些营养神经的维生素。虽然白内障手术做完了，也吃了大量维生素片，但头仍然晕沉沉的，眼睛一到傍晚照样昏花得厉害。于是他敲开了竹篱茅舍的门。

爷爷察色按脉，然后问小指月，这是什么脉象呢？小指月把脉后说，这脉象有点细数，细为阴虚，数为火亢。这还是一个上亢之象。

爷爷点点头，便问老爷子，你平时是不是腰酸腿软啊？老爷子点点头说，是啊。

爷爷又问，你这头晕和眼睛的问题是下面肝肾的问题。老爷子有点听不明白，我做了白内障的手术，虽然眼睛好点了，但还是头晕，一到晚上还是看不清。

爷爷知道这老爷子听不懂医理常识，只好换一种说法，对老人家说，你这眼睛不亮是因为下面的油不够，人家治眼睛，重视挑灯火，那是治标，我这治眼睛要重视添灯油，才能烧得亮、烧得久，才可以治本。

这下老爷子听懂了，笑笑说，我也觉得是，我这几年眼老花得厉害，经常口干渴，晚上尿频，腰脚酸软，估计人老如灯灭，这盏灯快没油了吧？

小指月听后哈哈大笑，看来还是这种民间通俗的说法更能够深入人心。

爷爷便说，指月啊，管人体灯油的是什么？小指月说，是肾，肾主水，受五脏六腑之精而藏之。

爷爷点点头说，老年人肝肾亏虚，自然衰老，肾虚则腰脚不利，肝虚则腿脚难以屈伸，肝肾亏虚则眼花耳鸣，这是什么道理？小指月说，肝主筋，膝为筋之府，所以肝虚则膝盖痛，屈伸不利。肾主骨，腰为肾之府，肾又主腰脚，所以肾虚，腰脚酸软无力。肾又主水液，肾虚则夜尿频急。

爷爷说，那眼花耳鸣呢？小指月说，肝开窍于目，肾开窍于耳。肝肾亏虚，眼、耳失去精血供养，耳不荣则鸣，眼不荣则花，所以年老肝肾亏虚，容易眼花耳鸣，治眼、耳一定要懂得治肝、肾。

这时爷爷点点头，就用杞菊地黄丸吧。于是对老爷子说，回去吃一个月的杞菊地黄丸，先补益肝肾、明目降火再说。

这老爷子吃了十多天杞菊地黄丸，头晕目眩居然大为减轻，晚上眼也没那么昏花了，最重要的是腰酸腿软的症状解除了。

看来这添灯油才是治本之举。灯不亮，只是把上面的灯垢挑开，这火也不能长久亮，只有把下面的灯油彻底添足，才能烧得耐久。所以白内障手术只是挑灯火。后期用补益肝肾的杞菊地黄丸之类，能够添灯油，油足亮度才够。所以肝肾亏虚、虚火上炎者，不管头晕目眩，还是眼花耳鸣，或者是腰膝酸软，都可以运用这个办法。看来治眼睛不仅要懂得挑灯火，更要懂得添灯油。杞菊地黄丸就是用枸杞子配菊花加六味地黄丸，专门添肝肾灯油，补益肝肾，以抗衰老。

随后小指月在小笔记本中写道：

《医级》记载，杞菊地黄丸治肝肾不足，虚火上炎，目赤肿痛，久视昏暗，迎风流泪，怕日羞明，头晕盗汗，潮热足软。枸杞子、甘菊花、熟地黄、山萸肉、怀山药、白茯苓、牡丹皮、泽泻，炼蜜为丸。

◎菊花枕与菊花延龄膏

《清宫医案研究》里记载，在太后和妃子的延年药方中，有一种菊花延龄膏，制作方法很简单，用菊花瓣熬取浓汁，去渣，加入蜂蜜，就熬炼成了菊花延龄膏，既好喝，又有效。

有一老阿婆，颈椎病多年，血压也高，经常头晕眼花，吃了很多药都没什么效果，因此她就开始排斥服药。但不服药如何治病呢？她来到竹篱茅舍，请教爷爷有什么办法，不用长期服药，又可以让身体舒服些？

爷爷笑笑说，现在什么病人都有，有些病人想不花钱就治好病，有些病人干脆就想要看看能不能不吃药治好病。

老阿婆一听也笑着说，那还是非得吃药不可哦？爷爷说，你这关脉弦硬，弦主肝胆病，肝阳上亢，风火上攻，也不是纯吃药能搞定的。

这老阿婆听后便说，看来吃药也搞不定，不吃药也搞不定，这可咋办？爷爷问指月说，为什么弦脉主肝胆病呢？

小指月说，肝苦急，脾气一着急，就像琴弦拉紧一样，其脉马上弦硬。所以经常着急生气的人，血脉管壁容易变硬，脉象容易弦紧。

爷爷问，弦紧的肝脉，该用什么东西来降伏呢？小指月说，金可以克木，木气弦硬，唯金气可平。

爷爷又说，像这样的颈椎僵硬，头目眩晕，血压又高，一派木气横逆、上亢之象，如何用金秋之气以平降之？小指月接着说，爷爷，我观察草木不管再怎么亢盛，一到了秋天，都会落叶掉枝，会慢慢降收下来，所以人体脉象再怎么弦硬亢盛，给他用些金秋之气的药，应该可以平降下来。

爷爷点点头说，那最能代表金秋之气，又能平肝降木的药是什么呢？小指月说，爷爷，我想到了，就是菊花。黄巢当时科举不中，在落第后正逢金秋之季，他看到菊花便赋诗曰：

> 待到秋来九月八，我花开后百花杀。
>
> 冲天香阵透长安，满城尽带黄金甲。

这秋菊是文人墨客吟诵的对象，也是医家用来平降肝木的良药。它禀秋金之气最足，故《本草正义》里说，凡花皆主宣扬疏泄，独菊花则摄纳下降，能平肝火，息内风，抑木气之横逆。

这时爷爷想了一下说，我给你出个主意，不用吃药，也能够治你的病。这老阿婆听后，非常高兴地说，这太好了，是什么主意呢？

爷爷就教这老阿婆做一个菊花枕，天天晚上用它当枕头，同时再用菊花熬成菊花膏，作为平时食疗之品，既好喝，又没有苦药味。

这老阿婆听说不用吃苦药，乐呵呵的，按照爷爷的建议，制作了菊花枕和菊花膏。用了半个月，原本头经常晕的，现在变得很清爽，以前经常眼花的，现在出去买菜，都不用带老花镜了。更奇怪的是，以前一上火，就脑中嗡嗡响、耳鸣，现在吃了菊花膏，枕了菊花枕后，居然没有这些症状了。

她依法制作了一些菊花枕和菊花膏，送给小区里的其他老人，发现只要是血压高、脾气躁、经常头晕耳鸣眼花的，用后都有不同程度的改善，有些甚至连动则发作的颈椎病都不发作了。

小指月想不到一个小小的主意，居然给一个小区的老人带来了福音，他们早就吃药吃厌了，人们正常的心理都想不用吃药，或者用一些保健食疗方，却能够把病治好。小小的菊花枕居然可以治肝阳上亢，头晕眼花，颈椎病。

小指月在小笔记本中记道：

刘炳凤医师用单味杭菊花泡茶内服治疗偏头痛32例，效果良好。用法：杭菊花20克，用1000毫升开水泡，每日分3次饮用，或代茶常年饮用，1个疗程2个月。32例中治愈23例，有效9例。治疗显效最短半个月，最长2个月。有6

例病人一直坚持每天代茶饮，不但治愈了偏头痛，还治愈了多年的失眠症。3 例病人高血压病好转，血压由原来的 150/90mmHg 以上，稳定在 150/90mmHg 以下。

◎桑菊茶引发的系列偏方

竹篱茅舍的厨房里写着郑板桥的一副对联：青菜萝卜糙米饭，瓦壶天水菊花茶。两句话，十四个字，却把老百姓简单朴实自然的生活高度地概括了出来。

小指月盯着这十四个字发呆，爷爷在后面说，想要养生很简单，回归自然就是最好的养生。吃的是青菜萝卜糙米饭，喝的是天然的泉水浸泡出来的菊花茶，虽然用瓦壶装，不比人家金钵、银钵，却格外舒适自然。

正逢暑季，天气大热，小指月一边制作着菊花茶，一边汗出淋漓，虽然整天忙忙碌碌，但却格外充实，乐呵呵的。

原来最近很多病人因为天气太热，有些是中暑，有些是口干舌燥，有些烦热难眠，他们上竹篱茅舍来，爷爷就给大伙儿施些菊花茶。

一位壮汉喝完后说，老先生，真不知道怎么感谢你，这么好喝的菊花茶，我还是第一次喝。在田地里干活，被晒得快中暑了，这一碗菊花茶下去，从头到脚都清凉舒服，味道又这么好，这是什么做的呢？

小指月笑笑说，用秋天采的菊花，加上春天采的桑叶，熬成茶水，还要加进蜂蜜。菊花可以清凉解暑，清心明目；桑叶可以疏散风热，清肝利胆；而蜂蜜甘甜纯正，又能够润肠通便解百毒，调和诸药，滋养补中。所以这桑菊茶虽然只有三种药物，但却是夏暑烦热最佳茶饮方，实乃茶中上品也。

这壮汉听后又说，这么好的茶，采药又这么辛苦，我们经常来这里喝，真觉得过意不去，真不知道怎么报答你呢？

小指月笑笑说，爷爷说了，不用刻意报答。你们平时只需要听闻有什么民间偏方秘方，屡用有效的，喝茶的时候给大伙一起讲讲，或者你们以前用过一些有效的中医方子，都可以说说。这样我记录下来，可以让大家遇到困难时有个解救的招法。这壮汉听后，哈哈一笑说，这太简单了，我虽然不行医，但最喜欢听一些医疗趣闻，还有一些医治疾病的小招法。

小指月笑笑说，你为什么这么喜欢听医疗趣闻和治病妙招呢，你又不是医生？

这壮汉说，比如偶尔得个头晕、胃痛，去医院排队都要等个大半天，这大半天耽误好多活儿。如果懂得一些小招法，可以自我防治，就可以减少很多烦恼。

小指月听了点点头说，是啊，比如胃痛的时候按按足三里，头痛的时候用牙签点按列缺穴，有很好的效果。既可以减轻病痛，也省了不少时间和麻烦。

这壮汉接着又说，我自从了解了一些中医常识后，我家孩子都很少生病了，而且偶尔有个小病，我有些小招法可用。这样既不用辛苦着上医院打针，也让孩子少受些罪。小指月不解地问，现在孩子都不大爱喝中药，你怎么能让你家孩子喝中药呢？

这壮汉哈哈一笑说，比起打针来，孩子更喜欢中药。每每我熬好汤药时，跟他们说，你是想把这药汤喝了，还是想去打针呢？我的孩子马上端起药碗，说，我才不去打针呢！所以如果不是高热急症或拿不准的病，我都不会送孩子去医院，孩子这几年都是靠些草药，健健康康的。小指月听后点点头说，原来如此。

这壮汉说，是啊，业余学，身家用，闲时学，急时用。小指月说，那请教大叔，你平时常用的很好的方子有哪些呢？你跟我说说，我要好好学习，记下来。

壮汉寻思了一下便说，就拿这菊花来说吧，我就知道有几个小偏方，一用就灵，一试就有效的。小指月说，大叔快点说啊。

这壮汉毫不保留地说，有一种头痛，头像是要裂开一样，眼睛也昏花。用三味药，菊花、石膏、川芎，各9克，打成粉，每次服用3～6克，两三次就好了。（《简便单方》治风热头痛，菊花、石膏、川芎各三钱，为末。每服一钱半，茶调下。）

小指月一听，这么厉害，但一想这应该是阳明经火热不降，加上肝经风热，所以菊花能疏泄风热，石膏能降阳明，一味川芎乃头痛必用之药，三味药却暗合理法，果然简验便廉。

这壮汉又说，去年我孩子得过一种疔疮，民间叫红丝疔，疮口有一片红缨，自疮口往上走，严重的会穿过肘部往上走。

小指月马上想到，凡疮毒由四周往中心游走的就会加重，从中心往四周散出去的就会减轻，但不知道大叔用什么偏方呢？

这壮汉说，用的是大剂量白菊花120克，配合12克甘草，用水一煎，然后就服用。还可以把新鲜的菊花捣烂，敷在疔疮周围，这样很快就好了。（《外科十法》菊花甘草汤治疗，白菊花四两，甘草四钱，水煎服，渣再煎服。）

小指月听后点点头说，菊花确实是治疗疮，尤其是治红丝疔的要药，这单方一味真是气煞名医啊！

这壮汉随后又说，有些孩子或老人生一场病后，严重的会有一些翳膜遮睛，觉得很难受。去年我的一个孩子就是这样。我给他用了两味药，本来准备喝3天的，结果喝了2天就好了。小指月问，是什么药呢？

这壮汉有一说一，绝不保留，豪爽得很，他说，就用白菊花和蝉蜕两味药，等份打成粉，每次服用两三钱，可以稍微加点蜂蜜，水一煎就可以了。

小指月一听，这个方子构思也很巧妙，本身蝉蜕能退翳明目，而白菊花又善于入肝，疏散肝经郁热，还能够清肝明目。这样简简单单两味药，却专方专效，思路清晰，直中病所。（《救急方》治病后生翳，白菊花、蝉蜕等份为散。每用二三钱，入蜜少许，水煎服。）

还有一味菊花饮专治疔疮呢……

这壮汉说得酣畅淋漓，而小指月记得也意犹未尽，时间很快就过去了。学习的时间总觉得过得特别快，小指月觉得特别充实。看来爷爷这个施凉茶解烦暑的办法，可以为我的笔记本丰富大量民间偏方验方啊！

然后小指月在小笔记本上写道：

贵州老中医傅少岩经验，疔疮走黄一味菊花饮。疔疮走黄一症，类似西医的脓毒败血症，轻则肿痛发热，重则高热昏迷。若毒邪攻心，多属险症。先父傅兴中先生生前临诊时，每遇此症，不管疔毒已溃或未溃，即用蓖麻拔毒膏药（蓖麻子仁加入 1/2 的乳香杵烂即成）敷贴于患处。另用大剂一味菊花饮（每用菊花 120 克以上，多用野菊花），煎汤代茶，大量饮用，并将菊花渣外敷肿处。如果病人血分邪毒太盛，则仿五味消毒饮化裁，加入紫花地丁、蒲公英、金银花、川大黄、赤芍、牡丹皮等各 10～15 克，常奏捷效。

◎菊花拾珍

陈香白经验　菊花额伤治验

程某，男，6 岁。不慎碰伤前额，3 天后伤处呈紫黑色，肿胀漫及整个面部，兼见疼痛，眩晕，视物模糊，胸闷纳呆，发热（＜39℃），夜不能寐。"人有所坠堕，恶血留内。"此系伤后血不循经、积血蓄瘀所致。治宜活血止痛，引血归经。内服：生菊花叶榨汁，每次半碗温服，隔二三小时一次。外治：生菊花叶捣敷患部。用药后约 1 小时，伤情即见缓解。服药 3 次后，除伤处外，肿胀基本消失。第二天起，内服减为每日 2 次。第三天，伤处肿痛未除，按之有波动感，遂用注射器抽去脓血，再以干牛屎、白冬枫、菊花叶、雄黄（少量）共捣烂调茶水外敷。第四天诸症消失。

指月按：野菊花苦降浊阴之力更强，所以治疗疮疡肿毒、目赤肿痛或局部瘀肿、疔毒，大多采用野菊花的茎叶，最好是新鲜的茎叶捣烂外敷。野菊花和白菊花、黄菊花比较，更能泻郁热，清火毒，以治疗疮肿见长，故为局部肿毒要药。

22、蔓荆子

◎蔓荆子酒与枕头

《千金方》记载，以一味蔓荆子为末，浸酒服，治头风作痛，亦是内风，非祛散外风之法。其用酒者乃借酒力引之上行，使药力达于头脑之意。轻用一钱五分，重用可至三四钱。

诸子皆降，唯蔓荆子、苍耳子独升。小指月在想着这句话，因为爷爷说，凡是独特的药，都要特别重视，特别是种子类的药物。大部分种子都是往地下掉，这叫本乎地者亲下，所以种子类药容易直入下焦，这个道理在中药里叫作诸子皆降。可为什么苍耳子和蔓荆子两味种子类药物却与众不同，非但不降，反而独升？

苍耳子在前面我们讲过，是发散风寒的，能够把在表之风寒往外升散，而蔓荆子在这里却是发散风热的，能够把在表之风热往外宣散。

苍耳子能通鼻窍，蔓荆子却可以清利头目，这也是两者最大的不同。所以风热感冒、头目不清用蔓荆子，风寒感冒、鼻塞不通用苍耳子。

有位大叔经常偏头痛，严重时眼睛都看不清楚。原本他是司机，不得不换岗位。因为开车的人如果偏头痛严重，头晕目眩，就容易出事故。

这大叔吃了不少止痛片，也找了不少中医来调理，但效果都不好。而且最近还经常颈椎不舒服，整个头顶就像戴了个帽子一样，很难受。

他敲开了竹篱茅舍的门。爷爷把脉后，问了一些情况。这大叔说，我这头痛一吹风就加重，熬夜也加重，电视看多了也不舒服，整个脖子也酸酸的。

小指月一看这大叔的舌头，舌尖红，其他舌苔淡白，看来不是明显的湿阻中焦，那为何头昏重如戴帽呢？爷爷点点头说，这脉象浮取有余，偏数，乃肌表有风热，风邪不能往外越，湿热不能往下泻，头部乃清明之府，清阳难升，浊阴难降，所以头部晕沉难受，一用脑就不舒服，记忆力也减退。

这大叔听了点点头说，是，是，我这脑子就记不得东西，好像多想一点，人就打哈欠，难受。爷爷接着说，风热头痛用什么效果最好？

小指月说，单味蔓荆子治风热头痛最效。爷爷又说，看这病人以前也没有少吃这些祛风散邪之物，为什么头痛反反复复呢？小指月也想不明白。

爷爷笑笑说，吃药去散风邪，不患风之不去，而患风之复来。你一天也就吃那么几次药，药效作用的时间是有限的。有没有一种办法，让这病人天天都沐浴在药气里头，却又不用服药，把头脑孔窍打开，把风热疏散出去呢？

小指月一想，我知道了，用药枕。爷爷听后点点头说，没错，可以用药枕。

小指月说，可我们上次做的菊花枕都用完了啊？爷爷说，上次我们采了很多蔓荆子，不单是菊花枕能够疏散风热，治疗头晕头痛，颈椎不利索，蔓荆子枕更是一绝。蔓荆子非常多，每年都可以大量采收，用蔓荆子做枕头，更是简验便廉。

叫这大叔一边用蔓荆子泡酒服用，一边制作一个蔓荆子枕头，晚上枕着睡觉。想不到两三年的顽固头晕头痛、颈椎不利索，就用这种小招法，不花分文，治了半个多月就好了。从此这大叔居然吹风也不再头痛，于是又重操旧业，重新做起司机，得心应手，不再有后顾之忧。

《本草纲目》里说，蔓荆实，气轻味辛，体轻而浮，上行而散，故所主者皆头面风虚之症。中医药枕保健原理：蔓荆子，疏散风热，清利头目。使用注意：①长期坚持每晚枕用，保健效果更佳。②枕巾和枕套要常洗、常晒、常换。③枕芯不可洗，不可暴晒，可晾干。随后小指月在小笔记本中记道：

已故名老中医李浩儒对蔓荆子治疗头痛、眩晕有独到之处。认为蔓荆子蔓走经，荆主风，子下沉，故有专门走经祛风镇痛的作用。他治疗头痛、眩晕分虚实两类，如属实证者，用蔓荆子50克，白芷10克，川芎3克，荆芥10克，黄芩15克；如属虚证者，用蔓荆子40克，防风5克，黄芪25克，苍术10克，山茱萸15克，山药20克，白豆蔻3克。蔓荆子需打碎或研碎，生用或微火炒。

30多年来，李观荣医师采用李浩儒老中医运用蔓荆子的经验，用蔓荆子治疗神经根型颈椎病眩晕60例，收到满意疗效。如治彭某，男，50岁。眩晕、头痛反复发作10年，加重1周。劳累时突然头昏，眼花耳鸣，呕吐恶心，眩晕不止，经诊断为颈椎病。舌质淡，苔白滑，脉弦滑。以补肾、益气、祛风而治之。处方：蔓荆子40克，山茱萸15克，山药20克，黄芪15克，白术15克，南沙参15克，白豆蔻5克，甘草6克。浓煎成300毫升，频频服之。服药1剂眩晕明显好转，再服2剂而愈。以后每劳作后服上方1剂预防本病，随访6年未发。

◎ **益气聪明汤**

有个退休文员，经常脖子酸，耳鸣眼花。没退休前，她长期在办公室空调环境下伏案工作。很早就诊断有颈椎病，隔三岔五就到医院里去做按摩、拔罐或针灸，虽然有所缓解，但稍微疲劳一点，各种病症如耳鸣眼花头晕随之而来。她就很郁闷，难道这病要伴随我一辈子？她敲开了竹篱茅舍的门。

小指月把完脉，惊讶地说，爷爷，这脉怎么这么难摸？寸、关脉都很沉弱。

爷爷点点头说，没错，这是一个典型的下陷脉。小指月，下陷脉怎么办呢？

小指月便说，下陷者升举之，应该用补中升举之法。爷爷又说，那你想过这脉为什么会下陷吗？小指月摇摇头。

知道怎么治病，那是一般医生应该研究的。但知道这病是怎么来的，就需要养生家，甚至一些富有哲学思维的医者，才懂得溯源直上，问道根本。这时爷爷说，《内经》说，劳则气耗，你这气耗得太厉害了，劳心太盛啊！

这文员点点头说，老先生说的没错，我天天要伏案工作八小时，眼睛没有离开过白纸黑字，经常靠绿茶、咖啡来提神，刚开始很精神，可到后来再喝那么多的绿茶、咖啡，人也照样不清醒，而且还耳鸣头晕。

爷爷笑笑说，绿茶、咖啡是提神，而不是补神。不断地把神气往外提，往外耗，总有提完耗干的时候，所以你现在脉势下沉。

小指月听后说，爷爷，我明白了，就像一些大城市过度抽用地下水，地下水被抽干、耗干后，这地面就会往下沉，连带楼房都往下沉。

爷爷听后点点头说，这下陷脉势不是一时半刻造成的，生病起于过用，这是《内经》最为凝练的疾病观，只有长期过用透支才会造成这种虚极劳损下陷之脉。

这文员听后，急切地问，老先生，那我该怎么办呢？你说我神耗得厉害，绿茶、咖啡是提神耗神，那什么是补神的呢？我想补补神。爷爷心平气和地说，神无补法，唯清静可以补神。你别以为物质营养能够补神，这是大错特错。你看，那些日日大鱼大肉，吃得肠肥肚满的人，反而神志昏沉，非常疲倦。

这文员不解地问，那老先生为什么说清静能补神？这时爷爷还没有说，小指月便背起他最喜欢的《清静经》来：夫人神好清而心扰之，人心好静而欲牵之，常能遣其欲而心自静，澄其心而神自清……

这文员听着爽脆的童子声，仿佛自己多年的社会经历，以及各类眼耳鼻舌的"污染"，一下子得到了一种洗涤。这种洗涤不是用水来洗衣服，而是用智慧来除掉心中的垢积。她边琢磨边说，我这么多年，心从未清过，神从未静过，每天好像都没有为我自己活过。甚至这大半辈子以来，都不知道什么叫快乐，什么叫安宁，今天我听到了心灵快乐之道。我以后要好好放松，不再去干那么多的俗务了。

爷爷问，你不是退休了吗？这文员笑笑说，名义上退休了，可单位很多事情，领导还看重我，还让我操心去干。

爷爷笑笑说，你这是名义上退而心不退啊。你如果换过来，心退，即使名义上不退，照样快乐清静，终日俗物纠缠，终日可以清静逍遥。

这文员听后，好像有所领悟，发现了一扇智慧之门。她觉得自己一直都做得不够，不是因为事情没有做好，而是因为自己的心态没有调好，因为事情她总是做得尽善尽美，而心灵却从来都是七上八下。

爷爷看透了这点，便说：心若浮躁，当安心向下。息心便息病！这文员听后，豁然开悟，茅塞顿开，非常有礼貌地向爷孙俩鞠了个躬。

爷爷说，指月啊，为什么下陷脉的病人容易头晕眼花耳鸣呢？小指月马上背起《内经》来，故上气不足，脑为之不满，耳为之苦鸣，头为之苦倾，目为之眩。中气不足，溲便为之变，肠为之苦鸣。下气不足，则乃为痿厥心悗……

爷爷笑笑说，不是所有的头晕耳鸣都是肝阳上亢，像这种上气不足的，你越用平肝潜阳，越往下压，它越气不足，所以碰上脉势下陷的，即使是血压高，也要敢于用升提法，不要被病象所迷惑。小指月听后点点头。

爷爷接着说，那就用含有蔓荆子，能够清利头目的益气聪明汤。随后小指月把方歌背了出来：

益气聪明汤蔓荆，升葛参芪黄柏并。

再加芍药炙甘草，耳聋目障服之清。

这文员把益气聪明汤带回去后，连吃了7剂，头脑一天比一天清爽，中气一天比一天足，7天吃完，耳鸣眼花都大为减轻。

小指月说，爷爷，为何这益气聪明汤有这么好的聪耳明目的效果？

爷爷说，这里头不单有蔓荆子在起作用，整个方子众药和合共同起作用，黄芪、人参、甘草把中气一补，升麻、葛根把下陷的气机一提，还有蔓荆子把痹阻在头面九窍的邪风一发，这样邪去则九窍自通，气足则头脑气血充满。所以耳聪目明，中气自足。随后小指月迅速在小笔记本中写道：

《本草新编》记载，蔓荆子，佐补中药以治头痛最效，因其体轻力薄，藉之易于上升也，倘单恃一味，欲取胜于俄顷，则不能。

蔓荆子在含有黄芪、党参的益气聪明汤里，它就像骑在马上一样，下面有中气一托，蔓荆子在上面一发，一下子如同腾云驾雾，使清阳出上窍，自然耳聪目明，记忆力减退之症改善。

◎蔓荆子拾珍

董俊峰经验 蔓荆子治疗习惯性便秘

方书未见载蔓荆子有通便之功。董氏在治疗头痛时，偶然发现蔓荆子也能治疗习惯性便秘，治疗20余例都收到了较好的效果。可见蔓荆子除具有疏风清热、凉肝明目功能之外，还有清热润肠的作用。

张某，男，35岁。头痛数年，时轻时重。嘱其蔓荆子60克，煎汤200毫升，每日分3次口服。1周后复诊，病人告其头痛已基本消失。自服蔓荆子后，已患近5年的便秘也随之而愈。

王某，女，27岁。产后2周，大便秘结，面色苍白，体胖而虚，动则汗出喘促，舌质淡，脉浮而缓。此乃产后血虚，津枯便秘，此虚秘也。董氏未循常法，而以蔓荆子150克分3次煎服，次日便软而解，诸症悉除。

指月按：外有虚风，内气不降，唯蔓荆子能降下散外，特别是重用，下走肠道之力更速。取它治下焦如权，非重不达之意。

吕惠英经验 蔓荆子配伍猪肉治疗老年性白内障

尝闻民间有一单方，主药用蔓荆子配伍猪肉治疗老年性白内障，疗效可靠。方用蔓荆子5克，猪肉50克。蔓荆子研粉，猪肉剁细，拌匀炖熟，一次服完，每日1次，一般服2～3日可见效。据吕氏临床体会，本方法简便有效，值得推广应用。曾治某老太，85岁。65岁时视力开始昏花，确诊为老年性白内障。病人服此方已20年，仍可以穿针引线。

指月按：治上焦如羽，非轻不举，这里用蔓荆子治疗眼目之疾，取5克小剂，有令清阳出上窍之意。

23．柴胡

◎往来寒热，小柴胡汤主之

《医学衷中参西录》记载，柴胡主心腹肠胃中结气，饮食积聚。若以五行理解之，木能疏土，柴胡善达少阳之木气，则少阳之气自能疏通胃土之郁，而其结气、饮食积聚自消化也。

有个7岁的孩子，这几天不爱吃饭，偶尔还发热，每天都会有一两次，热退后又像正常人一样。他父母以为得了什么怪病，因为这孩子发热的时候，有点昏不知人。于是就向学校请了几天假，敲开了竹篱茅舍的门。

爷爷说，往来寒热。小指月说，小柴胡汤主之。

爷爷又说，脉弦。小指月说，弦主肝胆病。

爷爷又说，孩子伤食，不肯吃饭。小指月说，木不疏土。

爷爷点点头说，回去就用小柴胡冲剂吧。这父母说，就这么简单吗？小柴胡颗粒不是治感冒的吗？我这孩子可不太爱吃饭啊！

爷爷笑笑说，饿饿他就爱吃饭了，不给他零食，他就爱吃主食了。

这父母听后就按爷爷说的办，吃了两天小柴胡冲剂就不再发热了。而且这两天吃得清淡，也没再吃零食，这孩子像饿狼一样，看到什么都想吃。

爷爷笑笑说，孩子的病还是大人的病，大人的病是病在观念，错误的观念会导致孩子病痛。身体的素质是你观念正确与否的体现。所以当身体出现不调时，要多反思饮食观念有没有问题。只有拔掉竹竿，才能从根源上去除影子。所谓的病痛，不过是不良观念在身体上的投影而已。

正如《伤寒论》所说，往来寒热，胸胁苦满，默默不欲饮食，小柴胡汤主之。

然后小指月在小笔记本中写道：

《医学传灯》记载，伤食而用柴胡，以其能升少阳之气也。

◎ 小柴胡汤止咳胜千金

有个妇人，乳腺增生多年，每次来月经都胸胁胀满。最近不知是不是晚上吹空调太厉害，吹到风就咳嗽，先是白天咳，后来晚上也咳，咳到影响睡眠。于是她就先不管乳腺增生，要先治好咳嗽，不然连睡觉也睡不好了。她敲开了竹篱茅舍的门，伴随着阵阵咳嗽声。

爷爷问，指月，你听到什么了？小指月说，我听到咳嗽。

爷爷说，五脏六腑皆令人咳，非独肺也。这是何脏咳嗽呢？

小指月就把起脉来，疑惑地说，这个咳嗽，为什么肺脉没有独大，而左关脉却独大呢？爷爷说，你问问她是否有乳腺增生或胆囊壁毛糙？

这妇人惊讶地说，这都让你看出来了，我现在是想治咳嗽，乳腺增生、胆囊炎我都有。爷爷笑笑说，中医治病是五脏相关，生病的地方不一定是病根所在，就像南瓜结果在一边，而根必定长在另一边，因和果时常都不是在同一处的。

这病人听后点点头说，不知怎么这几天特别郁闷，越闷咳嗽就越厉害，搞得我都不想待在家里，就想出去散散心。

爷爷笑笑说，各随其所欲而治之。你想去散散心，是因为你有肝郁在前，所以你有这个欲望，就像人渴了想喝口水，饿了想吃碗饭一样。

这妇人听后点点头说，真是这样，我饭后到公园转了几圈后，发现舒服点了，但还是没有把咳嗽治好。这几天也喝了不少止咳糖浆，还买了念慈庵。

爷爷说，你这不是体虚咳嗽，而是气机郁滞咳嗽，治法完全不同。小指月说，体虚咳嗽，虚则补之，可以用膏方来滋养，或者糖浆来濡润。气机郁滞咳嗽，郁者达之，就要疏理气机。

然后爷爷根据她左关脉弦硬，就给她开了小柴胡汤。小指月疑惑地问，要不要加减呢？爷爷说，原方即可，有是证用是药，方证对应，其效立定。果然喝了1剂就不咳了，胃口也开了。喝完3剂药，原来老觉得腋下满胀，现在也轻松了。

小指月把这个方子琢磨了好久，说，爷爷，这里面没有专门止咳的药啊？爷爷笑笑说，小柴胡止咳胜千金，对于肝胃不和，气郁而咳，用小柴胡汤特效。

小指月又问，通过疏肝来治理咳嗽，一般的医家都不知道啊！爷爷说，肝主疏泄，它不仅疏泄肝脏的气机，周身的气机，五脏六腑的气机，它都能疏泄条达。

小指月听后点点头，这病人是肝肺气郁，借木郁达之去理顺肝肺气机，所以才用小柴胡汤。爷爷笑笑说，《内经》说，若风之吹云，明乎若见苍天。

小指月惊喜地说，我明白了，爷爷，原来用理顺肝气来调肺，古籍中早有记载。肝主风，肺为人体天空之云朵，如果肺气郁闭，如同乌云盖顶，这时清风徐来，吹开乌云，重见晴天，肺气晴朗，其咳自愈。

随后小指月在小笔记本中记道：

王大经老中医认为，柴胡其实是一味疏调气机的要药。四逆散、逍遥散是小柴胡汤的变方，均使用柴胡。有人说柴胡疏肝气，王老看它可以通调一身气机。感冒咳嗽可以用它，有人怕它"升"，不利于治咳。王老意柴胡主升清，清升则浊降，还是调理气机，肺咳自愈。

治疗泌尿系统感染，见症发热，尿频尿急，尿不畅，尿痛，属湿热下注，膀胱气化不利，一般用八正散之类。王老习惯用小柴胡汤加减，柴胡用到 24～30克，就是用柴胡通调气机，可使小便通畅，湿热随水道而去。慢性泌尿系感染，久而不愈者，王老也使用此方。

上海名老中医邵长荣经验，柴胡疏肝止咳。咳嗽之症虽然病因各异，兼症不一，但揆其要，无不由于气机违和，气血津液代谢受扰，痰浊停滞而发为咳。为治之道，贵在求通，通调气机，肝主一身气机，所以疏通肝气为先。柴胡为疏肝要药，故治久咳必用，常与前胡配合，取柴胡疏散外邪，前胡下气化痰，一升一降，相辅相成。

◎通气散治气郁耳鸣

《医林改错》记载，通气散疏肝理气，治肝郁气滞，耳聋不闻雷声。柴胡、香附、川芎三味研末。

有个老阿婆，跟邻居吵了一架，耳朵嗡嗡作响，她以为过几天就会好，想不到一周过去了，不仅不好，还加重了，甚至一边的耳朵听不到声音，这可急坏了老阿婆。真是吵架没占到便宜，又惹来一身的病。老阿婆越想越急越气，耳鸣就越厉害。这可怎么办呢？她没有去医院，而是上竹篱茅舍找老先生。

爷爷笑笑说，不聋不哑，不做老人。这老阿婆把耳朵凑近去，说，啊，你说什么？我听不清楚。爷爷笑笑说，算了，没法跟你沟通。这脉象怎么样啊？

小指月说，脉象弦硬得很。爷爷又说，这个耳鸣耳闭，该怎么办呢？

小指月说，肾开窍于耳，应该补肾才对，但很奇怪，这肾脉一点都不虚。

爷爷点点头说，尽信书不如无书。不要以为肾开窍于耳，就只用补肾来治耳朵的病。万病都要分虚实，虚实如果不明，理论再完美，都没有临床实效，就像水花镜月一样。小指月点点头说，爷爷的意思是弦硬的脉还是要从肝胆论治。

爷爷点点头说，从气上得的，还得从气上消，除此之外，别无他法。

这老阿婆看到爷孙俩在交流，自己却听不清楚，很是着急，她大声地说，大夫啊，快给我治病啊，我等着要回去呢！爷爷知道她着急，也知道她听不清楚，便在纸上写道，戒急，戒躁，戒怒。然后说，你能做到吗？做不到这病就别看了。

这老阿婆就是急、躁、怒，看病几分钟的事情，她都等不了。这三个字直接刺中了老阿婆的脾性。江山易改，本性难移，讲到改脾性，谈何容易。所谓脾好医，气好医，脾气不好医。若能理顺脾气，降伏急躁怒，不是神仙，胜似神仙啊！

然后爷爷便说，指月啊，你看通气散还有没有？小指月说，有啊，昨天我还备好了一大罐。爷爷说，就给她点通气散吧！

这老阿婆把药拿回去，吃后耳朵就通了。她很高兴，但也没有得意忘形，没有忘记老先生那戒急、戒躁、戒怒这三戒。

因为爷爷跟她说，下次再跟别人吵架，引起耳鸣耳闭，喝药就没效了。老阿婆怕真的听不见了，经过这次生病后，她想跟别人吵架时就懂得收敛收敛了。

小指月问，为什么通气散用柴胡、香附、川芎呢？怎么治耳朵的药，尽是些疏理肝胆气的？爷爷笑笑说，你看这胆经、肝经是怎么走的呢？

小指月看了看针灸铜人说，肝经布胸胁，上巅顶。胆经走人体侧面，绕耳朵。肝胆又相表里。我明白了，肝胆经堵塞也会引起耳鸣耳闭。通开肝胆经，就等于打开耳窍，松解弦硬的脉象，就像打开窗户一样，可以听到大自然的各种声音。

爷爷点点头说，现在的人都是自己跟自己过不去，生气就是在自己闭自己的气机，就是拿别人的错误来惩罚自己。每生一次气，就相当于把自己的经脉打乱，让气机郁滞，就像把门关上，你能听到外面的鸟语虫鸣吗？所以不是需要治耳鸣的药物，医耳闭的汤方，而是要懂得过一种少生气、少着急、少燥火的生活。所以这气出来的耳鸣耳闭，也可以看成是一种气逆岔气，用顺气的思路便可治愈。

然后小指月在小笔记本中记道：

高升医师以柴胡为主配制成岔气散，治疗闪腰岔气，收效甚捷。处方：柴胡、桃树皮（从外皮到木质部）、干姜。三药以 8∶2∶1 比例烘干，研极细粉装瓶备用。每日 2 次，每次 10 克，饭后老黄酒送服，使微出汗。

蔡某，男，26 岁。由于搬运重物，不慎闪腰，活动不遂，在当地医院 X 线片检查未发现器质性病变，经服消炎镇痛和活血化瘀药物 3 天，疼痛如故。后服岔气散 60 克，每次 10 克，每日 2 次，饭后老黄酒送服，微出汗。病人服药第二天腰部已活动自如。

◎ 胁痛用柴胡

《医学统旨》柴胡疏肝散：柴胡、枳壳、芍药、炙甘草、陈皮、川芎、香附。疏肝行气，活血止痛。凡肝气郁滞证皆可用之。如胁肋疼痛，胸闷，喜太息，情志抑郁易怒，或嗳气，脘腹胀满，脉弦者。

小指月复习常用的引药歌诀。他一边摇着头，一边说，头痛用川芎，臂痛用桂枝，胁痛用柴胡，胃痛用延胡索，腹痛小茴香，腰痛用杜仲，膝痛用牛膝……药非引使不至病所，兵无向导则不达贼境。每一味药都有它独到的作用范围，所以熟悉药物在人体内如何行走，对于一个医家来说是非常重要的。

有一个抑郁的女孩子，两边胁下胀痛，连饭都吃不下，她母亲陪她过来看病。

爷爷问，怎么回事呢？这女孩默不作声，神情呆滞，不想回答。

这母亲说，我女儿前段日子跟她男朋友分手了，整天关在屋里，哪儿都不去，叫她吃饭也不想吃，一直消瘦，我们看了都揪心。

爷爷说，你知道为什么我这茅舍里面不养花吗？这女孩子有点不解，怎么老先生不问病，问花呢？接着爷爷自问自答说，房子里的花长不好，没有阳光，没有风，没有蝴蝶，没有蜜蜂。我以前在茅舍里面养了几盆漂亮的花，发现凋谢得很快。我把它们移到茅舍外面去，开得鲜艳灿烂。在茅舍里面，花再香，蝴蝶、蜜蜂都不肯进来，在茅舍外面阳光下，平常的花朵也有成群的蜜蜂、蝴蝶来观赏。

这女孩子听后若有所动，爷爷说，你不走出去，没有人会理会你，你走出去，整个世界都看好你。这女孩子听后，微微一笑，好像想通了些什么。

爷爷知道时机已成熟，说道，错过了蝴蝶，你还有蜜蜂。人生总不能因为一个绊脚石就不往前走，踩过去，阳光大道正迎接着你。

这女孩子听后，舒心地笑了，说，老先生，我知道怎么办了。

爷爷点点头说，指月，柴胡疏肝散。小指月随口将柴胡疏肝散方歌背了下来，这样边背边写，一首疏肝行气解郁的方子就出来了。

柴胡疏肝芍药芎，枳壳陈皮草香附。

疏肝解郁行气滞，胁肋疼痛自能除。

这母亲看了闷闷不乐的女儿居然舒心地笑了一下，就像沉寂的死水居然泛起了阵阵波澜，富有生机了。她知道来竹篱茅舍来对了。果然这胸胁胀满、不爱吃饭的抑郁症，3剂柴胡疏肝散下去，又还她一个爱说爱笑的女儿。

小指月就说，爷爷，这柴胡疏肝散解郁，为什么她吃后胃口也大开啊？

爷爷笑笑说，柴胡能于顽土中疏理滞气，如同板结土壤里种上树木后，土壤就变得疏松有生机。小指月点点头，难怪爷爷用解郁方可以恢复脾胃健运功能。

然后小指月就在小笔记本中写道：

《医学衷中参西录》记载，一人年过四旬，胁下掀疼，大便七八日未行，医者投以大承气汤，大便未通而胁下之疼转甚。其脉弦而有力，知系肝气胆火恣盛也，投以拙拟金铃泻肝汤加柴胡、龙胆草各四钱（柴胡乃胁痛引药也），服后须臾大便通下，胁疼顿愈。

◎肛门脱垂与柴胡升提清气

有位老爷子，七十多岁，大便后经常脱肛，还得用手送回去。他就到处找医生，很多医生都摇头说，药不能治衰老病，人老了不是药物能够挽回来的。就像嫩草施肥，就会长高，但枯木施肥再好，也很难再吐嫩芽。

实在没有办法，于是他敲开了竹篱茅舍的门。爷爷把完脉后也摇了摇头。这老爷子早就料到结果了，说，我这病很难治吗？

爷爷说，难易相成，找不到钥匙，竹篱茅舍你都开不了；找到钥匙，钢筋铁门，一个小孩子都可以打开。这老爷子听后，眼睛露出点期望，照这样说，这病还能治？爷爷说，老年人体虚气弱，饮食很重要。

这老爷子点点头说，我也知道，所以什么有营养，我就买来吃，从不吝啬吃的，而且家里从不缺乏营养品、保健品。

爷爷笑笑说，那你这样吃管不管用啊？这老爷子摇摇头说，管用的话，我就不来这里了。爷爷又笑笑说，既然不管用，那你为什么还那样吃呢？

这老爷子听后一愣，倒没想过这问题。爷爷说，你这病应该重新树立一下饮食观。这老爷子说，饮食观？我倒从没想过。

爷爷说，吃素！老爷子说，这样会不会营养不够？爷爷又说，而且只能吃到七分饱！老爷子更是疑惑地问，七分饱，不是更饿，更没有力气？

爷爷笑笑说，你是想听我的话去治病，还是按你自己的想法，保持老样子呢？

这老爷子听后说，我来这里当然要听你的，把病治好啊！爷爷又说，那就行，我交代你的两点都知道了吧？

这老爷子不是个傻瓜，便说，不就是吃素和吃七分饱吗？爷爷说，指月，脉势下陷，中气不足，肛门脱垂怎么办？

指月说，用补中益气汤，补气升阳，使气往上提，肛门往内缩。然后一张补中益气汤的单子就开出来了。

这老爷子久病识医，摇摇头说，大夫啊，这汤方我吃了没效果，每个医生都给我开过，这里头的几味药我都能背了，黄芪、党参、甘草、柴胡……

这几味药老爷子真的顺口背了出来，看来他所言非虚。爷爷看后笑笑说，指月，再加一味枳壳 30 克。小指月一愣说，爷爷，这肛门都脱垂了，脉势还没有起来，怎么用枳壳下气呢？这样会更没气的。

爷爷笑笑说，欲升先降，下的是浊气，升的是清气，下的是肠道的滞气，升的是脏腑的元气。小指月听后，若有所悟。

这时爷爷便在补中益气汤的第一味药黄芪那里，用了 120 克，然后对老爷子说，这样大剂量的黄芪你吃过没有？

这老爷子摇摇头说，医生最多给我开过五六十克的黄芪，我从来没吃过超过 100 克的。小指月也一愣说，爷爷，这么大剂量，那可要一大包啊！

爷爷笑笑说，欲起千钧之石，必用千钧之力。中药不传之秘在于剂量。

这老爷子听爷爷说得振振有词，想着这老先生可能见多识广，说不定还真是这样。你用三十斤的力，想提起五十斤的包，你十次也提不起，你用五十斤的力，一次就把包提起来了。

果然这老爷子吃了 7 剂药后，大便顺畅，肛门不再脱垂，他高兴得不得了。以前老要用手把脱出的肛门送回去，现在省了这个烦恼。而且人吃了特别有劲，吃饭也香，大便也通畅。人生真是没有病痛最快活啊！

小指月不解地问，爷爷，为何黄芪用到 120 克大剂量，才配 5 克的柴胡？

爷爷点点头说，指月，医家必须要细心，你看到了这方子的不同之处。柴胡用于解表退热的小柴胡汤里，一般用到 15 克、20 克，甚至更大剂量。而用于疏肝解郁的逍遥散里，只用到 8~10 克就足矣。如果用到升提清气元气的补中益气汤里，3~5 克就恰到好处。

《药品化义》记载，柴胡性轻清，主升散，味微苦，主疏肝。若多用二三钱，能祛散肌表，属足少阳胆经药，治寒热往来，疗疟疾，除潮热。若少用三四分，能升提下陷，佐补中益气汤，提元气而左旋，升达参、芪以补中气。

小指月听后点点头，原来这里头还有剂量之秘，小剂量的柴胡升提气机，中剂量的疏肝解郁，大剂量的解表退热。不知道的话，很容易弄反了，即使知道名方，也用不出名方的效果。然后小指月在小笔记本上记道：

中医不传之秘在于剂量，传方传药不传剂量等于没传。

陈士铎曰：或疑柴胡用之于补中益气汤，实能提气，何以舍补中益气汤用之，即不见有功，意者气得补而自升，无藉于柴胡耶？曰：柴胡提气，必须于补气之药提之，始易见功，舍补气之药，实难奏效。盖升提之力，得补更大，非柴胡之不提气也。

或疑柴胡用之补中益气汤中，为千古补气方之冠，然吾以为柴胡不过用之升提气之下陷耳，胡足奇。此真不知补中益气汤之妙也。补中益气汤之妙，全在用柴胡，不可与升麻并论也。盖气虚下陷，未有不气郁者也。唯郁故其气不扬，气不扬，而气乃下陷，徒用参、归、芪、术以补气，而气郁何以舒发乎？即有升麻以提之，而脾胃之气又因肝气之郁来克，何能升哉？得柴胡同用舒肝，而肝不克土，则土气易于升腾。方中又有甘草、陈皮，以调和于胸膈之间，则补更有力，所以奏功如神也。是柴胡实有奇功，而非提气之下陷一语可了。使柴胡止提气之下陷，何风药不可提气，而东垣先生必用柴胡，以佐升麻之不及耶。夫东垣先生一生学问，全在此方，为后世首推，盖不知几经筹度精思，而后得之也，岂漫然哉。

（《本草新编》）

◎柴胡拾珍

章次公经验

至于柴胡之泄下作用……宗人太炎先生亦尝诏予及此矣。先生之乡人有病经闭者，一老医传一方，令单煎柴胡半斤，分数次服，病人以一服二服，经犹不行，遂并其剩余者顿服之，泻血几殆，幸参汤得免。吾自闻先生之说，欲试诸实验。时红十字会来一病人，名吴敦仁者，患肾囊水肿，日服逐水之剂，如硝、黄等，渐次退减。吾乃停止上药，令服柴胡二两，凡二日服之亦泻，但不如硝、黄所泻之多而已。

指月按：肝主疏泄，柴胡乃疏泄肝气之要药，而肝不仅疏泄自身经络气机，凡五脏六腑、表里内外、经络上下，气机郁塞，不论是便秘（食闭）、闭经（血闭），还是水液停聚囊肿（水闭），或者是郁怒胁胀（气闭），柴胡皆可疏泄之。

龚士澄经验

胃下垂，乃因胃之肌肉组织松弛，胃之位置下降所致。多见于形瘦之人，每以餐后脘部胀痛而坠为苦，平卧则稍安。下降须升举，用柴胡、煨葛根升举之；松弛当强健，用黄芪、白术益气生肌；食即胀坠应疏导，用枳壳、大麦芽行气消胀；阳明为多气多血之腑，必气血充足方提挈有力，用当归、白芍协芪、术而充之。然而须知胃阴不足、肝郁不达等病因病机均可导致胃下垂。

指月按：上越必降气，下陷必升举。人年老体衰，肌肉松弛，其气下堕，故各类下垂之象纷至沓来。比如子宫脱垂、肛门下垂、胃下垂，乃至乳房下垂。这时必须大壮阳明之气，用参、芪，培补太阴之血，用归、芍，然后稍稍佐以升清之药，如柴胡、葛根、升麻，这样气充血足，清阳上达，下垂之象自然解除矣。此补中益气汤之所以能治各种老化脏器下垂的道理。为何治胃下垂，还须常加枳壳、麦芽之品？原来除满先解郁，消胀必下气，胀满久不愈，身上有浊瘀，降浊能下行，清气可升举。所以欲升先降。

耿寿卿经验

陈某，女，28岁。产后高热40天，分娩后发热，体温高达40℃，每至日暮，先作寒栗，逾1小时许寒栗止而身热灼手，延至夜半自汗出，体温渐退至38℃上下。翌日傍晚又复如此。住院1个月，输液打针，高热不退。月经自分娩后尚未来潮。妇科检查子宫有一肿物如核桃大小。病人体质瘦弱，面色晦黄，脉细数，沉取略弦。根据脉证，考虑为热入血室，属小柴胡汤证。先以退热为主，他症伺机处理。处方：党参 30 克，柴胡 60 克，清半夏 9 克，牡丹皮 12 克，生牡蛎 40 克，土鳖虫 12 克，甘草 9 克，生姜 9 克。水煎 2 次，取汁 300 毫升，去渣，再煎药汁 150 毫升，午后 5、7、9 时分 3 次服完。服药 2 剂，体温下降，高时达 38℃。再服 2 剂，体温正常，症状消失。病家唯恐病情反复，照方又服 2 剂。以后月经来潮，未再服。2 个月后去医院复查，子宫肿物亦消失。

小柴胡汤能消肿物，既往未见报道，方书亦无记载。意在退热，先治其标，未料热肿两蠲。姑记其例，以候来者验证。

指月按：肝经下络阴器，肝主疏泄，所以小柴胡汤配合逐瘀之品如土鳖虫，能够疏泄下焦子宫内肿物。虽然很少有人用小柴胡汤治子宫瘀肿，但亦在情理之中，因为气为血之帅，气行则瘀肿行。

24、升麻

◎麻疹与升麻

每年春夏之交，都会有一些孩子患麻疹，如果及时治好，一般一辈子都不再患麻疹。一次得病，就获得终身免疫。如果治不好，或者没来得及及时救治，就可能有生命之危。

这段日子，天气非常沉闷，爷爷跟小指月说，升麻还够不够啊？指月说，放心吧，爷爷，秋天时挖了很多，都放在阁楼的药袋子里。

爷爷说，可以把它们拿下来了，最近应该会用得很多。然后小指月就跑着上阁楼去了。在竹篱茅舍，药物的待遇总是最高的，为什么这样说呢？因为最干爽的阁楼，就是放药的最好的地方。

爷爷从小指月很小的时候就一直教小指月要爱护药材，如同自己的朋友。小指月问，为什么呢？爷爷笑笑说，君视臣如手足，则臣视君如腹心，君视臣如土芥，则臣视君如寇仇。你只有爱护药材如自己兄弟手足，那么你才能够充分得到天地草药的帮助，才能够把它们最神奇的功用发挥出来。

所以小指月在爷爷的教导下一直非常爱护药材，如果天气潮湿，这些药材要搬上阁楼通风透气之处，不然容易发霉。爷爷跟小指月说，发霉的药切不可用。

小指月问爷爷，为什么有些虫蠹的药你还用呢？爷爷笑笑说，你看豆子有些地方被虫蠹了，拿在太阳底下一晒，这豆子还可以吃。药也是一样，蛀药不蛀性，但发霉就不同，整个药性都变了。

这时外面有个大妈抱着一个三四岁的孩子进来，这孩子用布包住了头，这是怎么回事呢？爷爷看后说，指月，你先在那边窗下看吧，这病人你就不要靠近了。

小指月有点不解，但见爷爷这么严肃地说，也不敢多问。

爷爷说，这孩子出红疹多久了？大妈说，昨天才刚出，所以我赶紧抱过来。

爷爷点点头说，还好来得及时，出麻疹不及时治，问题就大了。这大妈又说，这孩子怎么老是咳嗽，想要喝水，身体也有些发热？

爷爷摸了摸孩子的头，说，这是疹毒初起。然后又看孩子的舌头，孩子不肯把嘴张开，爷爷就用竹板撬开，趁着他哭的时候，迅速看了一下他的舌头，舌红，和脉象浮数是相应的，果然疹毒在表。

然后爷爷便说，指月，你去把配好的升麻葛根汤拿几包来，然后顺便在家里熏雄黄艾条。小指月把药包拿过来，爷爷交给这大妈说，赶紧拿回去熬汤给孩子喝，等这疹子像汗一样出来后，身体就好了。

这大妈点了点头，千恩万谢。爷爷说，不要那么客气，吃了这药，可能这疹子会出得更多，但不用怕，几天后疹子就会退去。这大妈拜谢而去。

一周后，这大妈路过竹篱茅舍，上来道谢说，吃了这药，孩子出了不少疹子，疹子一出来就不哭闹了，过几天就好了。我也遵循老先生说的，这几天都给孩子吃素，绝对没有沾半点鱼腥肉蛋。

小指月第一次看到麻疹，身上真的有点鸡皮疙瘩起来了。他第一次听到要这么严格遵守清淡素食的规定，爷爷除了对一些特别的癌症肿瘤，要病人严格素食外，一般的疾病只是要病人少吃荤、多吃素，最多也就晚上叫病人吃素。想不到这个麻疹，爷爷不仅不让吃肉，连油都不让放，纯是喝些清粥。

小指月有些不解地问为什么？爷爷笑笑说，指月，你不知道这疹毒的厉害，如果疹毒不能顺着肌表出来，它逆回脏腑，患儿随时都有生命之危。所以在生病时饮食应该要清素，这样好让疹毒无阻滞、无障碍地排出体外。

小指月点点头说，爷爷，原来还有这层考虑啊，难怪别人说爷爷用普通的方子都有效，不是因为方子高明，而是爷爷懂得饮食禁忌，还有养生方面的要求。特别是这个麻疹的孩子，爷爷再三交代，要在房子里好好待着，不要吹到风。

爷爷又说，对于这类急性传染病，医者要如临大敌，如履薄冰。对于平常的小病，也不能掉以轻心。小指月听后，大受感触，他不知道为何爷爷叫他到旁边窗口下，爷爷却自己看病，这是为什么？

爷爷说，你这年纪最容易染上疹毒，我是不怕的，其实你也不怕。因为只要肺胃有积热，这外来的疹毒很快就进来。如果肺胃没有积热，平时饮食清淡，没有炸药，导火索怎么也引不爆啊！

小指月点点头说，难怪爷爷这几天煲了金银花茶让我喝，就是不让身体肺胃积热，这样一些风热毒邪就不能作乱。随后小指月在小笔记本中写道：

升麻葛根汤出自《太平惠民和剂局方》，由升麻、葛根、芍药、甘草四味药组成，专门解肌透疹，是治疗麻疹初起，或发而不透，或未发的基础方，但见舌红，脉浮数，皆可用之。疹为阳明热毒向太阳肌表透发的过程，中医是遵循其在皮者汗而发之的道理，用升麻、葛根来提阳明毒疹外达，芍药、甘草调气和血解毒。麻疹一要忌食鱼腥蛋奶，二要慎风邪。

◎撒薪加水开盖与清胃散

《本草汇言》记载，升麻为升解之药，凡风可散，热可清，疮疹可解，下陷可举，内伏可托，诸毒可拔。

有个大汉，捂着腮帮子，皱着眉头，敲开了竹篱茅舍的门。他痛得大气都不敢喘。爷爷问他，怎么了？这大汉说，大夫，我牙痛。

爷爷问，痛多久了？大汉说，3天。小指月叫这大汉张开嘴，这大汉痛得嘴都有点张不开了，右边的牙龈肉既红又肿，肿得腮帮子看起来都偏大。

爷爷说，暴痛属什么呢？小指月说，暴痛属实，久痛隐痛属虚。

爷爷说，再把把脉。小指月把后说，脉数。脉证相符，是阳明胃热。

爷爷又问，何以见得是阳明胃热？小指月说，足阳明胃经循鼻子到上齿，手阳明大肠经从腮帮子入下齿，所以牙龈肉乃阳明经所主，阳明胃肠又主肌肉，所以肌肉肿毒总离不开阳明积热。这牙龈肿痛是胃肠积热循经上攻所致。

爷爷听后点点头说，那就用清胃散吧！小指月边背方歌边写：

清胃散用升麻连，当归生地牡丹全。

或加石膏清胃热，专治牙痛与牙宣。

爷爷说，把石膏也加进去，清阳明胃热更强。

2剂药下去，这壮汉又恢复了生龙活虎。

小指月觉得这人真是太奇怪了，病的时候，好像一阵风都能吹倒，痛得没完没了，什么事都干不了。好的时候，谈笑风生，又龙精虎猛。一个小小病痛居然能让一个壮汉屈服，而一个小小的药方居然又能够让这病痛烟消云散。

小指月说，爷爷，为什么阳明积热不纯用泻火，还要加点升麻呢？

爷爷笑笑说，升麻本身能清热解毒，它又可以升散透发，宣透郁遏伏火，火郁发之，所以高处之火热可以用升麻发之。清胃散里，黄连得升麻，泻火不凉遏；升麻得黄连，散火而不升焰。

小指月听后点点头，原来这升降相配，就是既要釜底抽薪，清热解毒，也要锅内开盖，透发热气啊！爷爷笑笑，赞许地点了点头。

小指月在小笔记本中记道：

治牙龈肿痛，看起来又红又热。清胃散富含三大理法，开盖、加水和撤火。牙龈肿热，就像滚开水一样，牙龈肉虽然在上面，而热却是从下面阳明胃肠经蒸上来的。所以要让这锅水迅速凉下来。第一，通过黄连、石膏直接清胃肠积热，就像清锅底的薪火一样。第二，用生地黄、当归、牡丹皮来增液凉血，就像往锅中加水一样，加点凉水下去，沸腾之势就减轻了。第三，想要水凉得快点，一定要把锅盖打开，让热散发掉，这时通过升麻，揭开阳明锅盖，盖子打开，热势就能透发出来。所以三管齐下，锅中的水由沸腾之势很容易就转为清凉。而人体鼎沸疼痛难耐的牙火也很快缓解了。所以，清胃散不仅用于治疗牙周炎、胃火牙痛，一切咽喉肿痛、口舌生疮、三叉神经痛，只要是胃火上攻，脉数，口干或口臭者，皆可用之。

◎ 大剂量升麻解百毒

《仁斋直指方》记载，喉痹作痛，升麻一味煎汤，治胃热齿痛。

《肘后备急方》记载，升麻用于卒毒肿起。

有个大学生，春游时跟大伙儿一起烧烤，他平时很少吃烧烤，那天大家玩得非常尽兴，本身就有点劳累，汗多，口渴，身体因为大量出汗，就像干柴一样。这时大家围炉烧烤，一个鸡腿一个鸡腿地吃，看起来很尽兴，很快意。殊不知回来后咽喉就开始沙哑，他以为没什么，有点咽炎，想不到回到家，居然说不出话。第二天早上痛得连粥都喝不下。他父母是个中医爱好者，所以第一时间就敲开了竹篱茅舍的门。

小指月用手电筒一照，发现扁桃体肿得非常厉害，吞咽食物都有些困难，而且还有点化脓了。这么厉害的扁桃体发炎，而且现在病人还有些发热，看起来有点难治。这可不是用平常治扁桃体的药物能够搞定的。这大学生用手指着他的牙齿，原来牙龈也红肿。

爷爷说，指月，你看到了什么？小指月说，我看到上焦心肺热毒亢盛，因为他双寸脉数大。爷爷又说，还有呢？

小指月说，舌红少苔，阴伤得厉害。除了肺中毒热，还有一派阴液耗伤。如果阴液不是耗伤得这么厉害，这毒火不会如燎原之势，因为自身之阴津能够济自身之火热，身体是可以自救的，自己救济不了自己，说明体内阴液确实亏耗得厉害。

爷爷点点头说，没错，站在阴阳的角度来看病，这个病就显得不复杂了，这是个典型的阴伤阳亢的表现。所以你仔细地把他的脉，虽然上焦浮数，但沉取还是比较细的。小指月说，我明白了，滋阴降火，清降上焦。

爷爷点点头，那就用养阴清肺汤吧。小指月说，这不是治疗白喉的特效方吗？

爷爷说，但见阴虚火热，不论白喉、扁桃体发炎或牙肿，皆可用之。

然后爷爷在方子里还加了升麻30克。小指月更不解了，说，爷爷，这升麻如果火郁发之，应该用小剂量3～5克，怎么爷爷用大剂量30克，是不是写错了？

爷爷笑笑说，小剂量升麻是升举阳气，或透发郁火，但大剂量的升麻却可以直接清热解毒，可以作为一味力专效宏的解百毒药使用。

小指月点点头说，原来如此，《神农本草经》说，升麻主解百毒，辟温疾瘴邪。

爷爷又点头说，这解百毒，辟温疾瘴邪，用的必是大剂量，小剂量如同杯水车薪解不了，大剂量可以直接败毒下行，这正是升麻不同凡响之处。

果然这3剂药下去，第一剂高热退，第二剂咽喉肿痛消，第三剂吃东西没有任何障碍。从此这大学生再也不敢在劳累的时候吃煎炸烧烤。

为什么现在那么多咽炎、扁桃体发炎的病人，大都是疲劳或熬夜以后，又吃了煎炸烧烤之物，所以很快就上火了。如果休息睡眠好，体内津液充足，吃点煎炸烧烤没什么。可如果经常疲劳汗出，熬夜劳倦，那就要多喝些稀粥来养身体的津液，不然身体就容易出问题了。所以说不是煎炸烧烤引爆你体内的火毒，煎炸烧烤只是导火索，体内如果没有炸药，这导火索是引不爆的。如果没有津伤液亏在前，这火怎么也难烧成燎原之势。所以大家不要贪一时口快，免得吃得咽喉火毒上扰，肿痛难受，反而得不偿失，乐极生悲。

大剂量地运用升麻，可以把它清热解毒的力量发挥到极致，可以解百毒。病毒性肝炎，只要是热毒亢盛的，都可以用这个经验。小指月在小笔记本中记道：

升麻葛根汤为方药中老中医治疗慢性迁延性肝炎的经验方，升麻15～45克，葛根、赤芍各30克，甘草6克。本方系《阎氏小儿方论》方，原治麻疹未发，或发而不透。升麻甘辛微寒，前人多用以透泄疹毒，清解阳明热毒，或升阳举陷。方老取其解毒之义，用于慢性肝炎，毒热内蕴，血瘀津耗，肝功能损害较重，转氨酶较高者，常与其他方辨证合用。

方老用升麻解诸毒，效验颇良。临床上可以定性为毒病的情况大致可归纳为两种：可定性为火病而系暴发者，如具有传染性的温毒时疫之类疾病皆属其范畴；因误食药物或有毒食物所致疾病。这两种情况均可在辨证论治的基础上使用较大剂量的升麻。十余年来，方老曾重点对病毒性肝炎及其他药物中毒病人在辨证论治的同时，重用升麻进行治疗。其剂量一般在 30 克，多时曾用到 45 克，效果很好，无一例有不良反应。

据方老介绍，曾在 10 年前治疗郭姓女化验员，肝功能严重损害，谷丙转氨酶在 500U 左右，经用升麻葛根汤为主，重用升麻（45 克）治疗 3 个月后，肝功能恢复正常，服药期间无任何不良反应，迄今疗效巩固。此后方老常用此方重用升麻，配合加味一贯煎、加味黄精汤等治疗本病活动期，谷丙转氨酶持续增高，波动较大者，均获良效。一般服用 20 剂左右，谷丙转氨酶即开始下降。认为大量升麻对肝炎病毒或有一定的拮抗作用，值得进一步研究。

◎ 升麻拾珍

宋新安经验　升麻治疗低血压

宋氏曾接诊一位 50 岁女性牙痛病人，经辨证属胃火牙痛，遂遵清胃散方，开中药 3 剂煎服。病人复诊时诉牙痛减轻，但出现头晕、头痛、心烦症状。测血压为 140/95mmHg。问病人是否原有高血压病，病人否定。思虑再三，自认为辨证无误，药证相符，牙痛减轻，守方继服 3 剂。复诊病人牙痛止，但头痛、头晕、心烦较前加重。再测血压为 150/100mmHg。方中升麻有升举阳气的作用，考虑是否与所服药物有关。病人停药观察 10 天后再来复诊，头晕等症状消失，测血压为 130/90mmHg。据此经验，以后每遇低血压症病人，在辨证施治基础上加升麻 10 克，均取得满意的升高血压效果。

指月按：升麻能够升阳于至阴之下，所以下陷者可升举之。凡低血压脉势下陷者，加升麻能明显提高脉势。故古人说，升麻善提清气，引气上达。

《类证活人书》中有玄参升麻汤（升麻、玄参、甘草）治喉闭肿痛的记载。升麻、玄参两药配伍，一升一降，且玄参滋阴降火，可防止升麻升散太过；升麻发散火毒，郁而达之，使玄参滋阴而不碍祛毒。两药相辅相成，使解毒散火之功更显著，为治鼻咽部痛肿热毒的要药。

指月按：《药性论》说升麻善除心肺风毒热壅闭不通。《神农本草经》指出升麻能解百毒，而且升麻又善于升走上窍，能去风邪在皮肤及至高之上。故头面七窍热痛皆可用之。

升麻配生地黄，清泄润肠治便秘。针对阴虚而肠燥脾运失健的便秘，久治不愈者，以著名老中医魏龙骧的名方，白术60克，升麻3克，生地黄30克，水煎服，每日1剂，多获良效。

指月按：重用生地黄，有增水行舟治便秘之意，白术小量健脾，大量通便，稍微佐以升麻，有欲降先升之意。所以欲降其浊气，必先升其清气，清升则浊降。

李治方医师用升麻4克（研末），鸡蛋一个，将鸡蛋顶端钻一黄豆大的圆孔，把药末放入蛋内搅匀，取白纸一小块蘸水将蛋孔盖严，蒸熟，去壳内服，每日1次，10日为1个疗程。休息2日，再服第二个疗程。共治疗120例子宫脱垂，服1个疗程治愈者62例，2个疗程治愈者36例，3个疗程治愈者8例。3个疗程后显著进步者12例，无效者2例。服药期间忌重体力劳动及房事。

指月按：子宫脱垂，既有中气不足，又有气机下陷，所以以升麻升提中气往往需要配以补中之品，正如补中益气汤用人参、黄芪，或者简验小方以升麻配鸡蛋。《药鉴》里说升麻阳气下陷者可升提之，若元气不足者，升之则下焦愈虚，而元气愈不足矣。所以升麻常和补益之品连用，这样升阳而不伤气，用以治脏器下垂之胃下垂、子宫脱垂，或者清气不升之头晕目眩、清窍失聪等。一般中阳不振、谷气下流的妇科带下，在完带汤中稍加升麻二三克，其效更显。唯独各类中气下陷之病，在服药期间，必须严格遵守饮食起居养生，切忌重体力劳动及房劳过度。

宋代朱肱论犀角地黄汤时指出，若无犀角，可以升麻代之。张仲景治疗阳毒时，必以升麻配鳖甲。可见血分毒热，升麻亦可清之。

指月按：升麻乃升解之药，既可升阳，亦可解毒。《本草新编》把升麻这一作用机制称为解毒散火，若偏重于解毒须重用，若偏重于散火可轻用。

25. 葛根

◎采葛根的对话

葛根就是葛藤的根，葛藤在山谷里到处都有，每次小指月跟爷爷入山采药，都会挖些回来。大的葛根有大腿那样粗，甚至比大腿粗的都有。长长的根钻到地下数米，根须可以向旁边延伸到十几米以外，正因为强大发达的根系，才能够把四面八方的水气吸纳过来，然后源源不断地往高处供养。就像把水谷之海脾胃的津液向头面七窍、四肢毛孔升送，故葛根加菖蒲常治头面七窍清气不升诸病。

爷爷指着这葛藤说，指月，你想到了什么呢？小指月说，我想到藤类能通络，所以葛根应该可以治疗证痹痛。

爷爷笑笑说，《神农本草经》里说葛根主诸痹就是这个道理。

小指月说，原来《神农本草经》里早有记载，我只知道《草药歌诀》里说，软藤横行筋骨间，这些软藤类的药物，如葛根、青风藤、海风藤、络石藤，它们都能疏通经脉，治疗各类经脉痹阻引起的风湿痹痛。

爷爷又说，除了以藤类通经络，你还看到这葛根有什么特点？小指月看着葛根说，爷爷，从来没看到过这么强大的藤类药，可以长得比树还高，树有多高，它就可以缠住树，最后站得比树还高，所以这片山谷看上去都是杂树，我们从山上下来时，看到整片山谷都被葛藤覆盖了。

爷爷说，这正是葛根生命力强大的表现，这葛根又叫一尺藤，你知道吗？你今天在这葛藤上做一个记号，明天它可以长长一尺。小指月瞪大眼睛说，这么厉害，我们种禾苗长高一尺要好长一段时间，这葛藤一天就完成了。

爷爷说，像这种肆无忌惮生长的植被，大都具有攻城略地、向外扩张疏散的特点。小指月点点头说，没错，爷爷，葛根是辛味，辛甘发散为阳，善于宣散外达，可以解肌退热，发汗解表。故常用葛根配合藿香、茵陈治小儿湿浊外感发热。

爷爷又说，同样发汗解表，你想想葛根和麻黄有什么不同？小指月说，《十剂》里说，轻可去实，麻黄、葛根之属也。麻黄乃太阳经表药，兼入肺经，肺主皮毛，葛根乃阳明经主药，兼入脾经，脾主肌肉。

所以两味药同样清阳发散，但发散的起点不同，一个善于发散肺和太阳膀胱经之表邪，一个从脾胃、肌肉和阳明经发出来。

爷爷听后点点头说，太阳病初起，表闭者，邪未入阳明，即使头痛也不可以轻易用葛根，恐引贼入室也。只有见到阳明经证时，或项背强几几，经脉不舒利可用之。小指月说，爷爷，为什么葛根可以专门解除肌肉被风寒之邪束缚呢？

爷爷说，无论风寒或风热，肌肉被邪气束缚得紧紧的，疏散不出来，放松不了，就像颈椎病僵硬、肩周炎痹痛一样，都可以用葛根。这蔓藤能把土壤里的水气聚在一起，往天空发散。所以严重的肩颈病，重用葛根出奇制胜。

《万友生医案》中提到万老先生常用葛根治疗项背强痛，无论新久轻重，莫不应手而效，且以重用，而无流弊。

你看十几米高的藤，照样长得如此茂盛，如果它从地下吸水往上升的功能不够强大，离地面那么远，叶子早就因为缺水而干枯，或者被太阳晒枯了。但你看这叶子翠绿，所以这葛根善于把土壤里的津液往天空发。

对于人体而言，土壤乃脾胃也，天空乃心肺也。所以凡一派阴云密布，天空肌表为邪气所覆盖收紧，这时利用葛根强大的升散能力，可以表解一身轻，颈肩即使僵紧，也能够很快得到放松。你还能够从这个象里想到什么呢？

小指月说，我还看到《神农本草经》里说葛根能起阴气。像这种不是壮阳的药，如何能起阴气？爷爷笑笑说，这正是葛根善于把津液往上往外敷布的表现，所以葛根这种强大的功能，我们又称它为升腾，它是升发很厉害的藤类药。

中医认为什么主宗筋啊？小指月说，阳明主宗筋。

爷爷笑笑说，没错，葛根不单主阳明胃肠的肌肉，周身的肌肉它都能主。所以它能够让肌肉充满力量，能够使阳明主宗筋功能加强。

小指月又问，照这样说来，葛根还有更多的作用了。爷爷看到指月思维开始发散开来，便说，那你说说还有哪些作用？

小指月说，葛根还可以丰乳。爷爷说，此话怎讲？

小指月说，我看爷爷治疗乳腺增生，甚至乳腺纤维瘤时，有时不仅用葛根，还建议病人喝葛根粥。爷爷听后笑笑说，是有这回事。

小指月说，以前我想不通，但现在我想通了。爷爷说，那你想通了什么呢？

小指月说，乳头属于肝经所管，乳房却属于阳明胃经所管。所以丰胸丰乳，应该强大阳明胃经，使脾胃升清功能加强，源源不断的津液就会运送到乳房去，这样推陈出新，就能够化解乳房里的各类包块结节和病理产物。就像葛藤能把土壤里的水运送到最远的枝条上去，所以葛根进入体内，可以把脾胃的津液运送到乳房去，并且把这一系列的经络郁滞打开。爷爷听后，点点头说，是这么回事。

小指月这样一想，思路更开阔，以前他以为治疗乳腺增生乳房胀痛，就只用疏肝解郁的香附、郁金、玫瑰花之品，从没想过用葛根。他只认为葛根是颈椎病的专用药，没想到乳房这阳明胃经所管辖的地方，也需要葛根去疏理，也能够用葛根去加强这乳房的气机流通。想到这里，小指月对乳腺增生的机制认识和用药心得又更进一层了。

小指月还意犹未尽，想不到爷爷已下山去了，小指月还想继续挖掘下去，他觉得这里头一定还有更多的奥妙等着他去发现。总是意犹未尽的时候，爷爷就走了，当小指月想继续追问时，爷爷总说，凡事要留个有余不尽，先把眼前的思路琢磨透再说，不要像猴子摘玉米一样，摘一个丢一个，摘得再多等于没摘。学医像攻城略地，要步步为营，稳扎稳打，才能够有所成就。

随后小指月在小笔记本中写道：

王荣山医师常重用葛根治疗肩凝症。《伤寒论》说："太阳病，项背强几几，无汗恶风，葛根汤主之。"可见项背强几几是经气不利所致，葛根有轻清舒筋之功，故治肩凝症可选葛根汤，重用葛根至120克，并取得满意效果。

如1972年，刘某病肩凝症数月，经中西药物治疗困效，患肩疼痛，局部灼热，臂后旋抬举受限，颈项亦牵引疼痛。即用葛根汤加威灵仙、秦艽治之，方中用葛根120克，白芍30克，每日1剂，服3剂而病瘥。

赵仲薇老中医善用除湿解表法治疗小儿外感发热。方由葛根、茵陈、藿香三药等量组成（没有恶心、呕吐，也可不用藿香）。葛根解肌退热；茵陈善于清利湿热；藿香醒脾和胃，辟秽化浊。三药性味皆轻清，微温微寒，有寒温相济之效，无辛燥苦寒之偏，用于小儿感冒、时令病初起、食积发热，屡用屡效。

曾观察了83例小儿外感发热，病人发热，或发热恶寒，头痛，流清涕，伴有恶心呕吐，舌红苔厚腻，脉滑数。年龄小者不满1周岁，大者13岁。除2例无效外，最多服药4剂而愈。少数体温在40℃以上，精神不振者，可每隔6小时服药1剂，每剂煎20分钟，不服第二煎（因其药性轻清，为了取其清灵之性，故不久煎）。可谓屡用屡验。

王瑞凤医师重用葛根加菖蒲治疗耳鸣耳聋效佳。耳鸣耳聋起病有新久，病机有虚实。王氏均在辨证的基础上，重用葛根30~60克，再加石菖蒲6~12克，每获良效。特别是治疗突发性耳鸣耳聋，效果更为满意。

◎颈椎病与葛根汤

颈椎病是个时代问题，很多人伏案工作，经常吹空调，或多或少，颈椎都会有些问题，轻的只是偶尔颈僵背酸而已，重的容易头晕，甚至脖子转动一下都痛，严重影响到工作、生活。

有个小学教师，她每天晚上备课到深夜，这么多年繁重的工作加上大量的劳心操心，她这段日子老是头晕，后来就开始落枕。刚好前几天又不小心睡落枕了，搞得上课也难受，备课也难受。从来没有主动请过假的她，在疾病面前，开始重视起自己身体，终于请了假，敲开了竹篱茅舍的门。

爷爷把脉后说，指月，这是什么脉呢？小指月说，脉浮紧，风寒束表。

爷爷又说，为什么会落枕？小指月说，肌表为风寒之邪束缚，拘急不能舒展。

爷爷又问，为什么风寒之邪会束缚肌表呢？小指月说，这心肺脉有些不足，应该和心肺气血有些不足，阳气亏虚有关。只有内虚了，邪气才有机可乘。

爷爷听后点点头说，那该怎么办？小指月说，强大心肺，发散表邪。

爷爷点点头说，你这反复落枕是长期劳累所致啊！这老师点点头说，我也知道，但好像工作老是做不完。

爷爷笑笑说，凡事有本末主次，不能眉毛胡子一把抓。这老师也深有感触地说，没错，我这几年对什么事情都亲力亲为，就是放心不下。

爷爷听后笑笑说，诸葛一生唯谨慎又如何？小指月顺口接了句，吕端大事不糊涂照样过！

爷爷接着又说，我们中医治病讲究抓主证，为人处事也讲究抓主要矛盾。事必躬亲，这看似一个好品质，如果不分主次，这样操心，把身体给累坏了，反而不是长远之计，只能称之为目光短浅。

这老师也是个文化人，平时包括校长在内，没有人不夸她恪尽职守的，她是学校的模范教师，她也乐于付出。但这几年总是力不从心。

爷爷看出她忧郁的样子，心中早已明了，便说，你自己才40岁不到，往后的路还长着呢。你总不能天天歪着脖子给学生讲课，天天头晕，熬夜备课吧。这老师听了点点头。

爷爷也说，得多留些时间给自己锻炼身体，最后你会发现，你的真正瓶颈不在于你的聪明才智，而在于你的身体素质，身体才是革命的本钱。

这老师说，那我该怎么办呢？爷爷说，很简单啊！别只懂得激励学生读书，考个好成绩，要懂得带他们一起去运动，练个好身体，而且你更要身先士卒，你们学校做广播操，老师、校长都在旁边看着，都不参与，其实这是非常不好的，学生需要锻炼放松，老师更需要锻炼放松。

这老师把爷爷的话听进去了，点了点头。然后爷爷说，少熬夜，十点前必须得睡觉。这老师听了也点了下头，她决定从调整自己工作、生活、饮食作息开始来调整自己身体。然后小指月把开好的葛根汤交给这老师。

葛根汤就是用桂枝汤来强大心肺，配上麻黄、葛根，能够发汗解表解肌。3剂药吃完后，原本肩背酸痛消失了，也没有再发生落枕。

这次看病后，她更重视自己身体了，以前一天到晚很少出汗，现在一到做早操时间，她都和学生们一起做，做得比谁都起劲，就那短短几分钟的做操锻炼居然让她微发了小汗。每天一次微微地发一次小汗，就等于给自己解解表，松松肌肉。这样表解一身轻，整个人从头到脚都是轻松的，都是通透的。

她来复诊时间还要不要再喝这葛根汤。爷爷说，浮紧脉已去，中病即止，可以不用再喝了。你现在天天都出小汗来放松自己，这就是最好的葛根汤。而且天天有十几分钟放松忘我的运动的人，基本上现代的很多疲劳综合征、颈肩腰腿病等都会远离他的。

葛根汤虽然能够治疗颈椎病，但只是应急于一时而已，通过早睡和天天小发其汗，促进周身气血循环，让身体不再处于长期疲劳状态，才能长久地根治颈椎病。然后小指月在小笔记本中记道：

陈建新医师用葛根治外感风热之头痛、项背强痛、肌肉痉痛，湿热泻痢，或脾虚泄泻、热病口渴等症，均以量大取效，每每下笔即 120 克一剂，药房中人因量大曾质询于陈氏。陈氏用葛根大量取效来自于如下三证。

以生活中实例证之。世人每用塘葛菜或生鱼煲葛汤，一家四口每用 2~3 斤葛根煲汤，实即 1000~1500 克。四人平均分之，每人 250~270 克，诚然为鲜品，但葛根 120 克仅及一半或 1/3 而已，故虑其升散太过或过凉诚属多余之虑。

其次证之古人。仲景《伤寒论》葛根芩连汤证喘而汗出用葛根 250 克。《梅师方》治热毒下血用生葛根 1000 克。

三证之今人。有郭姓病人，女，33 岁。1983 年 2 月来诊，连日头项痛不能转侧，微恶寒，舌淡苔薄，脉浮紧。陈氏初、二诊 4 剂均用桂枝加葛根汤（葛根初诊 15 克，二诊 30 克），证如故。三诊葛根改用 120 克，上午服药，下午头项痛即止，转动自如。

由此看来，葛根可重用而取奇效，无论从生活饮食或长期临床实践都说明葛根重用得当，可药到病除。

◎通脉饮与头晕颈僵

一个心脏病的病人，医院检查说是心肌缺血，但血压又高。他就不解地问，为什么我血压这么高，还说我是脑供血不足，我吃降压药，这血压虽然降下来了，怎么头却晕得厉害？

爷爷笑笑说，血压高也是身体在自救，通过提高血压，让你脑部供血充足，但你心脏功能不够，心脉弱，提上来的气血也支持不了多久，所以容易心慌、头晕，呈现一种供血不足之象。

他又问，那为何我吃降压药，血压降到正常了，头反而更晕了？爷爷说，你这压力降下去了，脑部就缺血更厉害。

这病人不解地问，那这样降压不对，不降压又不对，我是要按这检查报告呢，还是要按自己的感觉呢？爷爷笑笑说，既然这样，就用中药调调吧。

小指月把完脉后说，这左寸脉不足，寸脉主心脏，主颈部，也主大脑，他心脏气血不足，头也晕，颈椎怎么样呢？这病人叹口气说，我这颈椎病都十来年了，经常颈部转动不利索。

爷爷说，老年人心脏功能不好，颈椎又不好，脑供血又不足，以后不要再看电视了。这病人说，不看电视，我闲着没事做啊，这不行啊。

爷爷说，且夫祸患常积于忽微，而智勇都困于所溺。小指月最喜欢这些名言警句了，既有智慧，又朗朗上口。他便问爷爷说，这两句是什么意思呢？

爷爷便说，你别小看微小的不良习惯，常常是祸患的根源。比如老年人熬夜，追着连续剧看，或者闲着没事，天天打麻将，这样心脏和颈椎都首当其冲，记忆力也容易衰退。小指月又说，那智勇多困于所溺是什么意思呢？

爷爷说，一个人的爱好，往往是这个人精血投注的地方。如果因为爱好不良，或者投注得太厉害，像熬夜看电视、看小说，或者上网、玩游戏，这样即使是天生一副好身板，也容易被挥霍得七零八碎，千疮百孔。

这病人听后点点头说，你们爷孙俩真幸福，孩子这么小就能接受这么宝贵的教育，如果我能够早些接触这些健康知识，估计我今天就不会被病痛所折磨。

觉悟永远都不嫌迟，看你接下来怎么做，实迷途其未远，觉今是而昨非。你如果想改变，那就付出行动吧！

这病人听后说，我回去一定不再看电视，好好养身子。

这时爷爷便说，指月，这个用什么呢？小指月说，心脑供血不足，颈椎又不利索，用通脉饮，可以强大颈椎、寸脉。

随后小指月把含有葛根、丹参、川芎三味药的通脉饮写了出来。小指月说，丹参能入心，葛根通达颈背，川芎直接上脑，这三味药是提升寸脉的好帮手。

这病人吃后，脑子清醒，头也不晕了，颈背那种僵紧之状居然完全放松了。再去量血压，降到了正常。他有点不可思议，回来问，大夫，你这哪味药降了我血压呢？为什么我血压降下来，头也不晕了，这可是从来没有过的事情。以前我要么血压飙高，要么就头晕，颈椎不利索，两样从来没有好过。

爷爷笑笑说，你休息好了，不熬夜，不看电视，血压就往下收。我再用通脉饮，心主血脉，心脑相连打通，你头脑供血就足，而且清爽。这样一半是你的努力，一半是这药物的作用。你如果不在前面努力骑车，我在后面再用力帮你推，也推不上坡啊！以前你治病都只是片面把身体交给医生，自己很少真正努力为自己身体做点什么，这次你把熬夜、看电视的坏习惯戒掉了，身体精血少了向外消耗，筋骨、心脑很快就得到了保养。这在《内经》里叫作"精神内守，病安从来"。

这个时代之所以这么多现代病、疲劳病，都是因为大家违背了养生的根本。晚上本应该精神内守的，反而很多人熬夜，追着电视看，唱卡拉 OK，上网，打游戏。这样身体消耗得比白天还厉害，长此以往，这身体能吃得消吗？这疾病能不频频而来吗？

这病人听后大受启发，说，好一句"精神内守，病安从来"，原来我这大半辈子的疾病都在这句话里体现了呀！这《内经》太好了，我回去也要买一本来研究。为了身心健康，我还要跟我家人一起研究，免得让他们也重蹈我的覆辙。

小指月不解地问，爷爷，为什么葛根有这么好的降血压作用？爷爷说，葛根不是直接降血压，它是让周身肌肉纤维那种拘急的状态放松而已，一放松，血管的外周阻力就减轻，外周阻力一减轻，就像你把道路打扫干净，车开起来就很畅快，心脏也不用费那么大劲去泵血，所以压力自然减轻。同仁堂就利用这种思路，生产了一种叫愈风宁心片的中成药，由一味葛根组成，专治高血压引起的颈项强痛，头晕，通过舒张血管，让压力降下来，使头脑清醒，心脏轻松。

小指月听后，受益匪浅，这样一改他以前只懂得用矿石类药来平肝降压的想法，原来通过松通血管，可以让心脏压力减轻，这真是一个好的思路。

随后小指月在小笔记本中记道：

国医大师朱良春治疗颈椎增生引起的颈椎综合征，常以益肾壮督治其本、蠲痹通络治其标为大法，在辨证用药中朱师必加葛根，用量 30～45 克。他说："葛根善治项强，能扩张脑血管及心血管，并有较强的缓解肌肉痉挛的作用。"朱师治阴虚骨痹的处方，葛根 30 克，石斛 10 克，生地黄 15 克，骨碎补 15 克，鹿衔草 15 克，赤白芍各 15 克，炙全蝎末（吞）3 克，炙僵蚕 12 克，鸡血藤 20 克，炙甘草 6 克。

费伦桥医师重用葛根治疗颈椎病，效佳。基本方：葛根 60～120 克，桂枝 20 克，赤芍 12 克，白芍 20 克，炙甘草 10 克，当归 10 克，川芎 10 克，木瓜 12 克，威灵仙 12 克。痰重加细辛 3 克，湿重加羌活、独活各 12 克，有瘀加桃仁、红花各 12 克。7 天为 1 个疗程。治疗 30 例，显效 20 例，有效 7 例，无效 3 例，有效率为 90%。治疗时间最短 1 个疗程，最长 3 个疗程。

◎ 七味白术散与久痢不止

《神农本草经》记载，葛根主下痢十岁以上。葛根凭什么治疗久痢呢？

爷爷跟指月说，对于脾虚湿泻、久痢不止的病人来说，两味药是必不可少的。小指月说，我知道，一味药是白术，因为白术为补脾圣药。

爷爷接着说，另一味药就是葛根。葛根其气轻浮，质地沉重，以其沉重质地可以直入下焦，再借助它春生之气，轻浮之力，可以升脾胃下陷之津气。能够鼓舞胃气上行，以升津液，故葛根乃治脾胃虚弱泄泻之圣药。

有个小孩，拉肚子拉了 3 个月了，吃黄连素片也没止住，又吃了止泻药还是止不住。清热解毒，通因通用，搞不定，收敛止泻，又搞不定，该怎么办呢？

爷爷给他用了 2 剂七味白术散，里头用了白术配葛根，1 剂知，2 剂愈。

小指月就有些不解。爷爷便说，久泻，肠道排泄物不是酸臭，说明毒热不重，故不需要再用通泻之法。泻下清水，乃脾虚湿盛，也不是止泻之药能够止住的。强行收敛，反而容易留邪。必须借助健脾胃、升清阳之品，始能得治。

小指月听后点点头说，我明白了，张仲景用葛根汤治阳明下利就是这个道理。

爷爷听后说，为何《神农本草经》里说葛根能主下痢十年以上，这种久病下痢未有不涉及脾虚湿盛的。所以滞下久淹，如同低洼沼泽，非白术大填其土，不能令水干涸；非葛根大升其清气，不足以让湿化之。这样培土升清，乃是治久泻湿下之秘传。

小指月听后说，爷爷，我明白了，葛根配白术在这里就是把下陷的水湿泄泻变为上升的津液，这样治病太高明了，没有去攻病，也没有去逐邪，而是通过旋转上下气机，下病上取，令气机能相互对流，使地气上而为云，地面自然干爽，天空自然晴朗。爷爷笑笑说，没错，就是这个道理。清气在下，则生飧泄。主升清气者为中焦脾胃，能把清气上达巅顶者，葛根乃力堪重使。

小指月又说，难怪我们经常可以看到拉肚子的孩子，脖子都撑不住了，头垂下去像蔫了的禾苗一样，这白术配葛根可是一举两得啊，治清阳下陷湿泻，逆流挽舟，又把清气升举上来，使脖子挺直，头部精气充满。

爷爷听后点点头说，指月，你观察得很仔细，确实是这样。一个善于用药的医者，不应该只关注病变的地方，必须看到人的整体。一个高手必定善于调有余而补不足，能够把有余的湿邪化为津液，去补不足的脑颈津液供应，两方面都得到照顾，才算是真正懂得医道之人。

原来医道精微，医理玄妙，非心浮气躁之人所能领悟。如果不是爷爷这一番引导，我怎么能够读懂这简简单单的七味白术散呢！想不到这七味白术散背后居然深藏着如此深奥的医理。难怪东垣老人善于用升清之法治疗脾虚湿泻，这真是得到千古秘传啊！

七味白术散源于宋代，原名白术散，是北宋中医儿科鼻祖钱乙创制的，记载于《小儿药证直诀》这本书中。它由人参、白茯苓、炒白术、藿香叶、木香、甘草、葛根组成。功效主要是健脾生津，行气消胀。用于治疗脾胃久虚，津液内耗，呕吐、泄泻频作，烦渴多饮。明代儿科世家万全提出，七味白术散乃治泄作渴之神方，就是说腹泻并见口渴的孩子服用七味白术散有神奇的效果。

随后小指月在小笔记本中写道：

江苏名老中医孟景春经验，凡大便泄泻，日行二三次，更见口渴者，多在辨证处方中重用葛根20~30克，必须用煨葛根。此升阳除湿也。

陈建新医师曾治一李姓患儿，男，2岁。患秋季泄泻3天，日下十数行，前医以葛根芩连汤（葛根12克）。陈氏以同方，葛根30克，按上法处理。下午服药，当晚泻即止。

◎ 葛根拾珍

章次公经验

根据仲景方，项背强紧者，均用葛根。《肘后方》腰背疼痛者，饮生葛根汁，其痛乃止。项背强与腰脊疼痛均为末梢神经疾患，葛根于此种疾病，以经验证之，可知其独擅胜场也。

指月按：颈椎和腰背都是足太阳膀胱经所过，是同条经脉上的不同地方而已。用葛根解颈部僵硬，人尽知之，而活用葛根治腰背僵硬疼痛，则人少识此。

王秉岳经验

葛根用于治疗慢性鼻窦炎，为已故老中医贾亚夫所授。王氏在20余年的临床应用中，共治疗170例，有效率达88%。基本方：葛根30克，桂枝6克，白芍6克，生姜3片，大枣6枚。鼻塞重者加辛夷，涕黄黏者加用鱼腥草。水煎服，每日1剂，分2次服。

指月按：整个头面乃阳明胃肠经气所布之处，所以桂枝加葛根汤能够将脾胃中气血上供于面部。这样不仅鼻塞能通，颜面亦可得美。桂枝加葛根汤不独为颈病专方，更可广用于头面气血不充之症。孟子所谓充实谓之美，这样阳气充，阴血实，其貌自美。用桂枝加葛根汤美容，亦中医心得秘传也。鼻涕若清稀为有寒，可加细辛；鼻涕黄稠为有热，可加鱼腥草；鼻孔闭塞难通，可加辛夷花。

李梅村经验

葛根饮治高脂血症、头晕等。葛根、山楂等份，研末，每包13克，沸水泡饮，可代茶常饮。既有治疗作用，又有保健之功。

指月按：葛根通灵透达，如蔓藤游走，既能升阳解肌，又可活血化瘀，这样瘀处通，循环畅，自然外周阻力减轻，心脑压力变小。山楂能解除肠胃中的瘀滞，既消食健胃，亦可活血化瘀，消除血脉管壁垢积，这样瘀去脉通，血脂、血压可降，头晕、头痛可缓。

向守蓉经验　葛根治疗中暑

向氏早年曾遇一冉氏老妇，67岁。顶日田间劳作中突感头昏、恶心、口渴、汗出、四肢无力而昏倒在地，继而手足搐搦，小便失禁，诊为中暑。当即抬置荫凉处，宽衣风凉，就地取野生鲜葛根一块捣汁，频频喂服半时许后，上述诸症遂减。送返家中，嘱家人自取野生鲜葛根捣汁，并与凉盐开水交替服用。4小时后，上述诸症痊愈，次日照常劳作。此后，每遇中暑病人均立即将其撤离高温湿热现场，而置阴凉通风处，先兆中暑仅予鲜葛根捣汁频饮即愈；轻症中暑以鲜葛根汁与凉盐开水交替饮服；重症中暑予头部冷敷，鲜葛根、鲜藕分别捣汁，用生绿豆末、冷盐、开水绞汁，三汁交替饮服。以葛根为主共治疗中暑63例，均获良效。

指月按：阳明者，多气多血之经也，中暑多是阳明经热盛，葛根清解阳明，其热自退。

26. 淡豆豉

◎葱豉汤治外感

古书里说，古今方书用淡豆豉治病最多，江南人喜做淡豆豉，凡得外感时气，先用葱豉汤服之去汗，往往便愈。

每年小指月都会跟爷爷做豆豉，这豆豉是通过黑豆加工蒸制而成的。发酵好的豆豉，既可以入药，也可以用于食疗。小指月疑惑地问，爷爷，为什么有时你用青蒿和桑叶加工豆豉，有时用麻黄和苏叶？

爷爷笑笑说，用青蒿和桑叶为辅料加工的豆豉，性就偏凉点，能够疏散表热，可以治疗风热咽痛，如银翘散里的淡豆豉。用麻黄和紫苏叶为辅料加工的豆豉，性就偏温点，能够疏散表寒，可以治疗风寒感冒头痛，如葱豉汤里的淡豆豉。

有个小女孩，周日时，她父亲带她去游乐场坐过山车，玩得很刺激，但回来后就鼻塞头痛，身体怕冷发热，但不出汗。她父亲就敲开了竹篱茅舍的门。

爷爷说，风寒感冒初起，能不吃药就不吃药，小孩也不喜欢吃药。这父亲听后，疑惑地说，不吃药怎么治病？

爷爷便说，治病的招法很多，没有人规定生病一定要吃药。可以用食疗，可以泡脚，可以熏蒸，可以推拿按摩，各种招法，只要有助于她出汗，散散风寒，又不过度出汗，身体很快就能恢复。这父亲又问，那我该用什么办法呢？

小指月便跟爷爷说，我们的豆豉刚刚制好啊。爷爷说，可以，一个医家用药应该不拘泥于药，有什么药就用什么药，那就用葱豉汤吧。

《肘后方》记载，葱白豉汤，葱白3枚，豉6克。用水300毫升，煮取100毫升，顿服取汗。通阳发汗。外感初起，恶寒发热，无汗，头痛鼻塞者。服药后未出汗，加葛根6克，升麻9克。如仍不汗，更加麻黄6克。

然后小指月便教他回去用葱白再加上一把淡豆豉熬汤给他女儿喝。第一碗汤下去，额头就微微出汗，鼻塞一通开，头就不痛了。

这父亲说，知道风寒感冒这么容易治，以后我也不用老吃那些药片了。

没错，《内经》曰，其在皮者，汗而发之。外感风寒初起，厨房里大把可以发汗散寒的药，比如葱、姜、蒜，甚至辣椒，你完全可以不拘一格，或用来喝，或用来泡脚，或用来熏蒸。往往这些表证，随着汗出就解开来了，在中医里就叫作发表解肌。然后小指月在小笔记本中写道：

钱育寿经验：根据豆豉配伍不同的药物，运用有别，如豆豉合葱白名葱豉汤，用于卫分证，着重发汗解表；豆豉合山栀子名栀豉汤，用于气分证，着重清气泻热，表里双解；豆豉合鲜生地名黑膏汤，用于营分证，着重凉营透邪；豆豉合玉竹名白膏汤，用于表热伤阴，着重育阴达邪。这四个方剂用于温病的不同阶段，但豆豉一味，却贯穿整个病程的始终，说明温病的治疗在于祛邪，新感非表不解，伏气非透不愈，豆豉既有发表，又有透邪作用。从以上四方来看，既有发表、解表、育阴以滋发汗之源的区别，又有温透、清热、化湿以开达邪路之差异，所以豆豉有恰到好处的功效。

◎栀子豉汤治咳喘

有位老者，秋冬天经常咳喘，厉害的时候整夜都睡不好觉，躺在床上翻来覆去，就像煎鱼干一样，真是难熬。但这老者每天还是烟酒不断，他认为没有烟酒，人活着就不快活。其实他不知道烟伤肺，酒伤肠胃，肠胃一伤，痰饮就上泛，肺一伤，痰饮就存在里面，咳吐不尽。这样得病了，不就更不快活。

痰饮郁久就化热，热扰胸膈，所以经常晚上胸中烦热，睡不着觉。本身咳喘会影响睡眠质量，睡眠质量差又会反过来加重咳喘。如此就步入恶性循环，咳喘没有治好，又增加了失眠，很快把老爷子的脾气搞得很差，稍有不顺就想破口大骂，整个人非常烦躁。他经常用西药来控制咳喘，发作急性期时可以挡一挡，但发现越用身体越耐药，效果越不理想，于是便寻访中医来治本。

他敲开了竹篱茅舍的门。爷爷便问，你这咳喘从什么时候开始的？这老者说，时间已经挺长了，应该是十多年前吧。

爷爷又问，那你是从事什么职业的？这老者说，我是做厨师的。

爷爷又问，那你十多年前发作的时候，你还记得是怎么引起的吗？这老者又说，我记得，一辈子都记得。那个夏天特别热，厨房里吹出来的都是热风，而且餐馆里的生意又特别好，我一天到晚炒菜都忙不过来。为图凉爽，冰箱里放满了各种饮料，我边炒菜边往胃里倒，你也知道我们做厨师的，从早到晚这胸部都要对着火烤，所以我经常口干渴，非常烦热，所以一天起码喝十几瓶冰冻饮料。

小指月第一次听到喝这么多冰冻饮料的，一般身体差的，一两瓶下去胃里就不舒服，这老者十来瓶下去，还没什么事，看来他里面的火烧得厉害啊！这种强烈凉降来解热的办法，可以暂用于一时，却不可以依赖于长久，不然必伤及人体阳气，导致百病丛生。

然后这老者接着说，那一个夏天不知喝了多少箱饮料，到了秋天就开始咳嗽，喝任何止咳糖浆都不管用，整个下半年都是在咳嗽中度过的。一直到现在，咳嗽都没有彻底断根，而且现在还经常失眠，睡不着觉，胸中好像有一团火。

爷爷听完后，又看了看舌头，舌尖有些红，再把把脉，脉象还带点浮数。便给指月说，用栀子豉汤。就两味药，小指月写了焦山栀 15 克，淡豆豉 15 克。

这老者不解地问，就这么简单吗？爷爷点点头说，是啊，这样就好了。

这老者又有些怀疑地说，大夫，你再看仔细点，我这病这么多年了，没少看过大夫，更没有只开两味药的，都是二十、三十味药，这两味药能行吗？

爷爷听后笑笑说，既然你以前吃几十味药都没有吃好，为什么不试试这两味药的呢？兵贵精而不贵多啊！

这老者听后，觉得也是，以前都没有治好，现在换个思路或许能柳暗花明。

于是他带着 10 剂药，就离开了竹篱茅舍。这 10 剂药提起来就像正常的一剂药一样。他在路上还反复嘀咕，这药难道就能治好我的病？

小指月说，爷爷，这栀子豉汤是治疗热扰胸膈，虚烦不得眠啊，这汤方没有一味药治咳喘，能管住他的咳喘吗？爷爷没有直接回答指月，说，看看吧！

10 天后，病人又回来了。病人回来一般有两种可能，一种是药有效果，但还治得不彻底；一种是专门来道谢，治好了他的病。

果然病人说，大夫，我吃了你这个药，觉得晚上咳得没那么厉害了，睡觉也好点了，好像吃药期间人也没那么烦躁了，比以前要开心一些。以前老容易着急，现在顺畅了一点，那种闷胀憋气感也消失了。

爷爷笑笑说，效不更方，再用 10 剂。这次老者再也没有怀疑，高高兴兴地带了药回去。又过了 10 天，老者说，这次我连喘都很少了，以前每天晚上喘止不住，都要喷点西药，现在好像可以不喷了，忍一会儿就缓解了。这样没有用一味宣肺平喘的药，却把肺给宣了，喘给平了。

小指月更是不解地问，爷爷，我从来没见过用栀子豉汤来治疗咳喘的。爷爷又说，那你见过栀子豉汤治什么病呢？小指月说，治那种胸膈中有郁热，失眠的。

爷爷笑笑说，如果胸膈中有郁热，咳喘呢；如果胸膈中有郁热，头痛呢；如果胸膈中有郁热，口干心烦呢？你懂不懂得都用栀子豉汤来治？

小指月说，我明白了，爷爷这是在抓病机，爷爷是在用异病同治之法。

爷爷接着说，这做厨师的，经常跟火打交道，胸膈直接被火烤，所以多多少少容易烦躁火大，在上的火郁发之，在下的釜底抽薪，本来是常规的道理。

小指月说，这叫其在上者因而越之，其在下者引而竭之。

爷爷又说，这烦热直逼胸膈，冰冻饮料又下来，就造成一个郁火发不出来之象，这郁火当发不发，火是克金的，所以上焦之烦郁，马上就火气烁金，搞得肺金不宁，加上平时厨师喜欢肥甘厚腻，烟酒不断，肺中原本就储藏有不少痰浊。这样痰火狼狈为奸，勾结作乱，就导致肺咳不已，久治难愈。

小指月笑笑说，我明白了，爷爷用栀子豉汤是见病知源，是治他的郁遏伏火留扰胸膈，断其爪牙。然后又叫他吃素，戒烟酒，是绝其痰饮之源，因为鱼生痰、肉生火。这样胸膈中的郁火被宣散肃降，胸肺中的痰浊也渐渐减少，所以他吃药后胸中就顺气多了，没有这些痰火挡在里面，当然舒服了。

爷爷听后笑笑说，如果他能够遵循医嘱，完全吃素的话，配合前面的 10 剂药，他早就好了，不用再来了。可这药能解除他胸膈中郁热烦躁，但解除不了他抽烟喝酒、喜欢吃肥甘厚腻的不健康生活习惯，这个坏习惯他没有纠正过来，这个病还不能根治。将来数年后，还会再发作。

后来果如爷爷所言，小指月在几年后又看到了这老者的身影，那时老者已经开始吃素了，为什么呢？因为爷爷跟他说，你再喝酒吃肉，这个病就另请高明。医生不为你的错误生活习惯买单，你要养成健康的生活习惯，自己为自己的健康负责。后来这个咳喘才算根治。

之所以那么多难以根治的咳喘，甚至俗话流传说，名医不治咳，治咳丢脸面。这不是说咳喘是绝症，治不好，而是因为人们的不良饮食观念没纠正过来。他们大鱼大肉，喜欢煎炸烧烤，这样你用药去帮他排痰浊、解郁热的速度远远跟不上他制造痰浊的速度。你想想，他一天吃两三回药，而每天三餐都无肉不欢，没有酒和油炸花生米就不带劲，这样病怎么能够根治呢？

小指月在小笔记本中记道：

《伤寒论》记载，虚烦不得眠，心中懊恼，栀子豉汤主之。

◎淡豆豉拾珍

张志雄经验

上海张氏流派一贯主张兼取伤寒、温病之长，综合运用于临床辨证施治，虽不取伤寒学派所注重的麻桂辛温，但习用于贯穿病程的豆豉是经麻黄水浸制的；也不取温热学派的汗禁和早施辛凉，但吸取了清热育阴的特长，结合豆豉的透达，用于壮热伤阴的伏气温病。

当邪热内陷，出现化燥劫津、动血动风的重症时，常用《肘后方》黑膏加减出入，豆豉、生地黄二味同为主药，既能疏肌透达，又能卫护阴津。一般在服药二三天后，原先黄灰糙腻边尖露红或焦黄焦黑燥裂质绛的舌苔会迅速全部化去，转成光绛，热势亦渐衰，神识也渐清，出现正胜邪却、阴液来复的先兆。

舌苔的速化如同整张锅巴被铲起，上海人称锅巴为"饭滞"，故此法习称为"铲饭滞"。铲饭滞要处理恰当，铲得不好会铲破锅底；铲得恰当，则邪湿痰热余蕴得以清撤，化源重获滋生。这里的关键，即主用豆豉、生地黄外，还兼用天竺黄、胆南星。此时虽大部分有形的邪湿已化成无形的燥热，大剂育阴清热，固可摒退炎蒸，然剩下无多的邪湿，必借豆豉的透达、胆南星的苦温（胆南星虽经制过，尚微带苦温之性），才能与痰热尽蠲。没有生地黄的柔润、天竺黄的甘寒，焦燥的舌苔脱不掉；没有豆豉的透达、胆南星的苦温，糙腻的舌苔铲不去。

指月按：将除湿温的舌苔比喻成铲锅巴或饭焦饭滞，这种取象比类极其生动通俗，不仅示人以药，更示人以法。金刚钻很厉害，但制造金刚钻的法度更厉害。中医不要只停留于特效方药的收集，更要进而去探索这方药背后组配的法度医理。利用铲饭焦的思路，不仅懂得淡豆豉配生地黄（芳化加养阴）能够退粗糙腻苔，更知道何以达原饮可以治邪伏膜原，舌苔垢腻如积粉。这里头不外乎就是厚朴、槟榔、草果辛香燥化湿浊之品，配合知母、白芍、甘草、黄芩润洗苔浊之药。这样苔腻得燥化刷洗，苔垢得增液润去，则舌苔如积粉之伏湿自去也。

27. 浮萍

◎观物取象话浮萍一

关山难越，谁悲失路之人；萍水相逢，尽是他乡之客……

小指月刚背完《滕王阁序》，爷爷就在一边拿起药篓子和捞浮萍的工具，说，指月啊，背完《滕王阁序》，我们捞浮萍去。原来小指月每天都要背诵一篇《古文观止》中的名作。即使背完了，早上起来也要诵读一遍。

小指月说，爷爷，我都背会了，为什么我每天还要诵读呢？爷爷说，刚开始记诵靠的是记性，现在记熟了，再去吟诵，启发的是悟性，练的是功夫。功夫功夫，一日不练百日空。所以小指月从小到大就没停过吟诵诗词和文章，从小小的唐诗到中篇的宋词，再到恢弘大气的各类千古名篇，如《出师表》《滕王阁序》等。

小指月不解地问，为何学医要背这么多文学篇章呢？爷爷说，你纯粹地攻读医籍，可能掘出运河，而你提升了古文修养造诣，就有可能酿成江海。

爷孙俩背着药篓子到池塘去捞浮萍。浮萍长得到处都是，各种河池沼泽里都有。小指月捞得很快活，一个个的水上浮萍，就像一艘艘小船一样，浮在水面，你把它按下水，它还是浮上来。太神奇了，大自然居然有这种东西。

一般的草木都生长在土地里，不能走来走去，一旦挪来挪去，就很容易死去。所以俗话说，人挪活，树挪死。小指月看着浮萍出神，说，爷爷，这浮萍怎么像长了脚一样，可以随着风水到处漂游，四处为家，而且在哪里它都能长得好。

爷爷笑笑说，那你从浮萍这个随风漂游之象看到了什么呢？爷爷总是善于从药物的生长习性和特点去启发小指月认识中药的悟性。

小指月早就把中医基础理论烂熟于胸，所以他轻松地答道，风者善行而数变，这浮萍既有善行而数变的特点，它比藤类药更能走来走去，居无定所，就像风一样，没有固定的踪迹可寻。所以这浮萍第一大特点，应该是善于祛除肌表的风邪而治疗风湿痹证。爷爷听后默许地点点头说，没错，《本草纲目》里说，浮萍主风湿麻痹。有诗赞曰：

> 天生灵草无根干，不在山间不在岸。
> 始因飞絮逐东风，泛梗青青飘水面。
> 神仙一味去沉疴，采时须在七月半。
> 选甚瘫风与大风，些小微风都不算。
> 豆淋酒化服三丸，铁镬头上也出汗。

小指月听了爷爷朗朗上口的浮萍赞，他马上记了下来。原来这浮萍能够治疗风湿痹证，是因为它善于发汗解表。

张仲景在《伤寒论》里说，治疗风湿如果不懂得发汗是不行的。但发汗得有个讲究，应该用微汗法，因为微汗就等于出邪气，而大汗便会耗元气。元气一耗，固表功能减退，风湿又会钻进身体里来，安家落户。所以用汗法时，不管治风湿还是伤寒感冒，张仲景都说，不可以让身体出汗如水淋漓，这样病必不除。

上次有个渔夫，靠打渔以养家糊口。这渔夫经常清晨迎着雾露入水捕鱼，搞得周身痹痛。他来到竹篱茅舍，说，大夫，我这病不治就没法再养家糊口了，治又没有钱，这可咋办呢？

爷爷笑笑说，这很简单，民间中医简验便廉，你想治好病，又不用花多少钱，一样可以。这渔夫听后，好像看到了一丝希望，忙问道，如何治好病，又不需要花什么钱？

爷爷说，你经常打渔，在水面上有不少浮萍，你就捞些浮萍回来，记住要那种紫背的浮萍，效果最好。小指月当时不解地问，为何要用紫背浮萍？

爷爷说，紫色善入血分，可以发血分的浮风湿浊。这渔夫又问，那我该如何用这浮萍呢？

爷爷笑笑说，很简单，一小半晒干打粉，用姜枣茶趁热送服，可以兑点小酒；另一半新鲜的浮萍，用来熬水洗澡，你身体窜来窜去的痹痛感就会减轻。

这渔夫听后，按法治疗了四五天，果然身体痹痛减轻，从头到脚都轻松多了。就像给脏腑洗澡一样，非常舒适，又恢复了往日的精神劲。

小指月这次既看到了浮萍祛风解表、发汗治风湿的效果，更看到了民间中医居然如此简验便廉，不费分文，就可以治好疾病。

看来《本草纲目》里说，浮萍主风湿麻痹脚气，是经得起实践考验的经验啊！

小指月在小笔记本中记道：

《本草求真》记载，浮萍专入肝、脾，浮于水上，体轻气浮，辛寒。古人谓其发汗胜于麻黄，下水捷于通草，一语括尽浮萍治功。故凡风湿内淫，瘫痪不举，在外而见肌肤瘙痒，一身暴热；在内而见水肿不消，小便不利。用此疏肌通窍，俾风从外散，湿从下行，而瘫与痪悉除矣。

◎ 观物取象话浮萍二

爷爷又说，指月啊，发汗解表可以治风湿或外感，还可以治什么呢？

小指月说，治皮肤瘙痒。爷爷说，为什么呢？

小指月说，其在皮者，汗而发之。虽然风湿感冒和瘙痒是不同的疾病，但如果同样是因为毛窍不开，汗出不畅，那就都可以用发汗之法来解除病苦。

爷爷又说，指月啊，你看这浮萍为什么善于归肺、肝、膀胱经呢？

指月看着水面的浮萍又出神了，他抓了一把浮萍，把这浮萍按入水底，轻轻一放，这浮萍马上又浮出水面，真是浮而不沉，故有此名啊！

小指月说，这浮萍在水面上浮而不沉，水面就相当于水的皮肤、水的表，所以浮萍就善于走表。肺主皮毛，足太阳膀胱经主表，这皮毛肌表都是身体卫外的藩篱，所以这浮萍善于入肺、膀胱经，以其气轻又善于浮散出上焦，符合治上焦如羽、非轻不举的道理。

爷爷又说，指月，你从这浮萍按下水，手一放，马上浮出水面，看到什么呢？小指月说，我看到这浮萍一到胃肠里，它的那股轻浮之气马上浮出肌表，到处找毛窍汗孔透发出去，所以肌表为风热闭阻出现瘙痒，用它效果好。

爷爷听后点点头说，没错，爷爷给你讲个故事吧。楚霸王和汉刘邦相争时，霸王在兵败后抵达乌江，一路受江面风邪侵袭，八百轻骑的大部分身上起了瘙痒难耐的风疙瘩，烦躁难忍，困于江边。霸王非常焦急，沿江徘徊，忽见江边一片水面有浮萍荡漾，心中一喜，忙叫士兵们去把浮萍捞回来，然后煎煮，给大家服用。大家吃完后，都不同程度出了点小汗，瘙痒难耐之感就消失了。

小指月听后笑笑说，看来行军打仗，不懂点医理也不行啊。这士兵一旦生起病来，战斗力就大减。爷爷笑笑说，是啊，古代的宰相和将军没有不通点医道的。你知道为什么诸葛亮行军打仗总是所向披靡吗？

小指月听后说，诸葛亮最善于谋略，能未卜先知，所以战无不胜。爷爷说，这只是一方面。还有另一方面，如果不懂点天文地理，谈何未卜先知？如果不懂点医道，士兵们出现了霍乱或瘟疫或流感，根本就没法作战，不攻自破。

小指月听后点点头，爷爷又说，所以诸葛亮创有诸葛行军散，是治疗行军打仗中霍乱吐泻、急性消化道疾患的特效方。

小指月点点头说，原来如此。我以前听爷爷说，很多伤科的简验法子都是从军队里头流传出来的，比如用童便治跌仆伤，用葱治创伤出血，以及各类简便的接骨之法。随后小指月在小笔记本中记道：

《养生必用方》记载，治皮肤风热，遍身生瘾疹，浮萍、牛蒡子各等份，用薄荷汤送下两钱，每日两次。

朱丹溪说，治身上虚痒，用浮萍、黄芩打粉，各一钱，同四物汤煎汤送服。

《神农本草经》记载，浮萍主暴热身痒，下水气。

◎ 观物取象话浮萍三

有个脚肿的病人，小便不通，整个人很难受，这脚用手一按就是一个坑。

小指月说，奇怪，这下肢肿，脉怎么是浮的呢？按道理应该是下沉的才对。

爷爷说，上窍不开，下水不利，譬如滴水之器，上窍启下水自利。原来这病人很少出汗，连运动时都不容易出汗，却经常待在空调房里，毛孔一闭塞，就像按着壶盖，壶里虽然有水，却倒不出来，唯有提壶揭盖，导水下行。要选一味药，既可以发汗解表，又可以利尿消肿。小指月说，麻黄和浮萍都可以啊。

爷爷笑笑说，风寒闭表用麻黄，风热外束用浮萍。你看浮萍生长在哪里？

小指月说，生长在水里。爷爷又说，长期生长在水湿之地，又不为水湿所腐蚀，这种草药应该具备哪种本事？

小指月说，凉利之药生湿地，破积之药产高峰。生长于水边之品，大都偏于凉利，尤善于通利水道，所以我们采的很多近水草药，如火炭母、水灯草、溪黄草，大都可以清利湿热，导水下行。但同时又具备有发汗解表的药就比较少，浮萍就算其一。随后爷爷叫病人回去用晒干的浮萍打粉服用，服用了没几天就汗出，小便通，脚肿消。

小指月便说，看来不是所有的水肿都一定要健脾啊。如果表气被束，水湿不降，把肺盖打开，水湿就会下走。而浮萍这味药既能开肺盖发汗解表，又能引水湿下走，利尿消肿，所以它是治疗表闭小便不通、水肿的一味良药。

小指月在小笔记本中写道：

《千金方》记载，治小便不通，理膀胱胀，水气流肿，用浮萍晒干打粉，服方寸匕，日三次。

《中草药新医疗法资料选编》记载，治急性肾炎，浮萍二两，黑豆一两，水煎服。

《医学衷中参西录》记载，浮萍轻浮最盛，故上宣肺气，外达皮毛，发汗泻热，下通水道。

◎ 浮萍拾珍

孙谨臣经验　浮萍、薄荷外用清暑散热

刘某，男，3岁。夏日感暑热之邪，玄府郁闭，以致壮热无汗，面颊殷红似妆，气息声粗，常于寐中惊醒，口渴多饮，舌红苔薄白，脉浮数。暑热闭肺，毛窍失宣，有劫肝动风之虞。《内经》云："体若燔炭，汗出而散。"治宜开腠发汗，清暑散热。拟辛凉透表法外治，使药液遍及全身，其发汗泻热之效可唾手而得。药用鲜薄荷150克，鲜紫背浮萍250克（二药干者亦可，量酌减），煎水约4000毫升（煮沸即可），滤去药渣，注入盆内，候水温低于25℃时，脱去患儿衣，置患儿于水中，半仰卧，频繁用手带水在患儿四肢、腋窝及胸背部位按摩，10～15分钟后，将患儿抱起，擦干身体，隔3～4小时再如法一次。洗后即腠开汗出，热退身凉。

指月按：浮萍发汗甚于麻黄，下水捷于通草，身体热去，既可随毛孔汗泄，也可从水道利去。用这些发表之药煎汤洗浴，更可以迅速开汗孔以散热，正如窗户打开，清风徐来，自然热退凉快。

黑卫可经验

黑氏用浮萍治疗疥疮浮肿（皮肤性肾炎），屡试皆效。凡因疥疮而发浮肿者，用浮萍9克，赤小豆90克，大枣4枚，煎汤，每日2次分服，一二剂即可见效。

曾遇到一严重疥疮病人，拖延日久，而发全身浮肿，气急，无尿。遂用浮萍30克，赤小豆120克，木贼草9克，鲜白茅根90克，煎汤，每日3次分服。2剂后，小便量显著增多，肿即减退。共服4剂，二便畅利，气急亦平，浮肿尽消。继以硫黄油膏擦疥癣而获痊愈。

指月按：《太平圣惠方》记载，治水气洪肿，小便不利，均用浮萍晒干为末，每服方寸匕。上半身肿宜发其汗，下半身肿宜利其小便，而浮萍既能发汗，又能利小便，可以说特别为急性肾炎身肿而设。如若尿少、汗难出者，此水气停留，用浮萍开鬼门，洁净府，给邪以出路，肿势自退。

28. 木贼

◎一味木贼草治咳嗽

爷孙俩今天又上坡了，发现溪边有一大片木贼草，长得翠绿翠绿的，一截截的，又大又长，像一条条笔筒或管子一样，所以木贼草又叫管子草、笔筒草、节节草。见到了好药，当然要采集了。小指月最喜欢木贼草了，一节节的，外实而中空，就像吸管一样，这真是大自然造化之神奇。

于是小指月便寻思道，爷爷，你说是不是人们看到了木贼草就发明了吸管，看到了葱管就发明了水管，看到了蜈蚣就发明了火车，看到了屎壳郎就发明了推土机，看到了浮萍就发明了船只，看到了重楼，就盖起了房子……

爷爷听了笑而不答。小指月是个孩童，他愿怎么想就怎么想，由他去吧。

小指月采集木贼草时耳边传来阵阵咳嗽声，是谁在咳嗽？这时远处一个老者拄着拐杖，神情落寞，边走边叹气，不知是爬山累得叹气，还是有难以诉说的苦衷。不一会儿，老者已经走到小指月采木贼草的小溪边。

小指月说，这位老人家，你为何而叹气，为何而咳嗽？这老者叹了一口气，又咳了一声说，我叹气和咳嗽都是同一个问题。

小指月说，是什么问题呢？说出来，说不定我们可以为你分忧。老者摇了摇头，说，分不了忧，我这老咳嗽都十多年了，哪里有好医生，有什么好药，我听说了就去看，都没治好。

这时爷爷开口了，你不妨说来听听，我们也是医生，或许可以帮你出出主意。

这老者看了这爷孙俩，一个天真活泼，一个精神矍铄，看上去那么令人容易亲近，说不定真的有些招法。于是这老者便开始讲他咳嗽的故事。

哎，话说10年前，我参加了朋友的一个葬礼，看着老朋友这么早就走了，那可是我多年的战友，我不禁悲从中来，泪水不止，整个中午都没吃东西，连水都不想喝。一直到晚上也没什么胃口，但想到不吃点东西也不行，晚餐时有一盘油炸花生米在我面前，我就吃了小半盘，吃完后咽干口燥。整个下午都在阳光暴晒下举行葬礼，到了晚上我就开始咳嗽，当时以为不过是一场小小感冒，便不在意。想不到第二天咳了一整天，接下来十多天，日夜都咳，这可怎么办呢？

于是就开始到处找名医，找最好的止咳药，搜罗各类偏方秘方，如姜蛋、醋蛋，又如自制枇杷膏，甚至还打了不少吊瓶。可还是治不好，说咳就咳，用什么药都止不住，甚至发展为现在的气管炎，晚上一睡觉咽喉就痒，一痒就控制不住地狂咳，吹了风咳得更厉害。想起那些陈年悲伤事，也咳得厉害。

这十多年来，我都瘦了十几斤，本来我就不胖，再瘦下去，都要变成皮包骨了，我想我也快入土了。所以才闲着没事，到山里来逛逛。

这时爷爷发话了，指月，你能否从他的描述里捕捉到一些病因病机呢？

小指月说，我看这个咳嗽起因于悲伤过度，悲伤肺，悲则气下气郁，本身葬礼就让人悲伤，让人觉得沉重郁闷，加上一整天都没吃什么水谷，肺这娇脏水津就耗得厉害，后来又吃了点油炸花生米，这点点的星火燥热，很快就造成燎原之势，使热邪烁肺，所以晚上也咳不止。

爷爷听后，微微点头说，你再把把他脉，看看如何。小指月把完脉后说，爷爷，这肺脉闭郁得很，跟其他脉象比起来确实不够清晰。看来咳了这么久，还是一个肺气不畅的象啊！

爷爷笑了笑说，既然肺气不畅，为什么屡治乏效呢？小指月说，我看他们都是用一些止咳的药，这不是关门留寇吗？应该通宣理肺，恢复这肺应有的宣降啊！

爷爷又说，既然这样，有没有一味药的象很符合肺呢？而且很容易就可以得到。小指月笑笑说，我明白了，爷爷，就我们这手中的木贼草，它一节一节的，中空而外实，而肺不是主治节，中空而外实吗？

爷爷点点头说，那就试试这木贼草吧，看看能不能让闭郁的肺部空廓开来。这老者听后有些意外，说，这草就能治咳嗽吗？难道这么巧就碰上了。

对于久病之人，只要有一丝治好疾病的机会，他都会努力争取，何况是碰上了这山里的采药人。于是他便采了一大把这木贼草，回去煮水喝。

这木贼草煮出来的水平平淡淡，又没有特别的味道。想不到老者喝到第四天，咳嗽居然减轻了一半，他自己明显感到治对症了。于是又到山里头去采药，并且把这一消息告诉了竹篱茅舍的爷孙俩。

小指月听后，更是高兴不止，难不成十多年治不好的咳嗽，就凭木贼草一味药就治好了？那不就真成了单方一味，气煞名医了。这可得好好跟踪跟踪。

这老者喝到二十多天，就彻底不咳嗽了，连偶尔吹点风都不咳了。他高兴，指月更高兴，老者的家人更是觉得神奇，哪里都治不好的病，花多少钱都除不了的咳嗽，居然凭着这种没什么名气的木贼草就治好了，这真是神奇啊！

这老者逢人就称赞这方子，也有其他咳喘的人尝试了，有些有效果，有些效果不理想。这是为什么呢？原来中医讲究病机对应，药效立现。如果不是肺气闭郁，不是风热扰肺，那么这咳嗽就不能单用木贼草。必须要找出真正的病根，才能够治好咳嗽。

◎ 木贼苍术散去目翳

《太平圣惠方》里说，治目昏多泪，用木贼草、苍术各一两，打粉，每次服用两钱，用清茶调下，或炼蜜为丸亦可。

有个摩托车司机，开得很快，眼睛经常被风吹得流泪，后来不敢开快了，为什么呢？因为原本视力极佳的他，居然看东西有些昏花，这在中医里叫云翳遮睛。眼睛昏花，总觉得有东西遮住眼睛一样，反应就不够灵敏，就容易出事儿，几次都差点撞到人，所以最近他都不敢开车了。于是便敲开了竹篱茅舍的门。

爷爷说，指月啊，你看这个目睛有翳障，该咋治？

小指月说，肝开窍于目，总离不开治肝。爷爷又说，如何治肝呢？

小指月说，治肝可分为两方面，一方面内理肝之气血，另一方面，外散肝之风邪。爷爷点点头说，为何要分为内、外呢？

小指月说，就像汽车的前窗玻璃，外面有很多粉尘会影响视野，这时你就要在外面擦；如果里面有一些尘垢，影响视野，你就要用抹布在里面擦，这一里一外完全不同。爷爷听后点点头说，那从里面怎么擦呢？

小指月说，用杞菊地黄丸或明目地黄丸之类，增加肝内的气血，气血充足，眼睛就能重见光明。爷爷又问，那从外面怎么擦呢？

小指月又说，那就要看是风寒还是风热，都可以用一些退翳明目的药，比如木贼草、蝉蜕、决明子，把外在的风邪疏散开，眼睛就清亮了。

爷爷又问，那这个病人是内在的还是外在的呢？小指月说，迎风流泪，开车开得快，这些泪水浊阴留垢在眼睛，不能退除，所以眼目昏花。他这个还是外在的翳膜，所以可以用木贼草来疏散风热、退翳明目。

爷爷听后点点头说，没错，但一味木贼草力量还不够，能够拔除眼中浊阴，但阻止不了浊阴从下往上泛。小指月说，那该怎么办呢？

爷爷说，这些眼泪浊阴属于什么邪气？小指月说，属于湿邪啊。

爷爷又说，湿邪当治哪里啊？小指月说，诸湿肿满，皆属于脾。治湿邪应该健运脾土，其病乃治。

爷爷点点头说，那就加一味健脾燥湿，又可以治目盲的药物吧。小指月马上说，苍术治目盲，健脾燥湿宜用。

爷爷听后点点头，就用这两味药打粉，用绿茶送服。这司机吃了十多天的木贼苍术散，眼睛恢复了昔日的明亮，而且吹风不再流泪了。他高兴极了，但从此也不再开快车。因为爷爷告诉他，如果再不懂得保护眼睛，盲目开快车，眼睛再伤损的话，就没法治了。

爷爷引《本草经疏》的话说，目疾由于怒气所致者，非所宜也。如果是体内有郁怒引起的目疾，一般就不用木贼草，而会选用疏肝解郁之品。

小指月在小笔记本中记道：

《本经逢原》记载，木贼草主目病，风热暴翳，取其发散肝肺风邪，若久翳及血虚者非所宜。

◎ 木贼草拾珍

白兆芝经验　木贼治崩漏

木贼疏风明目退翳，为眼科要药，人皆知之。然用木贼治崩漏证，则一般人知之甚少。20 世纪 70 年代初，白氏见武九思老中医治崩漏，常在主方中配以大量木贼，疗效颇佳。当时不解其意，因问其故。武老云："木贼理气活血，又可止血。"此后白氏亦宗其法，试用于临床，治崩漏多例，多有捷效。

如段某，22 岁，结婚 2 个月。近半月余阴道出血不止，量多色紫有小血块，心烦口干，手足心热，腰困，舌质红，苔薄黄，脉细数。予养阴清热、凉血止血剂中加木贼 30 克，服 2 剂，血即止。

指月按：《嘉祐本草》说，木贼草治妇人月水不断。木贼草治疗崩漏一方面是它本身能止血，另一方面它还能升提，因为它中空质轻，善走上窍，这样阴随阳升，一股清阳之气往上升举，崩漏便会随之兜收。

汤承祖经验

木贼草，又名节节草、无心草。木贼形似麻黄而粗于麻黄二三十倍。汤老常将木贼、麻黄二味加入排石方中，治疗尿路结石，疗效颇佳。所以采用本品，因其具有宣发作用，对人体脉管可能起到宣可去壅之效。

姚某，男，21岁。自述左侧腰痛伴血尿1月余，X线片显示，为右输尿管下端结石。病人饮食正常，脉缓，苔薄白。予排石之法调之。药用：麻黄10克，木贼12克，金钱草60克，生黄芪30克，海金沙30克，赤小豆30克，鸡内金6克，猪苓15克，茯苓15克。服前方6剂后，病人突感右下腹剧痛，并放射至腰部，其后排出一结石。结石排出后，病症全部消失。

指月按：中空善通，宣可去壅。这木贼草就像吸管，如果仅仅把它看成通透毛孔的作用，那就小瞧了它。活用好木贼草可以把它用于通透尿管、脉管、眼窍、耳窍，此中医取象比类思维的延伸。所以学医要善于发散思维，以管通管，看到木贼草用于排石，就不会觉得奇怪。

邱志济经验

邱氏着眼小儿肝强脾胃弱之特性，且受朱良春老师用全蝎治疗漏睛疮的启发，自拟木贼全虫散治疗小儿功能性泪溢100余例，均收速效。

木贼全虫散由木贼草200克，全蝎10克，北五味子15克组成，三药共研粉备用。8岁以下患儿日服量8～12克，8～15岁患儿日服量12～15克，均分3次服用，服时用市售南方黑芝麻糊调味（日量不超过一小袋，约10克），开水冲调至糊状服。服药期间，忌食各种饮料、矿泉水、糖果、糕饼及辛辣油腻食物。临床治愈90例，显效10例，有效率100%。

指月按：木贼草善引药达眼窍，同时又能清肝明目，而且有节节攀高之意，治疗漏睛疮的特效药全蝎，在木贼草的带领下，能够加强作用于眼窍，配合五味子，便有迅速收泪之功。

黄中平经验

用木贼治口腔溃疡乃黄氏从一草医访得。单用鲜木贼50克（干者20克，小孩量酌减），加水200毫升，隔水炖20分钟，去渣取汁，调冰糖分2次饭后服。一般服2～3剂治愈，确有药到病除之效。治疗73例，其中67例2～3剂而愈，4例5剂而瘥，2例无效。

指月按：草医们常用灵活的旁通思维，他们把口腔黏膜溃疡看成是口窍的翳障，正如目翳一样，只要是风热阻闭，皆可用木贼草拔除翳障阻滞。

杨建书经验

治小儿疳积，常用木贼一味为末，取名"磨积散"，治疗小儿疳积，临床应用20年而屡试不爽。

程某，男，4岁。1970年5月就诊。消化不良3年，经中西医多次治疗（均消食化滞之法），其效不显。诊见表情呆钝，面黄消瘦，腹大且青筋暴露，不能行走，毛发稀疏，纳差，盗汗，脉细微数。此乃久积成疳，治当消疳化积，予磨积散 500 克，每服 2.5 克，每日 3 次，服药 1 个月而愈。若用于消积，以散剂服用为佳；若用于明目退翳，以入汤剂为妙。

指月按：木贼草又叫擦草，以其质涩而又名锉草，表面粗糙艰涩，可作为磨光金属或木器的材料。人们常知木贼草有疏散风热、退翳明目之功，鲜知其有软坚化结、消磨积滞之力。可用木贼草消磨积滞，令得肠道中空，无物可阻。

木贼草配入主方，消积聚肿块。将木贼伍以解毒消肿抗癌之品，自拟磨癌汤，木贼 30～50 克，海螵蛸、芡实、翻白草各 15～30 克，贯众、山药各 30 克，黄独 15 克，甘草 9 克。同时可配服磨积散。若呕吐甚加半夏，便秘加油当归等。用于治疗宫颈癌、食管癌等，经数百例临床验证，可不同程度地缩小病灶、肿块及缓解症状等。

郭某，女，43 岁。1970 年 2 月 12 日诊。1 年前出现大量赤白带下，其味腥臭，腰膝酸软，曾在某地区医院诊为Ⅲ期宫颈癌，嘱用"烤电"治疗，未接受治疗而求杨氏诊治。诊见面色苍白，精神欠佳，腰酸不能伸直，赤白带下如烂肉、脓块，少腹隐痛，舌淡红，脉涩弱。此乃脾虚血瘀，予磨癌汤加莪术 6 克，佐服磨积散。服药 3 剂赤带止，6 剂后白带明显减少，精神转佳，疼痛亦减，原方加健脾益气之品，继服 20 余剂，自觉症状消失，能做一些家务劳动。

指月按：木贼草又名磨积草，癌瘤亦积也，乃壅滞之物，唯宣可去壅，中空能通。用木贼草磨普通积滞之意，移用到消磨癌瘤顽积，以其空通之象，令癌积不滞。这正是一种思维的飞跃。有这种悟性思维，平常草药亦将运用得更加神妙。

周瑞石经验　热病宣泄擅用木贼、青蒿

湛江市老中医周瑞石治疗热病，擅用木贼、青蒿宣泄。热病发表不在乎发汗，而在于给邪以出路，开其郁闭，宣散邪气。一些热病，恶寒壮热，无汗，或时有汗出而热不退，除郁热在里外，还因邪郁脉络，邪在深层，因此清解里热之余当兼与宣泄，可选用青蒿、木贼。青蒿味苦微辛性寒，降中有散。木贼味淡性温，气清质轻，色青中空，节节通灵，与柴胡之疏达不甚相远，而性亚麻黄，宣泄开闭，效果颇佳。

张景岳有木贼煎治疟疾形实气强、多湿多痰者，俞根初有新加木贼煎以辛通轻解少阳之表寒，苦降轻泻胆腑之里热，木贼皆为君药。周磊石医师于临床，加入周老的经验方蝉蜕饮中增损（蝉蜕饮：蝉蜕、薄荷、连翘、金银花、黄芩、牛

蒡子、芦根、甘草），常用于感冒、时行感冒、风温咳嗽、风热喉痹初起等外感热病，邪郁肌肤腠理，表之汗不解，清之热不退者。

指月按：木贼草，节节通灵，中空走表，能够令脏腑气机空畅，所以不论是咳嗽，还是外邪束表，时行感冒，咽喉痹阻，皆可用之。

后　记

很多中医爱好者反馈，中医书不容易读懂，买了不少中医书，但很难读得进去。如果连中医的门都没有进去，又如何领略中医之美呢？所以中医亟须通俗化、大众化、生活化，需要非常多的能够接地气的中医读物。

中医的发展，临床是生命线，很重要，教学是硕果，播种少不了，而面向民众的中医知识的普及便是土壤，播下的种子要苗壮成长，少不了这肥沃的土壤。所以一定程度上讲，中医知识的民众普及和中医临床、教学是一样的重要。

中医又像一艘古老的巨船，为何行走得那么慢、那么吃力，如果不是搁浅，航道乏水，怎么会屡屡停滞难行呢？而整个民众中医知识的觉悟，就像潮水一般，可以托起这艘巨船，让中医这艘巨船能迎风破浪，承载一批批人们从疾病的苦恼走向健康的彼岸。

我们问这些中医朋友和中医爱好者，你们既然觉得中医典籍枯涩难懂，那你们觉得读什么最容易读进去呢？他们说，当然读小说了，轻松又愉快，没有障碍。

我们说，好吧，我们把中医做成一部部小说，把这一道道古代的名菜炒成一碟碟精致的美味，让大家在尽情品味的同时，又能得到营养智慧的补充。

俗话说，巧妇难为无米之炊。现在中医不是缺乏柴米油盐酱醋茶，而是缺乏善于做菜的巧妇。历代的中医典籍已经为我们准备好了各种各样的菜品，完全没有手中缺菜的后顾之忧，只有自己炒菜水平需要不断提高的挑战。

创作小说就是把现成的中医典籍、中医智慧、名家经验，炒成一道道可口又美味的菜肴。希望中医普及学堂能够炒出一道道符合人们口味的中医大众菜！

（《小郎中学医记——爷孙俩的中医故事1》完结，敬请期待下一部《小郎中学医记——爷孙俩的中医故事2》）。